不确定度评定与药品检验

王玉　　王思寰　李文莉　编著

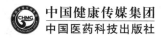

中国健康传媒集团

中国医药科技出版社

图书在版编目（CIP）数据

不确定度评定与药品检验 / 王玉，王思寰，李文莉编著 . —北京：中国医药科技出版社，2021.4

ISBN 978-7-5214-2383-9

Ⅰ.①不… Ⅱ.①王…②王…③李… Ⅲ.①药品检定 – 不确定度 – 研究 Ⅳ.①R927.1

中国版本图书馆CIP数据核字（2021）第060523号

美术编辑 陈君杞

版式设计 大漢方圆

出版 **中国健康传媒集团** │ 中国医药科技出版社

地址 北京市海淀区文慧园北路甲 22 号

邮编 100082

电话 发行：010-62227427 邮购：010-62236938

网址 www.cmstp.com

规格 710×1000mm ¹⁄₁₆

印张 21

字数 363 千字

版次 2021 年 4 月第 1 版

印次 2021 年 4 月第 1 次印刷

印刷 三河市万龙印装有限公司

经销 全国各地新华书店

书号 ISBN 978-7-5214-2383-9

定价 **128.00 元**

获取新书信息、投稿、为图书纠错，请扫码联系我们。

前　言

测量不确定度用于表征合理地赋予被测量之值的分散性,是与测量结果相联系的参数,是对被测量客观值在某一量值范围内的评估,也是对测量结果质量的定量表征。附有不确定度说明的测量结果才是完整而有意义的。用测量不确定度表征测量结果和数据,是科技交流、国际合作及国际贸易发展的需要,可使得各国测量结果相互比较、相互承认并达成共识,因此,有关国际组织和计量部门均十分重视测量不确定度评定方法和表示方法的统一。在药品检验工作中,参加能力验证活动、建立和验证方法或有其他特殊要求的情况下,均需正确地评估和表达测量结果的测量不确定度。

本书是为医药企业、检验和研究机构中从事药品质量研究、质量控制和药品检验的广大技术人员而编写。主要内容分成三个部分。第一部分阐述基于不确定度传播律的测量不确定度原理和评定方法,第一章至第九章涉及测量不确定度的意义和适用性,测量的基本概念,相关的统计学基本知识,测量不确定度的评定步骤(包括不确定度分量分析和测量不确定度评定数学模型建立),标准不确定度的 A 类和 B 类评定,合成标准不确定度和扩展不确定度,以及测量不确定度的报告与表示;第十章是直线回归分析及其测量不确定度评定。第二部分讨论测量不确定度评定在药品检验中的应用,列举一些常用方法的不确定度评定实例。在这些实例中,有的是依据实验数据所做的评定,有的是完全引用了发表的论文,有的虽参考了文献但评定切入点略有不同。第三部分介绍基于蒙特卡洛法的不确定度评定方法和应用实例,并简述了不确定度评定的发展和应用前景。希望本书对广大读者在实际工作中理解和应用不确定度评定有所帮助。

从立意编撰本书起,花费了近 5 年时间才得以完稿。期间得到诸多同事、朋友的帮助和支持,得到有关领导和专家关心和指导;另外编写中参考了诸多著作和资料,引用了一些文献和著作中的实际例子,在此一并感谢。

本书编写过程中,力求通俗易懂,融会贯通,突出实用性。但由于编者水平所限,挂一漏万、错误和不足之处在所难免,恳请读者批评指正,以便修正。

王玉　博士

江苏省食品药品监督检验研究院原副院长,主任药师
中国药科大学兼职博士生导师
国家药典委员会理化专业委员会委员

目　录

I

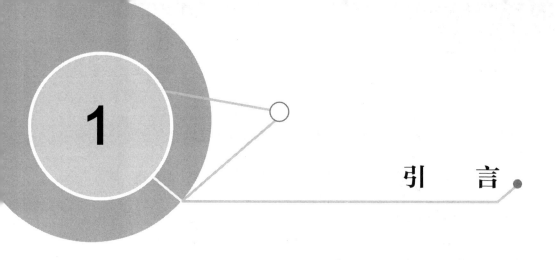

1.1　测量不确定度评定与误差评定

　　测量误差被定义为"测量结果与真值之差",简称为误差。误差概念至少在100多年前就已经出现,但长期以来,在用传统方法对测量结果进行误差评定时,遇到一些问题,主要表现在两个方面:**逻辑概念上的问题和评定方法的问题**。

　　真值定义为"与给定的特定量的定义一致的值"。也就是说,把被测量在观察时所具有真实大小称为真值,因而这样的真值只是一个理想概念,只有通过完善的测量才有可能得到真值。但是,任何测量都会有缺陷,真正完善的测量是不存在的。也就是说,严格意义上的真值是无法得到的。因此,测量误差实际上用的是约定真值,需考虑约定真值本身的误差。

　　在"误差"一词的使用上有概念混乱的情况。误差是一个差值,而不是表示一个区间,是一个具有确定符号的量值,或正、或负,但不应当以"±"号的形式表示。

　　过去人们使用"误差"一词时,有时是符合误差定义的,例如测量仪器的示值误差。但经常也有误用的情况,例如过去通过误差分析所得到的测量结果的"误差",实际上并不是误差,而是被测量不能确定的范围,或者说是测量结果可能存在的最大误差,它不符合误差的定义。误差在逻辑概念上的混乱是经典的误差评定遇到的第一个问题。

　　误差评定遇到的第二个问题是评定方法的不统一。在进行误差评定时通常要先找出所有需要考虑的误差来源,根据误差来源的性质分为随机误差和系统误差两类。

　　随机误差和系统误差是两个性质不同的量,前者用标准偏差表示,后者则用可能产生的最大误差来表示,在数学上无法解决两个不同性质的量之间的合成方法问题。不仅国际上的误差评定方法不同,不同领域或不同的人员对测量误差的处理方法也往往各有不同的见解。这种误差评定方法的不一致，使不同的测量结果之间缺乏可比性。

用测量不确定度来统一评价测量结果就是在这种背景下产生的。测量不确定度评定和表示方法的统一，是科技交流、国际合作及国际贸易进一步发展的需要，它使得各国进行测量所得到的结果可以进行相互比较，可以得到相互承认并达成共识，因此，各国际组织和各国的计量部门均十分重视测量不确定度评定方法和表示方法的统一。表 1-1 列出了测量误差与测量不确定度的主要区别。

测量不确定度用于表征合理地赋予被测量之值的分散性，是与测量结果相联系的非负参数。它是对被测量客观值在某一量值范围内的评估，是对测量结果质量的定量表征。因此，附有不确定度说明的测量结果才是完整而有意义的。

在药品检验工作中，在参加能力验证活动，在进行测定方法学研究中或有其他特殊要求的情况下，均需正确地评估和表达测量结果的测量不确定度。

表 1-1　测量误差与测量不确定度的主要区别

序号	内容	测量误差	测量不确定度
1	定义	表明测量结果偏离真值，是一个确定的值	表明被测量之值的分散性，是一个区间。用标准偏差、标准偏差的倍数或说明了置信水准的区间的半宽度来表示
2	分类	按出现于测量结果中的规律，分为随机误差和系统误差，它们都是无限多次测量的理想概念	分为 A 类评定和 B 类评定，都以标准不确定度表示。在评定测量不确定度时，一般不必区分其性质。若需要区分时，应表述为"由随机效应引入的测量不确定度分量"和"由系统效应引入的不确定度分量"
3	可操作性	由于真值未知，往往不能得到测量误差的值。当用约定真值代替真值时，可以得到测量误差的估计值	测量不确定度可以由人们根据实验、资料、经验等信息进行评定，从而可以定量确定测量不确定度的值
4	数值符号	非正即负（或零），不能用正负（±）号表示	是一个无符号的参数，恒取正值。当由方差求得时，取其正平方根
5	合成方法	各误差分量的代数和	当各分量彼此独立时用方和根法合成，否则应考虑加入相关项

续表

序号	内容	测量误差	测量不确定度
6	结果修正	已知系统误差的估计值时,可以对测量结果进行修正,得到已修正的测量结果	不能用测量不确定度对测量结果进行修正。对已修正测量结果进行不确定度评定时,应考虑修正不完善引入的不确定度分量
7	结果说明	误差是客观存在的,不以人的认识程度而转移。误差属于给定的测量结果,相同的测量结果具有相同的误差,而与得到该测量结果的测量仪器和测量方法无关	测量不确定度与人们对被测量、影响量以及测量过程的认识有关。合理赋予被测量的任一个值,均具有相同的测量不确定度
8	实验标准差	来源于给定的测量结果,它不表示被测量估计值的随机误差	来源于合理赋予的被测量之值,表示同一观测列中,任一个估计值的标准不确定度
9	自由度	不存在	可作为不确定度评定可靠程度的指标
10	置信概率	不存在	当了解分布时,可按置信概率给出置信区间

我们每天都会遇到与不确定度有关的问题,比如,不确定周末的天气是否适合户外郊游? 一种特定的食物或环境污染物对健康的危害有多大? 等等。

在科学技术中,不确定度有着更加具体的定义,这种定义是为了进行准确测量而规定的。所谓测量,即意味着需要使用测量标准以及测量过程中需要对不确定度进行估计,这对科学技术的各个领域是必要的。在科学技术的各个领域中,保持和提高测量准确度的学科被称为计量学。它的主要内容是在测量过程中识别、分析和使误差最小化,并通过计算得到测量结果的不确定度。

对测量准确度的要求随测量对象的特性和具体要求而异。超市中的秤盘用来测量水果或者蔬菜的重量,要求准确度能达到1%就可以。与之相比,实验室在用分析天平称量0.1g样品时,要求准确度达到万分之一以上。1%和万分之一,都是用数字表示的测量准确度,前者准确度低,后者准确度高,但是它们都有各自的适用范围。准确度和不确定度的含义相反:高准确度意味着低不确定度,低准确度意味着高不确定度。

测量的结果一定存在不确定度问题,然而具体是在哪方面不确定呢? 众所周知,测量结果通常是包含测量单位的一个数值。如前所述,实验室分析天平测量的结果应该是带测量单位的一个数值,某一药片的片重是 0.25g,代表质量是 0.25 个单位,每个单位是 1g。同理,容量瓶体积是 100ml,某药品熔点范围是 121～123℃,某溶液的浓度是 1mol/ml,等等。单位不同,则表示同一个被测量的数值也不同,例如某溶液的浓度也可以表示为 1mmol/ml。在有些情况下测量值是无量纲的,此时量值被定义为两个同一单位量值的比值,那么它们的单位在计算过程中就被"约去"。例如,药品的相对密度被定义为,在相同的温度、压力条件下,该药品的密度与水的密度之比。

把测量结果用一个量化数值来表示的方式比其他方式拥有更多的有用信息。在评价药品质量时,需要量化数据来描述各种"不确定度",测量药品的含量采用什么样的仪器或方法是最适合的?该仪器的准确度怎样来确定?另外,如何定义药品的含量?这个含量定义应该适用于各种情况,包括那些具有上限或下限的情况。最后,在用含量来衡量药品是否合格之前,还应给出一个允许的偏差范围,那么如何确定这个范围呢?这就是测量不确定度研究的范畴。

1.2 测量不确定度发展历史

1.2.1 测量不确定度的提出和 GUM 的发布

1963 年,原美国国家标准局(NBS)[现美国标准和技术研究院(NIST)]的数理统计学者埃森哈特(Eisenhart)在《仪器校准系统精密度和准确度评定》中明确提出了测量不确定度的概念。随后,不确定度这个术语逐渐在计量测试领域被广泛应用,但不同行业以及不同国家和地区的表示方法各不相同。

1978 年,考虑到测量不确定度的评定和表示在国际上缺乏一致性,世界计量最高权威组织——国际计量委员会(CIPM)认识到,评定和表示测量不确定度的方法在全世界的统一,是不可避免的,必将促进在不同国家和地区以及在不同实验室进行的测量可以相互比较。CIPM 认为需要有一个易于执行、容易理解、可广泛接受的表示测量结果质量,即评定与表示其不确定度的程序。因此,要求国际计量局(BIPM)讨论并提出如何规范测量不确定度评定的建议。

1980 年,BIPM 准备了一个测量不确定度评定与表示的征求意见书,并分发到 32 个国家计量院(包括中国计量科学研究院)和 5 个国际组织。同年 BIPM 提出实验不确定度评定建议书 INC-1(1980)。

1981 年,第 70 届 CIPM 肯定并讨论通过了 INC-1(1980),发布了 CIPM 建议书 CI-1981。该建议书向各国推荐了测量不确定度评定和表示的原则,并要求在 CIPM 及其各咨询委员会参与的国际比对和其他工作中,在给出测量结果时必须同时给出测量不确定度。

1986 年,鉴于**测量不确定度不仅用于计量领域,同时也适用于一切测量领域**,BIPM 再次肯定建议书 INC-1(1980)和建议书 CI-1981,接着提出了不确定度表示建议书 CI-1986,要求 ISO(国际标准化组织)、IEC(国际电工委员会)、BIPM(国际计量局)、OIML(国际法制计量组织)、IUPAC(国际理论与应用化学联合会)、IUPAP(国际理论与应用物理联合会)和 IFCC(国际临床化学联合会)7 个国际组织成立专门工作组,起草测量不确定度评定指导性文件。

建议书 INC-1(1980)认为,测量不确定度的评定与表示的理想方法是:

(1) 适用范围广泛。方法可以用于各种测量,以及测量中所用各类输入数据;

(2) 用来表示不确定度的实际量在评定方法中应是一致的,它应直接从影响它的分量导出,且与这些分量如何分类无关;

(3) 用来表示不确定度的实际量应是可传递的。当前一结果在另一测量中使用时,它可直接使用前一结果评定的不确定度作为另一测量不确定度的分量。

而且,在许多工业和商业应用中,以及在健康和安全领域,经常需要提供处理结果的区间,合理赋予被测量的值的分布的大部分,可望含于其中。特别是,使其以实际途径相应于所需包含概率或置信水准的区间。

1993 年,ISO 第四技术咨询工作组(TAG4)中的测量不确定度表示工作组(WG3)以 7 个国际组织的名义发布了《测量不确定度表示指南》(Guide to Expression of Uncertainty in Measurement,1993,简称 GUM),1995 年又作了订正和重印。GUM 规定的方法满足以上所有要求,并满足建议书 INC-1(1980)规定的不确定度评定的以下原则。

(1) 测量结果的不确定度一般包含若干分量,按其数值评定的方法,这些分量可归入两类:①A 类,用统计方法计算的那些分量;②B 类,用其他方法计算的那些分量。

A 类和 B 类与以前用的"偶然"和"系统"不确定度不一定存在简单的对应关系,"系统不确定度"这个术语可能引起误解,应当避免使用。

任何详细的不确定度报告应该有各类分量的完整清单,每个分量应详细说明其数值获得的方法。

(2) A 类分量用估计方差 s_i^2(或估计标准偏差 s_i)、自由度 ν_i 表征。

（3）B 类分量用方差 u_i^2 表征，可以认为 u_i^2 是假设存在的相应方差的近似，像方差那样去处理 u_i^2，并像标准偏差那样去处理 u_i。必要时，用相应的方法去处理协方差。

（4）用对方差合成的通用方法，可以得到表征合成标准不确定度的数值。应以"标准偏差"形式表示合成标准不确定度及其分量。

（5）对待特殊用途，若将合成标准不确定度乘以一个因子以获得总（扩展）不确定度时，必须说明此因子的数值。

GUM 的目的是强调如何给出测量不确定度评定的完整信息，并提供测量结果国际相互比较的基础。所以，GUM 对测量不确定度的术语、概念、包括不确定度合成的评定方法、测量结果及其不确定度报告的表示方法等，给出了明确的规定。

1993 年，与 GUM 相呼应，为使不确定度表示的术语和概念相一致，发布了新版《国际通用计量学基本术语》（International Vocabulary of Basic and General Terms in Metrology，1993，简称 VIM），国际上也称作 VIM‑2（ISO，IEC，BIPM，OIML，IUPAC，IUPAP，IFCC 等 7 个国际组织先后于 1978 年、1984 年联合发布了 VIM）。在 1993 年 VIM 中，对测量不确定度有关的名词术语进行了修订。GUM 和 VIM‑2 的发布使不同测量领域、不同国家和地区在评定和表示测量不确定度时具有相同的含义。

1.2.2　一些国际组织和国家的测量不确定度评定规范

GUM 发布之后，一些国家计量机构根据 GUM 给出的评定和表示测量不确定度的通用规则，先后制定并发布了相应的测量不确定度评定的规范性指南。而一些专业学科的国际组织则根据 GUM 的通用原则结合其具体测量领域的专门问题，制定了相应的不确定度评定指南。这些指导性文件包括以下方面。

1993 年，美国标准和技术研究院（NIST）发布第 1 版《NIST 测量结果不确定度评定和表示指南》，1994 年进行了修改和补充（NIST Technical Note 1297，1994）。

1995 年，欧洲分析化学中心（EURACHEM）发布 EURACHEM Guide，即《分析化学测量不确定度评定指南》（Quantifying Uncertainty in Analytical Measurement）。1997 年，EURACHEM 与分析化学国际溯源性合作组织（CITAC）协商，邀请国际原子能机构（IAEA）、欧洲认可组织（EA）和美国官方分析化学家协会（AOAC）的代表（来自美、英、德、中、日和澳大利亚的专家）组成工作组，共同讨论、修改 EURACHEM Guide，并于 2000 年作为国际性指南文件（EURACHEN/CITAC Guide）发布，使其成为全球分析化学测量不确定度评定指南。

1999 年，EA 发布了 EA-4/02《校准中测量不确定度评定》（Expression of Uncertainty in Measurement in Calibration）。

2002 年，国际电工委员会（IEC）国际无线电干扰特别委员会（CISPR）发布 CISPR16-4（First edition 2002-05）《电磁干扰（EMC）测量中不确定度评定指南》（Guidance on Evaluating the Uncertainty in Electromagnetic Interference Measurement）。该指南给出了 EMC 检测中不确定度评定的计算公式，其附录 A 提供了为确定测量设备引起的各测量不确定度分量而需要的有关数据信息，规定了测量不确定度主要来源的值的极限值。为需考虑所使用的仪器引入的不确定度对测量结果或符合性判断结论的影响提供了指南。

2003 年，EA 发布了 EA-4/16《定量检测中测量不确定度表示指南》（EA Guidelines on the Evaluating the Uncertainty in Quantitative Testing）。

1.2.3　我国的测量不确定度评定规范

1996 年，中国计量科学研究院制定了《测量不确定度规范》。

1998 年，发布 JJF1001-1998《通用计量术语和定义》（其内容在 VIM 的基础上补充了与法制计量有关的术语和定义）。

1999 年，发布 JJF1059-1999《测量不确定度评定和表示》。其基本概念、评定和表示方法与 GUM 一致，但是没有包括 GUM 中建议书 INC-1980 的内容和 6 个不确定度评定实例。JJF1059 和 JJF1001 构成了我国测量不确定度评定的基础。

2005 年，参照 EURACHEN/CITAC Guide，发布 JJF1135-2005《化学分析测量不确定度评定》。

1999 年以来，中国合格评定国家认可委员会（CNAS）发布了一系列测量不确定度评定规范文件或指南文件，包括 CNS-CL07《测量不确定度评估和报告通用要求》、CNAS-GL05《测量不确定度要求的实施指南》、CNAS-GL06《化学领域不确定度指南》（等同采用 EURA-CHEN/CITAC Guide）、CNAS-GL07《电磁干扰测量中不确定度的评定指南》（等同采用 CIS-PR16-4）、CNAS-GL08《校准领域不确定度的评估指南》（等同采用 EA-4/02）等。这些指南或规范文件构成了我国实验室认可中测量不确定度评定的框架。

1.2.4 测量不确定度最新动态

随着国际上合格评定工作的发展,测量不确定度评定不仅应用于物理学、化学、实验室医学、生物学、工程技术测量领域,而且还应用于诸如生物化学、食品科学、司法科学和分子生物学等测量领域。因此急需对 VIM-2 进行修订,以涵盖各测量领域的名词术语。1997 年,由起草《测量不确定度表示指南》(GUM)和《国际通用计量学基本术语》(VIM)最初版本的 7 个国际组织组成了计量导则联合委员会(JCGM),由 BIPM 局长担任主席。该联合委员会主持过 ISO 第四技术咨询工作组(TAG4)的工作,最初由 BIPM、IEC、IFCC、ISO、IUPAC、IUPAP 和 OIML 的代表组成,2005 年,国际实验室认可合作组织(ILAC)作为成员参与其工作。JCGM 有两个工作组:第一工作组(JCGM/WG1)名为"测量不确定度表示工作组",任务是推广应用及补充完善 GUM;第二工作组(JCGM/WG2)名为"VIM工作组",任务是修订 VIM 及其推广应用。

2004 年,JCGM/WG2 向 JCGM 代表的 8 个组织提交了 VIM 第 3 版的初稿意见和建议,VIM-3 最终稿 2006 年提交 8 个组织批准,于 2007 年发布,并将《国际通用计量学基本术语》更名为 ISO/IEC GUIDE 99:2007《国际计量学词汇基本和通用概念及相关术语》[International Vocabulary of Metrology-Basic and General Concepts and Associated Terms(VIN)]。VIM-3 首次将化学和实验室医学测量包含进来,同时还加入了一些其他概念,诸如将涉及计量溯源性、测量不确定度、名词属性[一般来自"质量管理的测量",诸如校准(calibration)、检定(verification)、确认(validation)、计量可比性(metrological comparability)、计量兼容性(metrological compatibility)]等的补充概念纳入进来。

2007 年,WG1 向 JCGM 提交了 4 个测量不确定度表示指南补充材料的讨论稿。已正式发布的补充材料 1 为《分布传播的蒙特卡洛方法》(ISO/IEC GUIDE98-3 Supplement 1-2008:Propagation of distributions using a Monte Carlo method)。蒙特卡洛方法亦称为随机模拟(random simulation)方法,有时也称为随机抽样(random sampling)技术或统计试验(statistical testing)方法。其基本思想是:为了求解数学、物理、工程技术以及生产管理等方面的问题,首先建立一个所求参数的概率模型或随机过程,然后通过抽样试验来计算所求参数的统计特征。对于不确定度这样具有概率分布概念的统计量,运用蒙特卡洛这种统计试验方法来求解合成不确定度是非常适宜的。

2008 年,JCGM/WG1 将 1995 版 GUM 提交给 JCGM、以 ISO、IEC、BIPM、

OIML、IUPAC、IUPAP、IFCC 和 ILAC 等 8 个国际组织的名义发布,并命名为 ISO/IEC GUIDE98-3:2008《测量不确定度第 3 部分:测量不确定度表示指南[Uncertainty of measurement Part3:Guide to the expression of uncertainty in measurement (GUM:1995)]。国际上一系列不确定度评定标准和 ISO/IEC GUIDE 99:2007 的发布,使不同测量领域、不同国家和地区在评定和表示测量不确定度时,更为规范并更具可比性。

与此相适应,我国对 JJF1059-1999《测量不确定度评定与表示》进行了修订,于 2012 年发布了新版 JJF1059.1-2012《测量不确定度评定与表示》,该规范的修订为测量不确定度在我国的应用又起到新的推动作用。

1.3   测量不确定度评定的应用范围

国家计量技术规范 JJF1059-2012《测定不确定度评定与表示》规定了测量不确定度的评定与表示的通用规则,它适用于各种准确度等级的测量领域,因此它并不仅限于计量领域中的检定、校准和检测,其主要应用领域如下:

(1) 建立国家基准、计量标准及其国际比对;
(2) 标准物质、标准参考数据;
(3) 测量方法、检定规程、检定系统和校准规范等;
(4) 科学研究和工程领域的测量;
(5) 计量认证、计量确认、质量认证以及实验室认可;
(6) 测量仪器的校准和检定;
(7) 生产过程的质量保证以及产品的检验和测试;
(8) 贸易结算、医疗卫生、安全防护、环境检测及资源测量。

国家计量技术规范 JJF1059-2012《测量不确定度评定与表示》主要涉及有明确定义的、并可用惟一值表征的被测量估计值的不确定度。至于被测量呈现为一系列值的分布或取决于一个或多个参量(例如以时间为参变量),则对被测量的描述是一组量,应给出其分布情况及其相互关系。

具体地说,测量不确定度评定可以应用于各种不同的场合。

1.3.1   特定测量结果的不确定度评定

这是测量不确定度评定最基本的应用。由于测量已经完成,测量结果也已经得到,因此在这种情况下的测量对象、测量仪器、测量方法、测量条件以及测量人员等都是已经确定而不能改变的,如果对同一测量对象,用同样的方法和设备,并由相同的人员重新进行测量,则不仅测量结果可能会稍有不同,其测量不确定度也可能会受测量条件改变的影响而变化。这时评定得到的测量不确定度是该特定测量结果的不确定度。

1.3.2 常规测量的不确定度评定

在实际工作中,有许多测量是常规性的,如测量仪器,包括小容量仪器的检定和校准,以及使用校准的仪器进行药品检验。在这些测量中,测量仪器、测定方法和测定程序是固定不变的;测定对象是类似的,并且满足一定要求;测量人员可以不同,但都是经过培训的合格人员。同时,测量过程是在由检定规程、校准规范、国际标准、国家标准等技术文件所规定的重复性条件下进行的。一般说来,测量不确定度会受测量条件改变的影响。由于测量条件已被限制在一定的范围内,只要满足这一规定的条件,其测量不确定度就能满足使用要求。对于上述常规测量,进行测量不确定度评定时,应假设其环境条件正好处于合格条件的临界状态。这样评定得到的测量不确定度是在规定条件下可能得到的最大不确定度。也就是说,在实际的测量中只要测量条件满足要求,测量不确定度肯定不会大于此值。通常就将此不确定度值提供给用户,这样做的好处是不必对每一个测量结果单独评定其不确定度,除非用户对测量不确定度另有更高的要求。

1.3.3 评定实验室的校准和测量能力以及最佳测量能力

在国际计量局(BIPM)和区域计量组织(RMO)框架内的各国计量院签发的校准和测量证书互认活动中经常采用校准和测量能力(calibration and measurement capability,CMC)。校准和测量能力是通常提供给用户的校准和测量水平,它用置信概率的 $p=95\%$ 的扩展不确定度 U_{95} 或用包含因子 $k=2$ 的扩展不确定度 U 表示。校准和测量能力有时也称为最佳测量能力。

在国际实验室认可合作组织(ILAC)及其区域认可机构(RAB)框架内的实验室认可活动中经常采用最佳测量能力(best measurement capability,BMC)。它是指实验室在其认可范围内,当对接近于理想的计量标准(用于定义、实现、保存或复现某量的单位或一个或多个量值,用作参考的实物量具、测量仪器、参考物质或测量系统)进行接近常规的校准时,可以达到的最小测量不确定度,或当对接近于理想的测量仪器(用于测量某量)进行接近常规的校准时,可以达到的最小测量不确定度。

在最佳测量能力的定义中,"常规的校准"是指实验室在其认可时所进行的日常校准工作应能达到规定的能力。而"接近理想"是指最佳测量能力不应取决于被校准仪器的特性,即仪器对测量不确定度不产生显著的影响,而这种仪器又是可以获得的。如果实验室可获得的理想仪器对测量不确定度也有贡献,则这种贡献也应包括在最佳测量能力中。

在评定最佳测量能力时,由于被测对象的性能,诸如重复性、稳定性、分辨力等是可获得的最佳值,故由其引入的不确定度分量最小。

最佳测量能力的表述方法应与日常校准结果的测量不确定度表示方法相一致,通常用置信概率 $p = 95\%$ 的扩展不确定度 U_{95} 或用包含因子 $k = 2$ 的扩展不确定度 U 表示。

关于最佳测量能力的完整声明,通常可以用固定值、不确定度的范围、计算公式或矩阵表示。

1.3.4　测量过程的设计和开发

在实际工作中,经常会遇到测量过程的设计和开发问题。此时主要的测量设备往往已经确定,而且事先知道希望达到的测量不确定度。通过不确定度管理程序,采用逐步逼近法对测量不确定度进行反复评定,可以得到不仅满足所要求的测量不确定度,并且在经济上也是比较合理的测量程序和至少应满足的测量条件。

也可以通过不确定度管理程序来判定所用的测量设备是否能满足要求。

1.3.5　两个或多个测量结果的比较

在常规的实验室测量中,为了避免可能产生的粗大误差,往往需要对同一个测量对象进行两次或更多次的重复测量。并根据这些测量结果之间差别的大小,来判断是否可能存在粗大误差。这就需要对同一测量对象的两个或多个测量结果进行比较,而其判断的标准,将与测量不确定度有关。或者说,应通过测量不确定度的评定来确定判断的标准。

在实验室认可工作中,要求通过能力验证来对实验室的测量能力作出评价,而能力验证的内容之一就是进行不同实验室之间的比对。在两个或多实验室进行比对时,需要判定各实验室得到的测量结果是否处于合理范围内,这时的判断标准除与所采用的参考值有关外,还将与实验室所声称的测量不确定度有关。

1.3.6 测量仪器或工件的合格判定

在生产和测量领域,经常需要通过测量来判定工作或产品是否符合技术指标(称为规范)的要求。在计量部门,经常要判定所用的测量仪器是否合格,即测量仪器的示值误差是否符合所规定的最大允许误差(例如实物量具或其他测量仪器的检定)。在生产领域,经常要检验工作是否符合技术路线所标明的公差要求。在质检部门,也经常需要判定所用的材料或产品是否合格。在这类合格判定中,其合格或不合格的判据除与所规定的技术指标有关外,也还与测量不确定度有关。

评价药品的质量是基于对药品定性、定量分析的基础上,例如,测定活性药物成分(API)含量是否符合药品标准的规定,测定药物中有关物质和杂质是否超过限度规定等,以及药物安全性试验是否符合规定等。当使用检测结果来评价药品的有效性、安全性和质量一致性时,很重要的一点是必须对检验结果的质量有所了解,换句话说,就是必须知道用于所需目的时,检验结果在多大程度上是可靠的。随着与国际接轨,药品不仅要服务于国内老百姓,还要进入国际市场,又对药品检验结果的可靠性提出了新的要求。

在药品检验中,过去曾经把重点放在通过特定方法获得的结果的精密度,而不是对所定义的标准或 SI 单位的溯源性。目前,药品检验机构陆续开始引进新的实验室质量管理体系,强化质量保证措施以确保检验数据的质量。这些质量保证措施包括:使用经确认的分析方法、使用规定的内部质量控制程序、参加能力验证、通过依据 ISO 17025 准则进行的实验室认可和建立测量结果的溯源性。

药品检验工作正受到越来越大的压力,要求证明其检验结果的质量,特别是通过度量结果的可信度来证明检验结果的适宜性。这一般包括期望某个结果与其他结果相吻合的程度,通常与所使用的分析方法无关。度量该项内容的一个有用的方法就是测量不确定度。

虽然药检工作者认识测量不确定度的概念已经有很多年,可是还没有在实际工作中广泛应用测量不确定度来评价检验结果。但是,不容置疑,随着国际接轨进程加快,测量不确定度进入药品检验日常工作仅仅是一个时间问题。

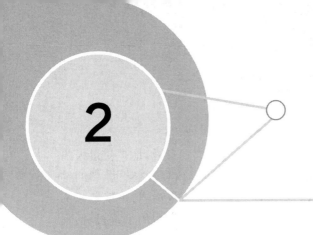

2

测量的基本概念

2.1 测量的重要性

评定测量中的不确定度非常重要。能够完全地确定或量化不确定度的细致测量可以导致新的科学发现,而完成这个科学发现的科学家或者科研团队的成果也能得到国际上的认可。在药品检验中,需要通过准确的测量来评估药品质量,如中药中的重金属限度。下面将给出一些由于准确测量而获益的具体实例,并重点讨论测量中普遍采用的 SI(systeme international,国际单位制),其中包括测量距离用的米(m),测量质量用的千克(kg)和测量时间用的秒(s)。

2.1.1 基本物理常量的测量

在物理学领域的理论中包含着一些基本常量,例如光的速度 c,普朗克常数 h,微细结构常量 a 和万有引力常数 G。这些常量均为真正的常数,它们不会随着时间或者地点的变化而变化,且无论是在地球还是在宇宙中的其他任何地方,它们都拥有同样的数值。这些常量有些是准确已知的,也有一些是被严格定义出来的,例如光的速度 c,在真空中被定义为 $c = 299\ 792\ 458 \text{m} \cdot \text{s}^{-1}$;而普朗克常数 h 是放射物的光子能量与其频率的比值,$h = 6.626069 \times 10^{-34} \text{J} \cdot \text{s}$(焦耳·秒)是准确已知的,它的不确定度小于百万分之一。

万有引力常量 G,出现在描述相对空间的重力关系的表述式中,这个表述式是由艾萨克·牛顿在 17 世纪发现的:$F = Gm_1 m_2 / r^2$,其中 F 是两个质量物体 m_1 和 m_2 之间的万有引力,r 是两个物体之间的距离。在使用这个方程计算万有引力的时候,必须知道 G 的数值。因为 G 非常小,大约是 $6.68 \times 10^{-11} \text{m}^3 \cdot \text{kg}^{-1} \cdot \text{s}^{-2}$,所以在实验室中,已知质量的两个物体产生的万有引力很小。例如两个相同的直径大约为 36cm 的实心球体,每个质量为 200kg,两者相距 1m,它们相互之间的万有

引力约为 $2.7×10^{-6}$ N,这约等于一个小蚂蚁重量的 1/10。

地球的质量非常巨大,所以产生的万有引力受到我们的重视,地球质量大约为 $6×10^{24}$ kg(该质量是在 G 已知的情况下推导得出的)。在实验室测量 G 的过程中,由于两个物体的质量太小,所以它们之间的万有引力很微弱,准确测量 G 值就比较困难。在测量这些万有引力时,必须去除周围万有引力的干扰,包括大量的通常由地球和在周围实验的科学家自身体重引起的引力。目前可以被接受的 G 值小数部分的不确定度大约是万分之几,这比其他已知基本常量的小数部分的不确定度要大很多。早在 20 世纪 90 年代对 G 进行测量时得到的各种测量结果之间大概有千分之几的偏差,不过有一些独立的测量结果的不确定度比这小很多。准确测量 G 的实验显然受到隐含的系统误差的影响。

在评价测量结果时,了解测量的不确定度非常重要。如果对同一被测量的两个值,所测得的测量值之间存在明显差异,并且超过了每个测量值自身的不确定度,那么我们就会知道"这肯定有问题":被测量可能在两次测量的期间产生了一些变化,或者测量过程中的系统误差没有被考虑进来。

在药品检测中,寻找误差产生的原因可以帮助我们更好地了解被测药品的特性或者提高实验技术水平。

2.1.2　细致的测量导致了新元素被发现

在 19 世纪末,瑞利(Rayleigh)采用两种方法测量氮气的密度。在第一法中,氮气全部从大气中获得的,其方法是让空气通过加热的铜片去除其中所有的氧气。第二法是,首先让空气通过沸腾的氨水,再使空气和氨气的混合气体通过加热的铜管,空气中的氧气和氨气中的氢气结合形成水,同样可去除了氧气。通过第二法得到的氮气(化学方法)比第一法得到的氮气(大气方法)密度低了0.1%。通过对这 0.1%偏差进行细致地研究,瑞利得出一个结论,那就是通过大气方法得到的"氮气"实际上混合着其他气体。被瑞利发现的是一种新的元素——氩气,他也因此获得了 1904 年诺贝尔物理学奖。大气中 78%的气体是氮气,只有 1.2%的氩气,但是氩气的密度是氮气的 1.4 倍。因此,从大气中得到的氮气包含了未被检测出的氩气,比通过化学方法得到的氮气更稠密些。

由于较大的不确定度可能会掩盖较小的系统误差(0.1%),瑞利的研究使测量不确定度大约为 0.03%,或者更小。这个故事说明了准确测量的必要性以及通过不止一种方法相互验证,并对测量结果的偏差原因进行解释和分析的重要性。

2.1.3 认真对待意外的测量数据

1985 年,在南极洲进行大气研究的科学家发现南极上空的臭氧层厚度正在显著的减少。他们是通过测量阳光被大气吸收后到达地面上的剩余紫外线的含量得出这样结论的。在多年前,使用卫星观察结果却认为臭氧层的厚度没有任何变化,这是因为在处理卫星数据时,丢弃了与臭氧层的变化不相符的"其他大气层"的一些干扰数据,从而得到了不同的结果。

2.1.4 测量在药物检测中的重要性

《中国药典》(2020 年版四部)规定明胶空心胶囊含铬不得过百万分之二。测定的方法是原子吸收法,使用原子吸收仪的原子吸收测定法的准确度是很高的。由于是微量测定,因此不能根据仪器的误差和方法允许误差来评价测定结果的精密度。根据 AOAC 的相关规定,其测量结果的重复性和重现性 RSD 可接受范围分别约为 8% 或 16%,即 10% 左右。

总之,测量影响着我们的生活。对于药品检验来说准确测量非常重要的。

2.2 测量的基础

开尔文(Kelvin)是 19 世纪爱尔兰著名的科学家,他认识到测量的重要性并对其进行了如下阐述:

当你不能够用数字表达被测对象时,说明你的知识欠缺,还不能够满足测量的需要;而当你能够用数字来讨论和表达你所测量的对象时,表示你对该被测对象有了一定的了解,这可能只是知识的起点,但你几乎没想到你已进入科学的王国……(1883 年 5 月 3 日在国立工程学的演讲稿)。

测量是科学的本质,没有测量,科学模型与理论将不能被严格地证明或推翻。科学与技术的蓬勃发展(如登陆月球,核磁共振光谱测定结构,红外测量距离和药品检测)就不可能实现。随着全球经济的一体化,在国际贸易等领域,测量也同样很重要。这一节将讨论测量中的关键要素与测量结果的关系,包括单位制、科学计数法和有效数字。

2.2.1　测量的单位

当使用数字来对物质包括药品的属性进行量化的时候,物质的量是重要的基本属性之一,其他属性还有长度(颗粒大小)、物质的质量(含某物质多少克)和热力学温度(熔点、凝点)等。为了对这些属性进行量化,需要一个能够用于任意物理量测量的单位制。这个单位制就是全世界广泛使用的、最通用的国际单位制,通常简称为 SI。

2.2.1.1　国际单位制(SI)

SI 的起源要追溯到 18 世纪末期的法国,当时"米"被指定为在一个铂金条上的两个标记之间的距离;"千克"被定义为边长为 1/10 米的立方体的水的质量,就像长度"米"一样,千克标准也是通过人工制作的一个铂金砝码来表示的;时间单位"秒"被定义为一个平均太阳日(1960 年被重新定义为一个回归年)的1/86 400。这 3 个单位是现在所知的国际单位制中 7 个基本单位中最早出现的。随着科学技术的进步,关于"米"和"秒"的定义已经发生了改变(表 2-1)。

1875 年 17 个国家的代表在巴黎签署了米制公约,设立了三个国际计量机构:国际计量大会(CGPM)、国际计量委员会(CIPM)和国际计量局(BIPM)。

表 2-1　SI 中的基本单位、符号以及定义

量的名称	单位名称	单位符号	定义	定义时间
质量	千克	kg	千克等于"国际千克原型"的质量(国际千克原型由铂铱合金制造而成,被妥善保管于巴黎)	1901 年
时间	秒	s	秒等于铯-133 原子态基态的两个超精细能级间跃迁所对应的辐射的 9192631770 个周期所持续的时间	1967 年
长度	米	m	米是光在真空中传播 1 秒的长度的 1/299792458	1983 年
热力学温度	开[尔文]	K	开尔文等于水三相点热力学温度的 1/273.16	1967 年
电流	安[培]	A	1 安培的恒定电流,如果使其通过处于真空中相距 1 米的、无限长的、截面积可以忽略的两条平行圆直导线,则两导线之间产生的力在每米长度上等于 2×10^{-7} 牛顿	1954 年

量的名称	单位名称	单位符号	定义	定义时间
发光强度	坎［德拉］	Cd	坎德拉定义为频率等于 $540×10^{12}$ Hz 的单色辐射光源（黄绿色可见光），在某给定方向上的发光强度，在该方向上的辐射度为 $1/683$ 瓦特每球面度（W/sr）	1979 年
物质的量	摩尔	mol	摩尔是一个系统中的物质的量，该系统中所包含的基本微粒数与 0.012kg 的 C-12 中的原子数目相等	1971 年

国际计量大会（CGPM）是国际单位制的最高权力机构。国际计量局（BIPM）和世界其他国家的国家计量局（NMIs）共同从事计量方面的研究工作，同时各个国家的 NMIs 的专家们通过专家咨询委员会体制向国际计量委员会（CIPM）进行报告。任何关于国际单位制 SI 的修改或进展报告，都要向 CIPM 报告，并由国际计量大会（CGPM）作出决定。

在药品检验中，最为常用的国际单位制分别是物质的量（amount of substance, n）与物质的质量（mass of substance, m），这两者又具有重要的相关性。

物质的量（n）与物质的质量（m）的相互关系是通过摩尔质量来定义的。摩尔质量（molar mass, M）是单位物质的量的质量，因而有：

$$M = \frac{m}{n} \quad 或 \quad n = \frac{m}{M} \tag{2-1}$$

式（2-1）中 n 即为物质的量，国际单位制（SI）为摩尔（mol），它是物质的量的主单位，为国际单位制中的七个基本量之一，它与物质的基本单元数成正比，其含义有三。

（1）摩尔是一系的物质的量，该系统中所包含的基本数与 0.012kg ^{12}C 的原子数相等。

（2）在使用摩尔时应指明基本单元，它可以是原子、分子、离子、电子或其他粒子，或是这些粒子的特定组合。

（3）摩尔是国际单位制的基本单位，物质的量可因不同情况需要而用不同的基本单元来表示化学计量关系，如在表示同一份硫酸的量时，既可用 H_2SO_4 为基本单元，又可用 1/2 H_2SO_4 为基本单元。

式（2-1）中的质量（m）习惯称为重量，单位为 kg 或 g。M 即是摩尔质量，它是随物质而不同的特性量，单位为 kg/mol 或 g/mol，常以后者为单位，其数值等于基本单元的化学式量：即 $M(B) = M(B)$ g/mol，如 $M(^{12}C) = 12$g/mol，

$M(H_2SO_4) = 98g/mol$。由此可见摩尔质量就是常用的克分子量或克原子量。

2.2.1.2 国际单位制的导出单位

在国际单位制中,真空中的光速 c 是一个被定义出来的数值,其不确定度为零。其他由国际单位制的基本单位组合而产生的单位称为导出单位。例如,反应速率 v 由物质的量 n 和时间 t 通过下面的等式组合得到:

$$v = \frac{n}{t} \tag{2-2}$$

用已有单位替换式(2-2)中的每个量得到:反应速率单位 $= \dfrac{mol}{s}$,也可以写作 mol/s 或者 mol·s^{-1}。

反应速率单位具有特定的名称(开特),也有一些导出单位没有特殊的名称。表2-2中给出了国际单位制中具有特殊名称的导出单位的例子。

表 2-2 特殊名称的导出单位

物理量名称	单位名称	单位符号	基本单位表示法
频率	赫[兹]	Hz	s^{-1}
力	牛[顿]	N	kg·m·s^{-2}
压力	帕[斯卡]	Pa	kg·m^{-1}·s^{-2}
能量、功	焦[耳]	J	kg·m^2·s^{-2}
功率	瓦[特]	W	kg·m^2·s^{-1}
电势差、电压	伏[特]	V	kg·m^2·s^2·A^{-1}
电荷	库[仑]	C	s·A
电容	法[拉]	F	kg^{-1}·m^{-2}·s^4·A^2
电阻	欧[姆]	Ω	kg·m^2·s^{-2}·A^{-2}
电导	西[门子]	S	kg^{-1}·m^{-2}·s^2·A^2
磁感应强度	特[斯拉]	T	kg·s^{-2}·A^{-1}
磁通	韦[伯]	Wb	kg·m^2·s^{-2}·A^{-1}
电感	享[利]	H	kg·m^2·s^{-2}·A^{-2}
吸收剂量	戈瑞	Gy	m^2·s^{-2}
反应速率	开特	Kat	mol·s^{-1}

其他一些物理量的单位,如"电场强度",常常用导出单位的组合来表示,但是它们也有自己的特殊名称和基本单位的表示形式(表2-3)。为了方便使用这些导出单位,当给出一个物理量的单位时,应该把所有的单位都用基本单位的构

成形式来表示。

表 2-3　由特殊单位导出的其他单位

物理量	导出单位	符号	基本单位表示法
比热容	焦耳每(千克·开尔文)	J/(kg·K)	$m^2 \cdot s^{-2} \cdot K^{-1}$
热导率	瓦每(米·开尔文)	W/(m·K)	$kg \cdot m \cdot s^{-2} \cdot K^{-1}$
潜热	焦耳每千克	J/kg	$m^2 \cdot s^{-2}$
电场强度	伏特每米或牛顿每库仑	V/m 或 N/C	$kg \cdot m \cdot s^{-2} \cdot A^{-1}$
摩尔熵	焦耳每(摩尔·开尔文)	J/(mol·K)	$kg \cdot m^2 \cdot s^{-1} \cdot mol^{-1} \cdot K^{-1}$
辐射率	瓦特每(平方米·球面度)	W/(m²·sr)	$kg \cdot s^{-1}$
电阻率	欧姆·米	Ω·m	$kg \cdot m^3 \cdot s^{-2} \cdot A^{-2}$

国际单位制(SI)具有统一性的优势,这意味着,当所有物理量的单位都采用表 2-1 中的国际基本单位或表 2-2 和表 2-3 中的导出单位来表示时,任何关于物理量或化学量的理论推导公式都能自动得到满意的数值(其单位为国际基本单位)。

2.2.1.3　国际单位制的前缀

像时间间隔这样的物理量,有时候可能会跨越很大的数量级范围。如研究电磁波穿越氢核直径大小的距离时所需的时间极短,而对宇宙的年龄进行大概的估计的时间很长,为了表示特别短或特别长的不同时间间隔,可在时间单位"秒"乘以一个的前缀(词头)来简洁表示,该前缀是 10 的幂。例如,千分之一秒表示为 ms,称为毫秒,m 代表毫,相当于 1/1000。国际单位制 SI 中使用的前缀形式能够涵盖的数值范围从 $10^{-24} \sim 10^{24}$,表 2-4 中给出了 SI 中正在使用的前缀,用黑体标注的为经常用到的。

表 2-4　SI 中使用的前缀

被乘因子	前缀		符号	被乘因子	前缀		符号
10^{-24}	yocto	幺[科托]	y	10^{-6}	**micro**	微	μ
10^{-21}	zepto	仄[普托]	z	10^{-3}	**milli**	毫	m
10^{-18}	atto	阿[托]	a	10^{-2}	centi	厘	c
10^{-15}	femto	飞[母托]	f	10^{-1}	deci	分	d
10^{-12}	pico	皮[可]	p	10^{1}	deka	十	da
10^{-9}	**nano**	纳[诺]	n	10^{2}	**hector**	百	h

被乘因子	前缀		符号	被乘因子	前缀		符号
10^3	**kilio**	千	k	10^{15}	peta	拍［它］	P
10^6	**mega**	兆	M	10^{18}	exa	艾［可萨］	E
10^9	**giga**	吉［咖］	G	10^{21}	zatta	泽［它］	Z
10^{12}	**tera**	太［拉］	T	10^{24}	yotta	尧［它］	Y

在实际工作中，一些前缀很少和特殊的单位一起使用。例如，长度单位"厘米"（cm）经常被用到，但是"厘牛"（cN）却极少见；同样，电阻常用兆欧（MΩ）来表示，但很少看到时间用兆秒（Ms）来表示。"千克"这个单位具有前缀"kilo"，它是国际单位制 SI 中唯一带前缀的基本单位。需要特别注意的是上文提到的 SI 单位的统一性，当一个单位采用前缀的时候（"千克"除外），导出单位不一定具有同样的前缀。例如，对于方程 $E = \frac{1}{2}mv^2$，如果 m 的单位是"千克"，而 v 的单位是"千米每秒"，那么 E 的单位却不是"千焦耳"。

2.2.2　近似值、有效数据及计算规则

2.2.2.1　近似值

在药物定量分析中，由于仪器的精密度、分析方法误差、化学反应不完全、分析操作的误差等原因，以致测得的数据只是与真实值很接近的近似值。例如用万分之一分析天平称量 12.3456g 供试品，即发生绝对误差 ±0.0001g，故其重量必介于在 12.3455~12.3457g 之间。又如用滴定管测定体积绝对误差 ±0.01ml，故读得毫升（ml）数，亦只是近似值。

2.2.2.2　有效数据

为了得到准确的分析结果，不仅要准确地进行测量，而且还要正确记录与计算。所谓正确地记录，是指正确地记录有效数字的位数，因为数据的位数，不仅表示数量的大小，也反映出测量的精密程度。所谓有效数字是指在分析工作中实际能测量到的数字。

有效数字包括所有的准确数字和一位可疑数字（不定数字），例如：滴定管读数为 23.96ml 的最后一位数 6 为可疑数字，其可疑程度为 ±0.01ml，这是符合滴定管的实际情况的，不应该记录成为 23.9ml 或 23.960ml，记录成 23.9ml 说明

0.01ml 这一位没有仔细读数,会影响分析结果的准确性,记录成 23.960ml,则其可疑程度为±0.001ml,这是不符合实际情况的。

在万分之一分析天平上称取 0.2036g,就是 0.2036±0.0001g。

25ml 移液管体积为 25ml,就是 25.00ml±0.01ml。

100ml 容量瓶体积为 100ml,就是 100.0ml±0.1ml。

上述列举的数据不仅说明了它们的绝对误差为 0.0001g、0.01ml 和 0.1ml,也说明它们的相对误差,0.2036g 的相对误差为 1/2036,25.00ml 的相对误差为 1/2500,100.0ml 的相对误差为 1/1000。以上几个数据均是四位有效数,一个四位有效数其相对误差为几千分之几。

如果数字中有 0,在决定有效数字位数时,应分析其具体情况。如上述 25.00ml,其最后两个 0 是有效数字,故为四位有效数字;100.0ml,其最后一个 0 是有效数字,故为四位有效数字;0.2036g,其小数点前的一个 0 只起定位作用,而另一个 0 为有效数字,故亦为四位有效数字。

又如 0.00005310g 可写成 $5.310×10^{-5}$,是四位有效数字,如果没有最后一个 0 就是三位有效数字。

虽然许多测量值都可以方便地用数字、前缀加国际单位制的基本单位来表示(例如一个小物体的质量可以表示为 65mg),但是有时候采用前缀不如把数值乘以 10 的幂(科学计数法)并采用基本单位来表示更能为大家所接受。

在实际工作中,经常见到以下几种情况。

(1)天平称量时,记录的数据位数与要求的精度不一致。如,采用万分之一天平称量,记录的是小数点后四位,如果要求精确至 0.001g,则千分之一天平即可;如果要求精确至 0.00001g 或以下,则应分别采用十万分之一或百万分之一的天平。而一般不需精密称取的称量,通常不必采用精密天平。

(2)使用滴定管时,如在记录中常出现以下数据,如 0.3ml、10.2ml,这都是不正确的记录。可能实际上应为 0.30ml、10.20ml。

(3)计算时,可以先进行必要的修约,如色谱峰面积 12 345.6789、98 765.4321,在进行计算前,可分别修约成 12 346、98 765,不会影响计算结果。实际上,色谱峰面积的位数通常比上述例子的数据还要多。还有一些情况,如有这样一个修约的例子:有一组色谱峰数据,11 678.076、11 746.543、11 934.567、11 634.478,被修约成如下数据 11 678、11 747、11 935、11 634 进行计算,最后结果没有受到影响。但这里情况很复杂,如果掌握不好就会出错,如对照品峰面积和样品峰面积的修约应对应起来。鉴于以上情况,所以不予提倡。

(4)滴定管估计值确定方法如下。常量分析用 50ml 或 25ml,刻度小至

±0.1ml,读数估计可到 0.01ml,一般有 ±0.02ml 的读数误差,10ml 滴定管一般刻度区分为 0.1ml、0.05ml,用于半微量分析的刻度区分小至 0.02ml,可以估计读数到 0.005ml。在微量分析中,微量滴定管其容量为 1~5ml,刻度区分小至 0.01ml,可估计读数至 0.002ml。

(5) 为什么规定对照品称取量不得少于 10mg,十万分之一天平的绝对误差为 0.00001g,称取量是 10mg,则相对误差为 1/1000。如果称取量少于 10mg,则其相对误差大于几千分之一,减少了定量分析的准确性。由此可见,万分之一天平是不可以用来称取 10mg 以下对照品的,最好用百万分之一的天平。考虑称量的不确定度,十万分之一天平的最小称样量则大于 10mg(见应用实例)。

2.2.2.3 修约计算规则

为了准确表明所得结果的准确度并在计算上节省时间,对数字的处理规定了下述规则。

(1) 记录分析数据或最后分析结果,只应保留一位可疑数字(不定数字)。

(2) 有效数字位数确定后,弃去过多不准确的数字,用四舍六入五留双方法,若尾数为五时,如进位后得偶数则进位,得奇数则弃去(即若 5 前面为偶数则舍;为奇数时删除)。当 5 后面还有不是零的任何数时无论 5 前面是偶或奇皆入。

例如:将下面左边的数字修改为三位有效数字:

1.144→1.14   7.445→7.44

3.256→3.26   9.515→9.52

5.3351→5.34   1.14501→1.15

亦有采用四舍五入的原则。

在药品检验中,也有一些修约规定不同于以上规定的情况。如熔点测定时,测定结果的数据应按修约间隔为 0.5 进行修约,即 0.1~0.2℃ 舍去,0.3~0.7℃ 修约为 0.5℃,0.8~0.9℃ 进为 1℃;并以修约后的数据报告。

(3) 几个数加减时,保留有效数字的位数,应依小数点后面最少的数字为根据;也就是以其绝对误差最大者为根据。

例如:2.0375 + 0.0745 + 39.54 = 41.65

39.54 是小数后位数最少的,并在这 3 个数据中;它的绝对误差最大,为 ±0.01,所以应以 39.54 为准,其他两个数字亦要保留小数点第二位。

(4) 几个数相乘或相除时,所得积或商的有效数字的保留,应各数中含有效数字的位数最少为根据,也就是以其相对误差最大者为准。

例如:13.92×0.0112×1.9723 = ?

在这个数据中,0.0112 是三位有效数字位数最少,因为它的相对误差最大。所以应以 0.0112 的位数为准, 即:13.9×0.0112×1.97 = 0.307。

这是因为有效位数减少显示着百分误差越大,百分精密越小,如果保留的有效数字比位数最少的更多,就会不恰当地指示所代表的量。

(5) 若数据的首位大于 8,则有效数字可多取一位。例如,9.35ml 虽然只有三位,但 9.35 靠近 10.00ml,所以,在运算时看成四位。

在药物定量分析结果的相对误差一般为千分之几,所以对有效数字的要求一般是四位,目前多采用电子计算器或电子计算机计算较为方便快速,但也有必要弃去过多无意义的数字。

综合上述,有效数字是测量数据,其有效位数的保留,取决于测量仪器的精确度,选用什么精密度的仪器,则根据分析方法的误差,根据误差传播规律,个别测量的相对误差不能大于结果的相对误差,所以,在进行分析操作时,对所用的仪器的精密度或取用量使用上都要做到心中有数,不至于对准确度要求较高的测量使用精密度不高的仪器,或对准确度要求较低的测量而去选用精密的仪器等等,这是掌握有效数字及其计算有关规则的重要意义。

2.2.3 测量不确定度的数值表示

CNAS-GL06《化学分析中不确定度的评估指南》(等同采用 EURACHEM)对测量不确定度有效数据表示有明确的规定:**结果及其不确定度的数值表示中不可给出过多的数字位数。无论是给出扩展不确定度 U,还是标准不确定度 u,通常不确定度的有效数字不要多于两位的。测试结果应根据所给出的不确定度进行适当修约。**

另外,还可以参照以下规则。

规则 1 在测量值的不确定度没有被明确说明或缺失时,可以大致估计不确定度为一个特定区间的 1/2,这个区间是给测量值增加一位小数,但是将其修约后仍与原测量值相同的值域区间。

规则 2 当数值相乘或相除时,选取结果的有效数字应该使其相对不确定度最接近乘数(或除数)中相对不确定度最大的分量。

规则 3 当数值相加或相减时,选取结果的有效数字也应该使其相对不确定度最接近加数(或减数)中相对不确定度最高的值。

规则 4 当一个相对不确定度为 p 的量,对其求 n 次幂,结果的不确定度为 $|np|$,选择结果的有效数字时应该反映出该不确定度。

2.3　测量中使用的术语

测量的目的是为了得到测量结果,但在许多场合下仅给出测量结果往往还不充分。任何测量都存在缺陷,所有的测量结果都会或多或少地偏离被测量的真值,因此在给出测量结果的同时,还必须指出所给测量结果的可靠程度。在各种测量领域,人们经常使用一些术语来表示测量结果质量的好坏,例如:测量误差、测量准确度和测量不确定度等。在测量不确定度评定中,还经常使用许多其他有明确定义的术语,本节给出这些术语的定义,并阐明测量不确定度及其评定的基本概念。

这些术语及其定义是在各种国内和国际文件中明确给出的,除非另有说明,未标明出处的术语均取自于 JJF1001-1998《通用计量术语及定义》。

（1）量(quantity)　可用一个数和一个参照对象表示大小的现象、物体或物质的属性。量可指一般概念的量或特定量。参照对象可以是一个测量单位、测量程序、标准物质或它们的组合。

（2）量纲(dimension of a quantity)　以给定量制中若干个基本量的乘方之积表示某量的表达式。在国际单位制(SI)中,七个基本物理量长度、质量、时间、电流、热力学温度、物质的量、发光强度的量纲符号分别是 L、M、T、I、Θ、N 和 J,则某量 A 的量纲表达式记为 $\dim A = L^{\alpha} M^{\beta} T^{\gamma} I^{\delta} \Theta^{\varepsilon} N^{\xi} J^{\zeta}$。如速度的量纲 $\dim \nu = LT^{-1}$,浓度的量纲 $\dim c = L^{-3} N$。

（3）无量纲量(dimensionless quantity)　在量纲表达式中,其基本量量纲的全部指数均为零的量,又称为量纲一的量(quantity of dimension one)。例如,折射率、相对密度、质量分数等。在国际单位制中,任何量纲一的量其一贯单位都是一,符号是 1。

（4）量值(value of a quantity)　一般由一个数乘以测量单位所表示的特定量的大小。例如,5.34m 或 534cm、1kg 或 1000g、1L 或 1000ml 等。对于不能由一个数乘以测量单位所表示的量,可以参照约定参考标尺或参照测量程序,或两者都参照的方式表示。

（5）［量的］真值(true value [of a quantity])　与给定的特定量定义一致的值。量的真值只有通过完善的测量才有可能获得,但是真值按其本性是不确定的,且与给定的特定量定义一致的值不一定只有一个。

（6）［量的］约定真值(conventional true value [of a quantity])　对于给定目

的具有适当不确定度的、赋予特定量的值,有时该值是约定采用的。例如,在给定地点,取由参考标准复现而赋予该量的值作为约定真值。约定真值有时称为指定值、最佳估计值、约定值或参考值,常常用某量的多次测量结果来确定约定真值。

（7）测量(measurement) 以确定量值为目的的一组操作。操作可以是自动进行的。测量有时也称为计量。

（8）计量(metrology) 实现单位统一,量值准确可靠的活动。

（9）计量学(metrology) 关于测量的科学。可简称为计量。计量学涵盖有关测量的理论与实践的各个方面,而不论测量的不确定度如何,也不论测量是在科学技术的哪个领域中进行的。

（10）测量原理(principle of measurement) 测量的科学基础。例如,应用于温度测量的热电效应;应用于分子振动波数测量的拉曼效应;应用于滴定分析测量的化学反应等。

（11）测量方法(method of measurement) 进行测量时所用的,按类别叙述的一组操作逻辑次序。在药品检验中称为测定方法,简称测定法。测定法可按不同方式分类,如高效液相色谱法、紫外可见分光光度法、酸碱滴定法、重量法等。

（12）测量方法(method of measurement) 进行测量时所用的,根据给定的测量方法具体叙述的一组操作,测量程序(有时被称为测量方法)通常记录在文件中,并且足够详细,以使操作者在进行测定时不需要再补充资料。在药品检验中也称为标准操作规范(Standard Operation Procedure,SOP)。

（13）被测量(measurand) 作为测量对象的特定量。例如,给定进样体积一定浓度对照品溶液的色谱峰响应值。对被测量的详细描述,可要求包括对其他有关量(如时间、温度和压力)作出说明。

（14）影响量(influence quantity) 不是被测量但对测量结果有影响的量。可以理解为测定中干扰物质存在的量。例如,测定药物顺反异构体的相互干扰时的浓度。

（15）测量结果(result of measurement) 由测量所得到的赋予被测量的值。在给出测量结果时,应说明它是示值、未修正测量结果或已修正测量结果,还应表明它是否为几个值的平均。在测量结果的完整表述中应包括测量不确定度,必要时还应说明有关影响量的取值范围。

（16）[测量仪器的]示值(indication [of a measurement instrument]) 测量仪器所给出的量的值。由显示器读出的值可称为直接示值,将它乘以仪器常数即为示值。这个量可以是被测量、测量信号或用于计算被测量之值的其他量。对于实物量具,示值就是它所标出的值。

（17）未修正结果　系统误差修正前的测量结果。

（18）已修正结果　系统误差修正后的测量结果。

（19）测量准确度（accuracy of measurement）　测量结果与被测量真值之间的一致程度。准确度是一个定性的概念。准确度与精密度是不同概念,不可混淆。

（20）［测量结果的］重复性（repeatability［of result of measurement］）　在相同条件下,对同一被测量进行连续多次测量所得结果之间的一致性。重复性可以用测量结果的分散性定量地表示。重复性条件包括:相同的测量程序,相同的观察者,在相同条件下使用相同的测量仪器,相同地点和在短时间内重复测量。

（21）［测量结果的］复现性（reproducibility［of result of measurement］）　在改变了的测量条件下,同一被测量的测量结果之间的一致性。在给出复现性时,应有效地说明改变条件的详细情况。复现性可用测量结果的分散性定量地表示。测量结果在这里通常理解为修正结果。复现性条件可包括:测量原理、测量方法、观察者、测量仪器、参考测量标准、地点、使用条件和时间。

（22）实验标准［偏］差（experiment standard deviation）　对同一被测量作 n 次测量,表征测量结果分散性的量 s 可按下式计算:

$$s = \sqrt{\frac{\sum_{i=1}^{n}(x_i - \bar{x})^2}{n-1}}$$

式中: x_i 为第 i 次测量的结果;

$\bar{x}$ 为所考虑的 n 次测量结果的算术平均值。

当将 n 个值视作分布的取样时, $\bar{x}$ 为该分布的期望的无偏差估计, s^2 为该分布的方差 σ^2 的无偏差估计。 $\frac{s}{\sqrt{n}}$ 为 $\bar{x}$ 分布的标准偏差的估计,称为平均值的实验标准偏差,但将其称为平均值标准误差是不准确的。

（23）测量不确定度（uncertainty of measurement）　表征合理地赋予被测量之值的分散性,与测量结果相联系的非负参数。

此参数可以是诸如标准偏差或其倍数,或说明了置信水准的区间的半宽度。

测量不确定度由多个分量组成。其中一些分量可用测量列结果的统计分布估算,并用实验标准偏差表征。另一些分量则可用基于经验或其他信息的假定概率分布估算,也可用标准偏差表征。

测量结果应理解为被测量之值的最佳估计,而所有的不确定度分量均贡献给了分散性,包括那些由系统效应引起的(如与修正值和参考测量标准有关的)分量。

（24）标准不确定度（standard uncertainty）　以标准偏差表示的测量不确定度。

（25）不确定度的 A 类评定（type A evaluation of uncertainty）　用对观测列进行统计分析的方法,来评定标准不确定度。不确定度的 A 类评定,有时也称为 A 类不确定度评定。

（26）不确定度的 B 类评定（type B evaluation of uncertainty）　用对不同于观测列进行统计分析的方法,来评定标准不确定度。不确定度的 B 类评定,有时也称为 B 类不确定度评定。

（27）合成标准不确定度（combined standard uncertainty）　当测量结果是由若干个其他量的值求得时,按其他各量的方差和协方差算得的标准不确定度。

（28）扩展不确定度（expanded uncertainty）　确定测量结果区间的量,合理赋予被测量之值分布的大部分可望含于此区间。扩展不确定度有时也称为展伸不确定度或范围不确定度。

（29）包含因子（coverage factor）　为求得扩展不确定度,对合成标准不确定度所乘之数字因子。因此,包含因子等于扩展不确定度与合成标准不确定度之比。包含因子有时也称覆盖因子,又称置信因子。

（30）[测量]误差（error [of measurement]）　测量结果减去被测量的真值。如前所述,由于真值不能确定,实际上用的是约定真值。误差分为相对误差和绝对误差,通常,误差是指绝对误差,相对误差（relative error）定义为测量误差除以被测量的真值。另外,不要将绝对误差与误差的绝对误差值相混淆,后者为误差的模。

（31）偏差（deviation）　一个值减去其参考值。

（32）随机误差（random error）　在重复性条件下,对同一被测量进行无限多次测量所得结果的平均值与测量值之差。随机误差等于误差减去系统误差。因为测量只能进行有限次数,故可能确定的只是随机误差的估计值。

（33）系统误差（systematic error）　在重复性条件下,对同一被测量进行无限多次测量所得结果的平均值与被测量的真值之差。如真值一样,系统误差及其原因不能完全获知。对测量仪器而言,其系统误差也称为测量仪器的偏移。

（34）修正值（correction）　用代数方法与未修正测量结果相加,以补偿其系统误差的值。修正值等于负的系统误差。由于系统误差不能完全获知,因此这种补偿并不完全。

(35) 修正因子(correction factor)　为补偿系统误差而与未修正测量结果相乘的数字因子。同样由于系统误差不能完全获知,因此这种补偿并不完全。

(36) 测量仪器、测量器具(measuring instrument)　单独地或连同辅助设备一起用以进行测量的器具。

(37) 实物量具(material measure)　使用时以固定形态复现或提供给定量的一个或多个已知值的器具。例如,砝码、容量瓶、对照品和标准品等。给定量亦称为供给量。

(38) 测量设备(measuring equipment)　测量仪器、测量标准、参考物质、辅助设备以及进行测量所必需的资料的总称。

(39) 量程(span)　标称范围两极限之差的模。例如,某天平的称量范围为 $0\sim200g$,该天平量程为200g。有些领域将最大值与最小值之差称为范围。

(40) 标称值(nominal value)　一般指测量仪器上表明其特性或指导其使用的量值,该值一般为近似值。例如,拉曼光谱仪标示使用的激光波长有 532、633、785nm 等,又如量筒上的量值:50、100ml 等。

(41) [显示装置的]分辨率(resolution [of a displaying device])　显示装置能有效辨别的最小示值差。对于数字式显示仪器,理解为当变化一个末位有效数字时其示值的变化。此概念亦适用于记录式装置。例如,紫外可见分光光计的吸收波长分辨率应为±0.1nm。

(42) 稳定性(stability)　一般指测量仪器保持其计量特性随时间恒定的能力。若稳定性不是对时间,而是对其他而言,则应该明确说明。稳定性可以用几种方式定量表示,例如,用计量特性变化某个规定的量所经过的时间;用计量特性经规定时间所发生变化。

在药品检验的分析方法验证中的稳定性考察,是进行供试品溶液随不同时间变化的测量值的稳定性试验。在评价药物本身稳定性试验中,还要考虑不同强制条件下的稳定性。

(43) 漂移(drift)　测量仪器计量特性的慢变化,如基线的漂移。

(44) 测量仪器的准确度(accuracy of a measuring instrument)　测量仪器给出接近于真值的响应能力。准确度是定性的概念。

(45) 测量仪器的[示值]误差(error [of indication] of a measuring instrument)　测量仪器示值与对应输入量的真值之差。由于真值不能确定,实际上用的是约定真值。此概念主要用于与参考标准相比较的仪器。就实物量具而言,示值就是赋予它的值。

（46）［测量仪器的］最大允许误差（maximum permissible errors ［of a measuring instrument］） 对给定的测量仪器,规范、规程等所允许的误差极限值。有时也称测量仪器的允许误差限。

（47）［测量仪器的］重复性（repeatability ［of a measuring instrument］） 在相同测量条件下,重复测量同一个被测量,测量仪器提供相近示值的能力。这些条件包括:相同的测量程序;相同的观测者;在相同条件下使用相同的测量设备;在相同地点;在短时间内重复。重复性可用示值的分散性定量地表示。

（48）［测量仪器的］引用误差（fiducial error ［of a measuring instrument］）测量仪器的误差除以仪器的特定值。该特定值一般称为引用值,例如,可以是测量仪器的量程或标称范围的上限。

（49）［测量］标准（［measurement］standard，etalon） ［计量］基准、标准。为了定义、实现、保存或复现量的单位或一个或多个量值,用作参考的实物量具、测量仪器、参考物质或测量系统。例如,有证的测量元素的标准溶液、标准氢电极等。一组相似的实物量具或测量仪器,通过它们的组合使用所构成的标准称为集合标准。一组其值经过选择的标准,它们可单个使用或组合使用,从而提供一系列同种量的值,称为标准组。

（50）国家［测量］标准（national ［measurement］standard） 经国家决定承认的测量标准,在一个国家内作为对有关量的其他测量标准定值的依据。

（51）校准（calibration） 在规定条件下,为确定测量仪器或测量系统所指示的量值,或实物量具或参考物质所代表的量值,与对应的由标准所复现的量值之间关系的一组操作。校准结果既可给出被测量的示值,又可确定示值的修正值。校准也可确定其他计量特性,如影响量的作用。校准结果可以记录在校准证书或校准报告中。

（52）参考物质（reference material，RM） 具有一种或多种足够均匀和很好地确定了的特性,用以校准测量装置、评价测量方法或给材料赋值的一种材料或物质。参考物质可以是纯的或混合的气体、液体或固体。例如,校准酸度计的pH标准缓冲液,热分析法中作为热容量校准的蓝宝石,配制标准滴定液的基准物。

（53）法制计量（legal metrology） 计量的一部分,即与法定计量机构所执行工作有关的部分,涉及到对计量单位、测量方法、测量设备或具有一种或多种足够均匀和很好地确定了的特性,用以校准测量装置、评价测量方法、测量设备和测量实验室的法定要求。

（54）［计量器具的］检定（verification［of a measuring instrument］）　查明和确认计量器具是否符合法定要求的程序,它包括检查、加标记和（或）出具检定证书。

（55）实验室认可（laboratory accreditation）　对校准和检测实验室有能力进行指定类型的校准和检测所作的一种正式承认。

（56）最佳测量能力（best measurement capability,BMC）　实验室在其认可范围内,当对接近理想的测量标准（用于定义、实现、保存或复现某量的单位或其一个值或多个值）进行接近常规的校准时,可以达到的最小测量不确定度;或当对接近理想的测量仪器（用于测量某量）进行接近常规的校准时,可以达到的最小测量不确定度。最佳测量能力主要应用于国际实验室认可合作组织/区域认可机构（ILAC/RAB）框架内的实验室认可活动。［CNAS—GL 16:2007］

（57）校准和测量能力（calibration and measurement capability,CMC）　通常提供给用户的校准或测量水平,它用置信概率（包含概率）$p=95\%$或包含因子$k=2$的扩展不确定度表示。有时称为最佳测量能力。校准和测量能力主要应用于国际计量局/区域计量组织（BIPM/RM）框架内的各国计量院签发的校准或测量证书互认活动。［CNAS—GL 16:2007］

（58）计量确认（metrology confirmation）　为确保计量设备处于满足预期使用要求的状态所需要的一组操作。

（59）不确定度概算（uncertainty budget）　对不确定度分量评定的总结性陈述,这些分量对测量结果的不确定度有贡献。只有当测量过程（包括测量对象、被测量、测量方法和测量条件）确定时,测量结果的不确定度才是明确的。"概算"一词的意思为根据测量程序、测量条件和若干假设,对不确定度分量,它们的合成标准不确定度,以及扩展不确定度的数值进行分配。

（60）公差（T）（tolerance）　上公差限和下公差限之差。公差是一个没有符号的量。公差可以是双侧或单侧的（最大允许值仅在一侧,另一个极限值为零）,但标称值不一定在公差区内。［ISO 14253—1:1998］

（61）公差区（tolerance zone）　也称为公差范围（tolerance interval）,为特征量在公差限之间的一切变动值,包括公差限本身。［ISO 14253—1:1998］

（62）公差限（tolerance limits）　也称为极限值（limiting values）,为特征量的给定允许值的上界和（或）下界的规定值。［ISO 14253—1:1998］

（63）规范（specification）　工作特征量的公差,或测量设备特征量的最大允许误差 MPE。规范应涉及或包括图样、样板或其他有关文件,并指明用以检查合格与否的方法和判据。［ISO 14253—1:1998］

（64）规范区（specification zone） 也称规范范围（specification interval），为工作特征时或测量设备在规范限之间的一切变动值,包括规范限本身。[ISO 14253—1:1998]

（65）规范限（specification limits） 工作特征量的公差限或测量设备特征量的最大允许误差。[ISO 14253—1:1998]

（66）上规范限（USL）（upper specification limits） 给定的下列规定值:工作特征时公差限的允许值上界;或测量设备特征量允许误差的允许值上界。[ISO 14253—1:1998]

（67）下规范限（LSL）（low specification limits） 给定的下列规定值:工作特征时公差限的允许值下界;或测量设备特征量允许误差的允许值下界。[ISO 14253—1:1998]

（68）测量结果的完整表述（y'）（result of measurement, complete statement） 包括扩展不确定度 U 的测量结果。测量结果的完整表述由公式 $y'=y±U$ 表示。[ISO 14253—1:1998]

（69）合格（符合规定）（conformance, conformity） 满足规定的要求。[ISO 14253—1:1998]

（70）合格区（conformance zone） 被扩展不确定度 U 缩小的规范区,见图 2-1。在上规范区和（或）下规范区处,规范区被扩展不确定度缩小。[ISO 14253—1:1998]

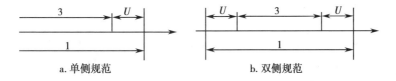

图 2-1　合格区示意图

1. 规范区;3. 合格区

（71）不合格（不符合规定）（non-conformance, conformity） 未满足规定的要求。[ISO 14253—1:1998]

（72）不合格区（non-conformance zone） 被扩展不确定度 U 扩大的规范区外的区域,见图 2-2。在上规范区和（或）下规范区处,规范区被扩展不确定度扩大。[ISO 14253—1:1998]

（73）不确定区（uncertainty range） 规范限附近的区域,考虑到测量不确定度后,在该区域内无法判断合格或不合格。见图 2-3。在不确定区位于单侧规范

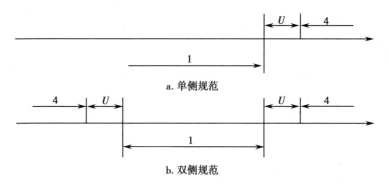

图 2-2 不合格区示意图

1. 规范区;4. 不合格区

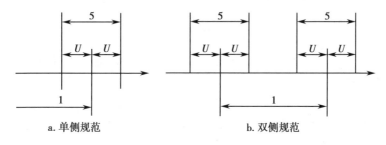

图 2-3 不确定区示意图

1. 规范区;5. 不确定区

限或双侧规范两侧,其宽度为 $2U$。在测量结果的上界或下界处,测量不确定度的大小可以不同。[ISO 14253—1:1998]

（74） 不确定度评定的黑箱模型（black box model for uncertainty estimation）

用于不确定度评定的方法或模型。在该模型中,由测量所得到的输出量之值与输入量（激励源）具有相同的单位,而不是通过测量与被测量有函数关系的其他量而得到的。

采用黑箱模型时,影响量已被换算到被测量的单位,并且灵敏系数等于 1,于是各不确定度分量可直接合成。在许多情况下,一个复杂的测量方法可以看作一个简单的具有激励源输入的黑箱,测量结果由该黑箱输出。当打开黑箱时,它可以转化为若干个次级小黑箱和（或）若干个透明箱。

即使为了作相应的修正而有必要进行补充测量以确定影响量的数值,其不确定度评定的方法仍然是黑箱方法。[ISO/TS 14253—2:1999]

（75） 不确定度评定的透明箱模型(transparent box model for uncertainty estimation)　用于不确定度评定的方法或模型。在该模型中,被测量之值是通过与被测量有函数关系的其他量而得到的。[ISO/TS 14253—2:1999]

2.4　测量误差、测量准确度和测量不确定度

在各种测量领域,经常要使用一些术语,例如测量误差、测量准确度和测量不确定度等来表示测量结果的质量。本节从一些术语的定义出发,指出它们之间的差别,以利于正确地使用这些术语。

2.4.1　测量结果

测量结果的定义是"由测量所得到的赋予被测量的值",因此测量结果是通过测量得到的被测量的最佳估计值。完整表述测量结果时,必须同时给出其测量不确定度,必要时还应说明测量所处的条件,或**影响量**的取值范围。

测量结果可能是单次测量的结果,也可能是由多次测量所得。多次测量时,其结果就是测得值的算术平均值。因此,在给出测量结果时,应说明它是示值、**未修正测量结果或已修正测量结果**,同时应表明它是几个值的平均。

测得值,有时也称为观测值,是指从一次观测中由实物量具或其他测量仪器的显示所得到的单一值。一般地说,它并不是测量结果。测量结果是指对测得值经过恰当处理(如按一定的规则确定并剔除离群值)、修正(加上的必要修正值或乘以必要的修正因子)或经过必要的计算而得到的量值。因此,测得值或观测值是测量中得到的原始数据,是测量过程的一个中间环节。对于间接测量而言,测得值或观察值往往具有和被测量不同的量纲。而测量结果则是整个测量的最后结果。

在不会引起混淆的情况下有时也将测得值称为测量结果。

2.4.2　测量误差

根据误差的定义,测量误差是测量结果与被测量真值之差。一个量的真值,是在被观测时本身所具有的真实大小,只有完善的测量才能得到真值,因此真值是一个理想的概念。既然真值无法确切地知道,因此误差也无法准确地知道。

在实际工作中,误差只能用于已知约定真值的情况,但此时还必须考虑约定真值本身的误差。

产生误差的原因是测量过程的缺陷,其是由各种各样的原因引起的,因此测量结果的误差往往由多个分量组成。

误差与测量结果有关,误差只能通过测量得到。仅仅分析评定的方法是无法得到误差的。对于同一个被测量,当在重复性条件下进行多次测量时,可能得到不同的测量结果,因此这些不同测量结果的误差是不同的。

由定义可知,误差是两个量值之差,因此误差表示的是一个差值,而不是区间。当测量结果大于真值时误差为正值,当测量结果小于真值时误差为负值。误差既不可能也不应当以"±"号的形式表示。

测量误差常称为绝对误差,以区别于相对误差。相对误差定义为测量误差除以被测量的真值,实际上只能用测量误差除以被测量的约定真值。实际工作中测量结果常被用来代替约定真值。绝对误差的量纲与被测量的量纲相同,而相对误差是无量纲量,或者说其量纲为1。

误差按其性质,可以分为系统误差和随机误差两类。

由定义可知,由于系统误差仅与无限多次测量结果的平均值有关,而与在重复条件下得到的不同测量结果无关。因此,在重复性条件下得到的不同测量结果应该具有相同的系统误差。

不宜将系统误差分成已定系统误差和未定系统误差。也不宜说未定系统误差按随机误差处理。未定系统误差其实是不存在的,从本质上说并不是误差,而是不确定度。

系统误差一般来源于影响量,它对测量结果的影响已经被识别并可以定量地进行估算。这种影响称之为"系统效应"。若该效应比较显著,也就是说如果系统误差比较大,则可在测量结果上加上修正值或乘以修正因子而予以补偿,得到修正后的测量结果。

在无限多次测量结果的平均值中,已经不含有随机误差分量,只存在系统误差。由于测量不可能进行无限多次,因而在测量结果中随机误差和系统误差分量都存在。在重复性条件下得到的不同测量结果具有不同的随机误差,但有相同的系统误差。

1993年前,随机误差被定义为在同一量的多次测量过程中,以不可预知方式变化的测量误差分量。这里所谓的不可预知分量是指在相同测量条件下的多次测量中,误差的符号及其绝对值变化不定的分量。其大小用多次重复测量结果的**实验标准差**表示。

1993 年后,随机误差是按其本质来定义的。但由于该定义中涉及无限多次测量所得结果的平均值,因此与系统误差一样,能确定的同样只是随机误差的估计值。随机误差一般来源于影响量的随机变化,故称之为"随机效应"。正是这种随机效应导致了测量结果的分散性。

就单个测量结果而言,随机误差的符号和绝对值是不可预知的。但就相同条件下多次测量结果而言,其总体上仍存在一定的规律性,称为统计规律性。随机误差的统计规律性主要表现在下述三方面。

(1) 对称性　指绝对值相等而符号相反的误差,出现的次数大致相等。也就是说,测量值以其算术平均值为中心对称地分布。

(2) 有界性　指测量值的随机误差的绝对值不会超过一定的界限。也就是说,不会出现绝对值很大的随机误差。

(3) 单峰性　所有的测得值以其算术平均值为中心相对集中地分布,绝对值小的误差出现的机会大于绝对值大的误差出现的机会。

由于随机变量的数学期望值等于对该随机变量进行无限多次测量的平均值,因此随机误差是测量误差中数学期望值为零的误差分量;而系统误差则是测量误差中数学期望值不为零的误差分量。

根据定义,误差、系统误差和随机误差均表示两个量值之差,因此随机误差和系统误差也都应该具有确定的符号,同样也不应当以"±"号的形式表示。由于随机误差和系统误差都是对应于无限多次测量的理想概念,而实际上无法进行无限多次测量,只能用有限次测量的结果作为无限多次测量结果的估计值,因此可以确定的只是随机误差和系统误差的估计值。

误差经常用于已知约定真值的情况,例如经常用示值误差来表示测量仪器的特性。

由定义可知,误差、随机误差和系统误差之间的关系

$$误差 = 测量结果 - 真值$$
$$= (测量结果 - 总体均值) + (总体均值 - 真值)$$
$$= 随机误差 + 系统误差$$

或

$$测量结果 = 真值 + 误差 = 真值 + 随机误差 + 系统误差$$

图 2-4 给出测量结果的随机误差、系统误差和误差之间关系。无限多次测量结果的平均值也称为总体均值。图中的曲线为被测量的概率密度分布曲线,该曲线下方与横轴之间所包含部分的面积表示测得值在该区间内出现的概率,因此纵坐标表示概率密度。注意图中表示随机误差、系统误差和误差的箭头方

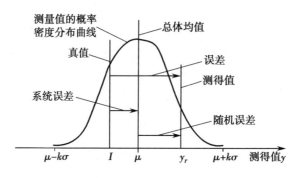

图 2-4　测量误差示意图

向,向右表示其值为正,反之则为负值。由图 2-4 可知,误差等于随机误差和系统误差的代数和。既然误差是一个差值,因此任何误差的合成,不论随机误差或系统误差,都应该采用代数相加的方法。这一结论与过去常用的误差合成方法不一致。过去在对随机误差进行合成时,通常都采用方和根法。两者的区别在于随机误差的定义的改变。1993 年之前,随机误差用多次重复测量结果的实验标准差表示,当时随机误差用一个"区间"表示。1993 年国际上对"随机误差"这一术语的定义作了原则性修改后,随机误差表示测量结果与无限多次测量所得结果的平均值(即总体均值)之差,随机误差已不再表示一个"区间",而是表示测量结果与总体均值之差。并且测量结果是真值、系统误差和随机误差三者的代数和。

过去人们常常误用"误差"这一术语。例如,通过经典的误差分析方法给出的结果往往是被测量不能确定的范围,而不是真正的误差值。按定义,误差与测量结果有关,即不同的测量结果有不同的误差。合理赋予被测量的每一个值各有其自己的误差,而并不存在一个共同的误差。

应该指出,真值并不一定总是在总体均值附近。如图 2-5 所示的情况也是可能出现的,即真值可能远离总体均值。这种情况表明该测量存在一个较大的系统误差。对于系统误差来说,如果已经知道其大小,就应该对其进行修正。如果不知道就是没有,过去所谓的未定系统误差实际上是由系统效应引入的不确定度。实际上真值究竟在何处,这是永远无法知道的。

有些作者将误差分为四类:系统误差、随机误差、漂移和粗差。但主要还是前面两类。

漂移是由不受控的影响量的系统影响所引起的,常常表现为时间效应和磨损效应。因此漂移可以用单位时间内的变化或使用一定次数后的变化来表示。

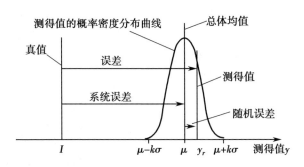

图 2-5　真值远离总体均值

从实质上来说,漂移是一种随时间或随使用次数而改变的系统误差。

　　测量结果中还可能存在粗差,粗差是由测量过程中不可重复的突发事件所引起的。电子噪声或机械噪声可以引起粗差。产生粗差的另一个经常出现的原因是操作人员在读数和书写方面的疏忽以及错误地使用测量仪器。必须将粗差和其他几种误差相区分,粗差是不可能再进一步描述的。粗差既不可能被定量地描述,也不能成为测量不确定度的一个分量。由于粗差的存在,使测量结果中可能存在异常值。在测量过程中,如果发现某个测量条件不符合要求,或者出现了可能影响到测量结果的突发事件,可以将该数据从原始记录中剔除,并记录下剔除原因。在计算测量结果和进行不确定度评定时,异常值的剔除应通过对数据作适当的检验,并按一定的规则进行。

　　无论随机误差或系统误差,所有的误差从本质上来说均是系统性的。如果发现某一误差是非系统性的,则主要是因为产生误差的原因没有找到,或是对误差的分辨能力不够所致。因此,可以说随机误差是由不受控的随机影响量所引起的。由随机效应引入的不确定度可以用标准偏差以及分布类型来表示。多次测量结果的平均值常常作为估计系统误差的基础。

　　图 2-6 给出几种不同类型误差的图解。图中,1 表示真值,它是不随时间而变化的,因此是一条与时间坐标平行的直线,但其位置是不可能确切知道的。2 和 3 表示在两个不同的时间 t_1 和 t_2 进行测量所得到的分散性,即被测量的概率密度分布曲线。由于漂移的存在,在两个不同的时间得到的多次测量结果的平均值是不同的。斜线 4 表示测量结果的漂移,即无限多次测量结果的平均值随时间的变化。5 和 6 分别表示在时间 t_1 和 t_2 进行无限多次测量所得结果的平均值(即它们的数学期望值)。根据系统误差的定义,它们与真值 1 的差 7 和 8 就分别表示在两个不同时间 t_1 和 t_2 进行测量时的系统误差。9 和 10 分别表示在时间 t_1 和 t_2 具体进行测量时得到的某个测量结果。它们分别与无限多次测量结

果的平均值 5 和 6 之差即为随机误差(图中 11 和 12)。两条虚线之间所夹的区域为不确定区域是测量结果可能出现的范围。出现在不确定区域之外的测量结果 13 和 14 是在计算中应予以剔除的粗差。

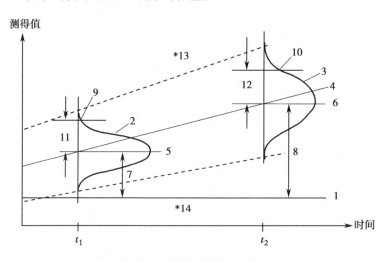

图 2-6　几种不同类型误差

2.4.3　测量结果的准确度

测量结果的准确度常简称为测量准确度,被定义为测量结果与被测量的真值之间的接近程度。由于无法知道真值的确切大小,因此准确度是一个定性的概念。既然准确度是一个定性的概念,就不是一个量,就不应该将其定量化,也不能作为一个量来进行运算。

在化学分析领域包括药品检验中,"精密度"这一术语仍在使用。"精密度"被定义为:在规定条件下所获得的测量结果之间的一致程度。由定义知,精密度只取决于随机误差的分布,而与真值或约定真值无关。精密度用测量结果的实验标准差来定量表示。较大的标准偏差表示较小的精密度。因此可以说实际上是用"不精密度"来定量表示"精密度"。

在国际通用计量学基本术语(VIM)第 3 版(2008 年)中给出了术语"精密度"的定义:**在规定条件下,对相同的或类似的对象进行重复测量所得到的示值或测得值之间的一致程度。**

注 1　(测量)精密度通常用不精密度以数字的形式表示,例如,在规定测量条件下的标准差、方差、变异系数等。

注 2　所谓"规定条件"可以是诸如重复性条件,中间精密度条件,或复现性条件(参见 ISO 5725-3:1994)。

注 3　(测量)精密度用来表示(测量)重复性,中间(测量)精密度,以及(测量)复现性。

注 4　"(测量)精密度"有时被错误地称为测量准确度。

过去习惯使用的"精度"和"精确度"也同样不应该再定量使用,因为在前述的文件中也没有给出它们的定义。

2.4.4　测量结果的不确定度

根据定义,测量不确定度表示被测量之值的分散性,因此不确定度表示一个区间,即被测量之值可能的分布区间。而测量误差是一个差值,这是测量不确定度与测量误差的最根本的区别。在数轴上,误差表示为一个"点",而不确定度则表示为一个"区间"。

其次,要注意定义中"被测量之值"这一说法的含义。一般说来,"被测量之值"可以理解为被测量的真值。但在这里不能直接将"被测量之值"理解为"真值",因为"真值的分散性"的说法无法理解。由于 JJF1001-1998 中给出的"测量结果"的定义为:由测量所得到的赋予被测量的值,将两者进行比较可以发现这里的"被测量之值"似乎应该可以理解为"测量结果",但它与我们通过测量所得到的"测量结果"仍有差别。在对被测量进行测量时,最后给出一个测量结果,它是被测量的最佳估计值(可能是单次测量的结果,也可能是重复性条件下多次测量的平均值)。而这里"被测量之值"应理解为许多个测量结果,其中不仅包括通过测量可以得到的测量结果,还应包括在实际测量中无法得到但又是可能出现的测量结果。例如,用紫外分光光度计在规定的波长处测量某溶液的吸光度,且吸光度不加修正值,若在该波长处吸光度的最大允许误差为 ±0.0001,用该光度计对该溶液进行 10 次重复测量,则该 10 个读数的平均值就是测量结果,还可以由它们得到测量结果的分散性。但"被测量之值"的分散性就不同了,它除了包括测量结果的分散性外,还应包括在受控范围内改变测量条件所可能得到的测量结果,当光度计的示值误差在最大允许误差范围内变化时所可能得到的测量结果,以及所有系统效应对测量结果的影响。由于后者不可能在"测量结果的分散性"中出现,因此"被测量之值的分散性"应比"测量结果的分散性"大,也包含更多的内容。这就是在定义的注 3 中所说的在分散性中应包括那些由系统效应所引起的不确定度分量,而系统效应引入的不确定度分量在测量结果的分散性中并没有反映出来。

定义还指出测量不确定度是测量者合理赋予给测量结果的,因此,测量不确定度或多或少与评定者有关,与评定者的经验、知识范围和认识水平等有关,也或多或少带有一些主观色彩。定义中的"合理"是指应该考虑对测量中的各种系统效应是否进行了修正,并估计它们对测量不确定度的影响,特别是测量应处于统计控制状态下,即处于随机控制过程中。也就是说测量应在重复性条件下或复现性条件下进行。

为了表征这种分散性,测量不确定度可以用标准偏差、标准偏差的倍数或说明了置信水准区间的半宽度来表示。

当测量不确定度用标准偏差表示时,称为标准不确定度,统一规定用小写拉丁字母 u 表示,这是测量不确定度的第一种表示方式。但由于标准偏差所对应的置信水准通常还不够高,因此还规定测量不确定度也可以用第二种方式即标准偏差的倍数来表示,这种不确定度称为扩展不确定度,统一规定用大写拉丁字母 U 表示。即有

$$U = ku \qquad\qquad (2-1)$$

式中,k 称为包含因子(有时也称为覆盖因子)。

在实际使用中,往往希望知道测量结果的置信区间。因此还规定测量不确定度可以用第三种方式表示,即用说明了置信水准的区间的半宽度来表示,它也是一种扩展不确定度。当规定的置信水准为 p 时,扩展不确定度可以用符号 U_p 表示。这时的包含因子写成 k_p,它与合成标准不确定度 u_c 相乘后,则有 $U_p = k_p u_c$。

在不确定度评定中,有关各种不确定度的符号均是统一规定的,为避免误解,一般不要自行随意更改。

当已知包含因子 k 时,扩展不确定度 U 是从其中包含多少个(k 个,k 即为包含因子)标准不确定度 u 的角度出发所描述的扩展不确定度。当已知 p 时,扩展不确定度 U_p 则是从该区间所对应的置信水准 p 的角度出发来描述的扩展不确定度。前者已知 k 而不知道 p,后者相反,已知 p 而不知道 k。两者各自分别从不同的角度出发来描述扩展不确定度,因此包含因子 k 与置信水准 p 之间存在某种函数关系,且与被测量的概率密度分布有关。只有在知道被测量分布的情况下,才可以由 k 确定 p,或由 p 确定 k。而在测量不确定度评定时,经常会遇到已知置信水准 p 而需要确定包含因子 k 的情况,这就是需要考虑各输入量以及被测量分布的原因。而在误差评定中一般不讨论分布问题。

JJF1059.1-2012 规定,当置信水准 p 为 0.99 和 0.95 时,U_p 分别以 U_{99} 和 U_{95}

表示。

误差可以用绝对误差和相对误差两种形式来表示,不确定度同样可以有绝对不确定度和相对不确定度两种形式。绝对不确定度与被测量有相同的量纲,相对不确定度其量纲为1,或称为无量纲。绝对不确定度常简称为不确定度,而相对不确定度则往往在其不确定度符号"U"或"u"上加脚标"rel"以示区别。被测量x的标准不确定$u(x)$和相对标准不确定$u_{rel}(x)$之间的关系为

$$u_{rel}(x) = \frac{u(x)}{x} \tag{2-2}$$

绝对扩展不确定$U(x)$和相对扩展标准不确定$U_{rel}(x)$之间也有同样关系

$$U_{rel}(x) = \frac{U(x)}{x} \tag{2-3}$$

式(2-2)和式(2-3)中的x应取其真值。由于真值无法知道,实际上用的是约定真值。实际工作中一般常以该量的最佳估计值,即测量结果来代替。

由式(2-2)和式(2-3)可知,若随机变量x的值有可能为零,则不能采用相对误差或相对不确定度的表示形式。

由于测量结果会受许多因素的影响,因此通常不确定度由多个分量组成。对每一个分量都要评定其标准不确定度。评定方法分为A、B两类。测量不确定度的A类评定是指用对观察列统计分析的方法进行的评定,其标准不确定度用实际标准差表征;而测量不确定度的B类评定则是指用不同于对观察列统计分析的方法进行的评定。所有与A类评定不同的其他评定方法均称为B类评定,它可以由根据经验或其他信息的假定概率分布估算其不确定度,也用估计的标准偏差表征。所有各不确定度分量的合成称为合成标准不确定度,规定以符号u_c表示,它是测量结果的标准偏差的估计值。

习惯上将A类评定和B类评定得到的不确定度分别方便地称为A类不确定度和B类不确定度。但是,不确定度本身并不分类。无论A类评定或B类评定,它们的标准不确定度均以标准偏差表示,两种评定方法得到的不确定度实质上并无区别,只是评定方法不同而已,分类是对评定方法的分类,不是对不确定度本身的分类。在对各不确定度分量进行合成得到合成标准不确定度时,两者的合成方法也无区别。

根据定义,测量不确定度是与测量结果相联系的非负参数,在测量结果的完整表述中应该包括测量不确定度。只有测量结果才有不确定度,或者说不是测量结果就没有不确定度。因此一般不用测量不确定度来表示测量仪器的特性。

2.5 测量仪器的误差、准确度和不确定度

2.5.1 测量仪器的误差

测量仪器的性能可用示值误差和最大允许误差来表示。

测量仪器的示值误差定义为:测量仪器的示值与对应输入量的约定真值之差。同型号的不同仪器,它们的示值误差一般是不同的。示值误差必须通过检定或校准才能得到。正因为如此,才需要对每一台仪器进行检定或校准。同时,即使是同一台仪器,对应于测量范围内不同测量点的示值误差也可能是各不相同的。

已知测量仪器的示值误差后,就能对测量结果进行修正,示值误差的反号就是该仪器的修正值。修正后测量结果的不确定度就与修正值的不确定度有关,也就是说,与检定或校准所得到的示值误差的不确定度有关。

与示值误差不同,测量仪器的最大允许误差(MPE)是由各种技术性文件,例如国际标准、国家标准、校准规范、检定规程或仪器说明书等规定的,它是该型号仪器允许误差的极限值,也称为允许误差限。最大允许误差不是通过检定或校准得到的,它是制造厂对该型号仪器所规定的示值误差的允许范围,是一台合格的仪器所可能存在的最大误差,而不是一台仪器实际存在的误差,因此它不能作为修正值使用。

测量仪器的最大允许误差不是测量不确定度,它给出仪器示值误差的合格区间,但它可以作为评定测量不确定度的依据。当直接采用仪器的示值作为测量结果时(即不加修正值使用),由测量仪器所引入的不确定度分量可根据该型号仪器的最大允许误差按 B 类评定方法得到。

测量仪器的最大允许误差可从仪器说明书或其他有关技术文件中得到,其数值通常带有"±"号。一般可用绝对误差、相对误差、引用误差或它们的组合形式表示。例如,可以表示为±0.01pH、±1nm、±1%、±1×10^{-6}满量程等。

2.5.2 测量仪器的准确度

测量仪器的准确度定义为:测量仪器给出接近于真值的响应能力。与测量

结果的准确度一样,它也是一个定性的概念,因此测量仪器的准确度也不应该用具体的数值来定量表示。

　　既然测量仪器的准确度是一个定性的概念,因此它不是一个量,也不能作为一个量来进行运算。

　　目前大部分测量仪器的说明书或技术规范中都有准确度这一技术指标,但习惯上往往是定量给出的,并且一般还带有"±"号。这实际上指的是测量仪器的最大允许误差或允许的误差限,而不是真正意义上的准确度。可以说这种表示方法不符合"测量仪器准确度"这一术语的定义,因而也是不规范的,但由于长期习惯使用而一直沿用至今。

2.5.3　测量仪器的不确定度

　　不确定度是一个与测量结果相联系的参数,只有测量结果才有不确定度。测量仪器则没有不确定度,因此尽量不要用"测量仪器的不确定度"这种说法,在VIM 第 2 版中也没有对"测量仪器的不确定度"下过定义。

　　用仪器得到的测量结果具有不确定度,该不确定度和仪器有关,还与测量程序有关,测量不确定度不是测量仪器的固有特性。描述测量仪器特性的参数是示值误差和最大允许误差。一般常说的"测量仪器的不确定度"实际上是指测量结果中由测量仪器所引入的不确定度分量。因此严格地说应该是"测量仪器所引入的不确定度"。

　　如果测量仪器已经过校准,有时也会将由校准得到的仪器示值误差的不确定度简单地称为:"仪器的不确定度",这一不确定度不是仪器的固有特性,与仪器的校准有关。有时也将"测量仪器的不确定度"理解为测量仪器所提供的标准量值的不确定度,它是经检定或校准时所得到测量结果,因此它应该有不确定度。

　　计量标准装置的情况较复杂,计量标准装置可以简单地就是一台测量仪器或实物量具,也可能是一系列测量仪器的复杂组合,对"计量标准装置的不确定度"也应理解为计量标准装置引入的不确定度分量。

　　表 2-5 为测量结果和测量仪器的误差、准确度和不确定度的简要比较。

表 2-5　测量结果和测量仪器的误差、准确度和不确定度之比较

测量结果	测量仪器
误差	定义:测量结果减去被测量的真值 测量结果的误差与真值或约定真值有关,也与测量结果有关 是一个有确定度符号的量,不能用"±"表示 测量结果的误差等于系统误差和随机的代数和
准确度	定义:测量结果与被测量的真值之间的一致程度 测量结果的准确度是一个定性的概念,不要和具体数字连用而将其定量化
不确定度	定义:表征合理地赋予被测量之值的分散性,与测量结果相联系的非负参数 表示一个区间,恒为正值。用标准不确定度或扩展不确定度表示
误差	定义:测量仪器的示值与对应输入量真值之差,也称为示值误差 示值误差与真值,实际上常用约定真值而得到示值误差的近似值 示值误差是对于某一特定仪器和某一特定的示值而言的,同型号不同仪器的示值误差一般是不同的,同一台仪器对应于不同测量点的示值也可能不同 最大允许误差是对某型号仪器人为规定的误差限,即表示一个区间。它不是测量仪器实际存在的误差,是所规定的示值误差的最大允许值。当用仪器进行测量,并直接将仪器示值作为测量结果时,由仪器所引入的不确定度分量可由它导出
准确度	定义:测量仪器给出接近于真值的响应能力 是一定性的概念,但可以用准确度等级或测量仪器的示值误差来定量表述 目前不少仪器说明书上给出的准确度,实际上是指最大允许误差
不确定度	没有对测量仪器的不确定度下过定义。因此,尽量不要用"测量仪器的不确定度"这种说法 可将"测量仪器的不确定度"理解为在测量结果中,由测量仪器所引入的不确定度分量,或理解为测量所提供的标准量值的不确定度 如果仪器经过校准,有时也将仪器示值误差的不确定度称为仪器的不确定度

2.5.4　误差与不确定度总结

误差和不确定度是两个完全不同而相互联系的概念,它们相互之间并不排斥。不确定度不是对误差的否定,相反,它是误差理论的进一步发展。

用测量不确定度评定代替过去的误差评定,决不是简单地将"误差"改成"不

确定度"就可以了。也不表示"误差"一词不能再使用。误差与不确定度的定义和概念是不同的,各有各的应用,但不能混淆和误用。

误差仅与测量结果及被测量的真值或约定真值有关。对于同一个被测量,不管测量仪器、测量方法、测量条件如何,相同测量结果的误差总是相同的。而在重复条件下进行多次重复测量,得到的测量结果一般是不同的,因此它们的测量误差也不同。

测量不确定度和测量仪器、测量方法、测量条件、测量程序以及数据处理方法有关,而与在重复性条件下得到的具体测量结果的数值大小无关。在重复性条件下进行测量时,不同测量结果的不确定度是相同的,但它们的误差则不同。

若已知测量误差,就可以对测量结果进行修正,得到已修正的测量结果。而不确定度是不能用来对测量结果进行修正的。在评定已修正测量结果的不确定度时,必须考虑修正值的不确定度。

误差是一个确定的量值,因此误差合成时应采用代数相加的方法。不确定度表示被测量之值的分布区间。当不确定度分量互不相关或相互独立时,各不确定度分量的合成采用几何相加的方法,即常用的方和根法。

测量仪器没有不确定度。因为没有对仪器的不确定度下过定义。因此一般不要采用"测量仪器的不确定度"这种说法,但可将测量仪器的不确定度理解为仪器所提供的标准量值的不确定度,或理解为在测量结果的不确定度中由测量仪器引入的不确定度分量,更准确地应说成"测量仪器所引入的不确定度"。不确定度这一参数不是测量仪器的固有特性,表征测量仪器性能的术语是示值误差或最大允许误差,它们与用仪器得到的测量结果的不确定度有关。

计量标准装置的情况与测量仪器相类似,但更复杂一些,一般也不要采用"计量标准的装置的不确定度"这种说法,可以将其理解为计量标准装置所提供的标准量值的不确定度,或理解为在测量结果的不确定度中,由计量标准装置(包括装置中的所有测量仪器、配套设备以及测量方法)所引入的不确定度分量。因此实际上也应该是"计量标准装置所引入的不确定度"。

测量仪器有两种使用方法:加修正值使用或不加修正值使用。若测量仪器经过校准且已知其示值误差,则有可能加修正值使用。在这种情况下,有时将示值误差的不确定度(即修正值的不确定度)称为该测量仪器的不确定度。若测量仪器未经过校准,则通常不加修正值使用。此时其最大允许误差就可作为评定该仪器在测量结果中所引入的不确定度分量的依据。在已知分布的情况下,通过 B 类评定,可以由最大允许误差得到该分量的标准不确定度。

过去人们经常会误用"误差"一词,即通过误差分析得到的往往是被测量值不能确定的范围,它表示一个区间,而不是真正的误差值。真正的误差值应该与测量结果有关。

2.6 实物量具和测量仪器的误差、偏差和修正值

实物量具实际上也是一种测量仪器。但实物量具与其他非实物量具的测量仪器(为叙述方便,简称测量仪器)相比还有其特殊性。实物量具本身能提供一个或多个标准量值,而测量仪器本身并不直接提供标准量值,其示值需要用实物量具来进行校准。

经常用来描述实物量具或测量仪器所提供量值准确程度的主要术语是误差、偏差和修正值。误差定义如前,偏差和修正值的定义如下。

偏差:一个值减去其参考值。

修正值:用代数方法与未修正测量结果相加,以补偿其系统误差的值。

2.6.1 实物量具

实物量具的参考值即是其标称值,因此实物量具的偏差就是量具的实际值相对于参考值的偏离

$$偏差=实际值-参考值=实际值-标称值$$

实物量具的未修正值即是其示值(标称值),实际值即为补偿系统误差后的值,因此:

$$修正值=实际值-示值=实际值-标称值$$

实物量具的示值误差等于示值与真值之差,示值即是标称值,真值即是实际值,于是实物量具的误差可以表示为

$$误差=示值-真值=标称值-实际值$$

于是,可得三者之间的关系为

$$误差=-偏差$$

$$误差=-修正值$$

$$偏差=修正值$$

2.6.2　测量仪器

测量仪器的参考值即是其示值,因此测量仪器的偏差就是实际值相对于示值的偏离,故有:

$$偏差=实际值-参考值=实际值-示值$$

测量仪器的未修正结果即是其示值,真值即是补偿系统误差后的值,因此:

$$修正值=真值-示值=实际值-示值$$

测量仪器的示值误差等于示值与真值之差,于是:

$$误差=示值-真值=示值-实际值$$

于是,可得三者之间的关系为

$$误差=-偏差$$
$$误差=-修正值$$
$$偏差=修正值$$

2.7　检定与校准

计量器具的检定与校准是测量中两个十分重要的概念,量值溯源是通过校准/检定进行的。

校准的定义是"在规定条件下的操作,首先确定由测量标准提供的带有测量不确定度的量值与对应的带有测量不确定度的(测量仪器或测量系统)示值之间的关系,然后利用这些信息确定由示值获得测量结果的关系"。显然,通过校准便可实现测量仪器的测量结果的溯源性。

检定的定义是"查明和确认测量仪器符合法定要求的程序,它包括检查、加标和(或)出具检定证书"。检定不仅包含了校准的内容,而且还包含了测量仪器的其他技术特性的测定,并得出是否合格的结论。

表面上看起来校准与检定似乎差别不大,具体操作过程似乎也相差无几。但是,两者存在着很大的差别,具体如下。

（1）性质不同　校准不具有法制性,是机构自愿溯源行为,而检定具有法制性,属计量管理范畴的执法行为。

（2）内容不同　校准主要确定测量仪器的示值误差或给出修正值。检定则是对其计量特性和技术要求符合性的全面议定。

（3）依据不同　校准依据的是校准规范（方法），检定依据检定规程。

（4）结果不同　校准通常不判断测量仪器合格与否，若客户明确使用目的和计量要求时，也可确定某一特性是否符合预期要求，检定则必须作出合格与否的结论。

校准结果出具校准证书或报告，一般不给校准周期，故不考虑校准对象性能可能产生的变化，该变化由客户自己考虑。检定结果，若合格则出具检定证书，给出检定周期，故不确定度要包括有效期可能产生的变化对检定结果的影响。

检定合格的仪器不一定适用于检测/校准项目的要求，检定不合格的仪器有时可降级使用，这取决于对检测/校准项目的要求（测量范围、准确度等）。实验室在送检定或送校准时，应明确哪些参数应校准，关键量或值应制定校准计划。校准机构在接受任务时，也应问清客户的需求。校准完成后，实验室应对校准结果进行审查，确定仪器是否满足要求，必要时应考虑修正值或修正因子。

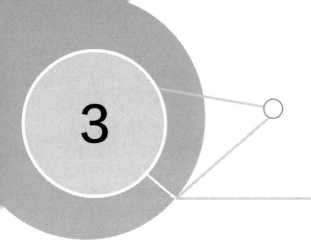

3

统计学基本知识

测量值是认识事物内在规律、提高质量、发展生产的依据,所以也叫数据。数据是要整理或处理的,否则达不到上述目的。但要处理数据,首先要了解数据的性质。在发现并消除了系统误差后,数据还会由于存在偶然误差而波动。要弄清数据波动的完整规律,必须首先找出它们的频数分布(frequency distribution)和概率分布(probability distribution)。

数据处理、误差分析和不确定度评定都不可避免地要涉及到测量的仪器设备、原理方法、环境条件等方案,还要引用统计学中的基本概念。因此,本章将简单讨论统计学基本知识。

3.1 事件与概率

3.1.1 事件与随机事件

在统计学中,任何一个观察到的现象或试验结果,均称为一个事件。在重复性条件下得到的每一个不同的测量结果都称为一个事件。

事件可以分为必然事件、不可能事件和随机事件三类。

(1)必然事件 在一定条件下必然会发生的事件,例如酸和碱中和,加热使溶液温度升高等,均是必然事件。

(2)不可能事件 在一定条件下不可能出现的事件,例如样品称量值不可能是负值,从混有四批假药的合格药品中任意抽取五批,不可能五批都是假药等,均是不可能事件。

(3)随机事件 在一定条件下可能出现也可能不出现的事件,例如某中药制剂中指标性成分的含量测定结果在 1.35mg/g 和 1.36mg/g 之间,或方法验证的回收率可能低于 100% 也可能高于此值等,均是随机事件。

必然事件或不可能事件的出现有其内在的规律性,即有明确的因果关系。随机事件的特点是具有一种偶然性,事前无法预知它所出现的结果。但是,偶然性并不表明其无规律性可循。虽然就每一次试验或观察来看,其结果似乎而且也的确无法预知,但大量的重复试验结果一定存在其内在的规律性,即统计规律性。

任何随机误差事件从本质上来说有其必然性。任何测量结果都存在误差,随机误差和系统误差。与随机事件相同,任何随机误差从本质上来说都是系统性的。

3.1.2 随机事件出现的频率

随机事件出现的频率定义为:在有限次试验中,随机事件出现的百分比,这里的所谓"频率"实际上"频度"的意思。

例如,在一个 N 次的重复试验中,若随机事件 A 出现了 n_A 次,则根据定义可得随机事件 A 出现的频率 f_A 为

$$f_A = \frac{n_A}{N} \qquad (3-1)$$

实验还发现,在每个重复试验中同一事件出现的频率会有波动,带有偶然性。但多次的重复试验表明,频率经常稳定在一个固定的数值附近。并且随着试验次数的增加,这种趋势越来越明显。这一重要现象通常称为频率具有稳定性。

频率的稳定性说明一个随机事件出现的可能有一定的大小。频率稳定在一个较大的数值时,表明相应事件出现的可能性大;频率稳定在一个较小的数值时,表明相应事件出现的可能性小。频率在其周围波动的那个固定的数值就是该事件出现的可能性大小的度量。

3.1.3 随机事件出现的概率

随机事件出现的概率定义为:在一定条件下,随机事件可能发生,也可能不发生,这种可能性的大小称为概率。随机事件 A 出现的概率 P_A 为

$$P_A = \lim_{n \to \infty} f_A = \lim_{n \to \infty} \frac{n_A}{N} \qquad (3-2)$$

也就是说,概率 P 是频率 f 的极限值。

对于必然事件,概率 $P=1$。

对于不可能事件,概率 $P=0$。

对于随机事件,则 $0<P<1$。

式(3-2)提供了近似计算概率的方法,但这需要进行大量的测量。在许多情况下,往往并不需要进行大量的测量,只要对事件进行分析,根据事件本身所具有的对称性,就可以得到事件出现的概率。

3.2 总体与样本的特征值

3.2.1 总体与样本

在统计学中,把对某一问题研究对象的全体称为总体(或母体),组成总体的每个基本单元 ξ_i 称为个体,从总体中随机抽取几个个体 $(\xi_1, \xi_2, \cdots\cdots, \xi_n)$ 称为抽样,抽取的几个个体称为容量为 n 的样本(或子样)。实际上,常难于对总体作全面的研究,一般只能取有限个个体(即样本)加以研究,以推出总体的某种特征。样本不是总体,样本得出的结果只能是总体特征的近似。样本应是随机抽取的,并满足以下条件:抽取的样本个体 ξ_i 是独立的,且与总体 ξ 具有相同的分布。

在大部分情况下,测量值都是"连续"的,即在所规定的极限范围内,它们可以取任何值。在数学上可以用变量如 x 和 z 来表示这些连续变量(即连续随机变量)。定义一个变量 z 的期望值为 $E(z)$,它是变量 z 在它的整个统计总体中的平均值。期望函数具有下列属性。

常数的期望值是一个常数。例如,C 是一个常数,那么 $E(c)=C$。

(1) 一个常数和变量的乘积的期望值是这个常数和变量的期望值的乘积,即 $E(cz)=CE(z)$。

(2) 变量 $z_1, z_2, \cdots$ 的和的期望值是期望值的和,即 $E(z_1+z_2+\cdots)=E(z_1)+E(z_2)+\cdots$。因此有 $E(z_1-z_2)=E(z_1)-E(z_2)$,即两个变量的差的期望值等于期望值的差。

(3) 变量 $z_1, z_2, \cdots, z_n$ 的积的期望值是期望值的积,即 $E(z_1, z_2, \cdots, z_n)=E(z_1)E(z_2)\cdots E(z_n)$。而这个公式成立的条件是变量 $z_1 \sim z_n$ 之间互不相关。

如果一个样本的特征的期望值等于对应的统计总体的特征参数值,那么这个样本的特征参数值被称为统计总体特征参数的无偏估计。

3.2.2　总体平均值与样本平均值

用 n 表示样本的大小,如果 $x_i(i=1,2,\cdots,n)$ 是构成一个样本的全部测量值,那么样本的平均值 $\bar{x}$ 由下面的公式给出

$$\bar{x} = \frac{\sum_{i=1}^{n} x_i}{n} \tag{3-3}$$

用符号 μ 来表示统计总体的平均值。根据期望值的定义可以得出,对于所有的 $x_i(i=1,2,\cdots,n)$,有

$$E(x_i) = \lim_{n \to \infty} \bar{x} = \mu \tag{3-4}$$

式(3-4)可以这样理解,对于样本中的每个 $x_i(i=1,2,\cdots,n)$,它的期望值与样本中的任何其他值 $x_i(i=1,2,\cdots,n,i \neq j)$ 的期望值都等于 μ。因此式(3-4)右边的下标 i 就没有了。

计算样本的平均值 $\bar{x}$ 的期望值,可以得出它与总体平均值之间的关系。根据式(3-3)和前文所述期望值的属性(2)和(3),可以得到

$$E(\bar{x}) = E\left(\frac{\sum_{i=1}^{n} x_i}{n}\right) = \frac{E\left(\sum_{i=1}^{n} x_i\right)}{n} = \frac{\sum_{i=1}^{n} E(x_i)}{n} = \frac{\sum_{i=1}^{n} \mu}{n} = \frac{n\mu}{n} = \mu$$

$$\tag{3-5}$$

式(3-5)说明样本平均值的期望值就是总体平均值。因此,采用式(3-3)计算得到的样本平均值就是总体平均值的无偏估计。

为得到 μ 值,应给出全部的测量结果,即 $x_i(i=1,2,\cdots,n)$ 的所有可能取值,则 $E(x_i)$ 值应为全部测量结果的平均值。显然,这是不切实际的。通常是测量几个结果 $x_i(i=1,2,\cdots,n)$,由此得出样本(子样)求出理论真值 μ 的近似值(有偏估计)。

3.2.3　总体方差与样本方差

样本的另一个重要的性质是值域范围,值域范围=最大值-最小值。这个值域范围比标准差略大 3~4 倍,这将在下面进一步讨论。从理论角度来考虑,标准差的平方是方差。若用 s^2 来表示样本方差,则其定义如下

$$s^2 = \frac{\sum_{i=1}^{n}(x_i - \bar{x})^2}{n} \qquad (3-6)$$

（在 s^2 中加下标 b 后，符号为 s_b^2，包含了标准差的定义 s_b，下标 b 说明该样本方差 s_b^2 是总体方差的一个有偏估计）。

如果总体的大小用 N 表示，那么总体方差 σ^2 可写成

$$V(x) = \sigma^2 = \frac{\sum_{i=1}^{N}(x_i - \mu)^2}{N} \qquad (3-7)$$

式（3-7）也可以写成

$$V(x) = \sigma^2 = E[(x_i - \mu)^2] \qquad (3-8)$$

通常是根据样本的一些参数指标来估计总体的特征值：如总体平均值 μ，总体方差 σ^2 等。而用来作为估计依据的样本参数指标，如样本平均值 $\bar{x}$、样本方差 s^2 等则称为估计量。而被估计的总体特征值则称为总体参数。

估计量本身也是一个随机变量，它有许多可能值。从一个具体的样本只能得到该估计量的一个可能值。当样本改变时，所得到的估计量的值也会改变，因而不能期望估计量的取值正好等于它所估计的总体参数。但一个好的估计量至少平均地看来应该等于它所估计的总体参数。也就是说，所选择的估计量的数学期望应该等于被估计的总体参数。符合这一要求的估计量称为无偏估计量。样本平均值 $\bar{x}$ 就是总体均值 μ 的无偏估计量。

对于方差，情况就不同了。若 $E(x)$ 表示随机变量 x 的期望，则方差的期望为

$$E(s^2) = E\left(\frac{\sum_{i=1}^{n}(x_i - \bar{x})^2}{n}\right)$$

$$= E\left(\frac{\sum_{i=1}^{n}(x_i - \mu - \bar{x} + \mu)^2}{n}\right)$$

$$= E\left(\frac{\sum_{i=1}^{n}(x_i - \mu)^2 - 2\sum_{i=1}^{n}(x_i - \mu)(\bar{x} - \mu) + \sum_{i=1}^{n}(\bar{x} - \mu)^2}{n}\right)$$

$$= E\left(\frac{1}{n}\sum_{i=1}^{n}(x_i - \mu)^2 - \frac{2}{n}\sum_{i=1}^{n}(x_i - \mu)(\bar{x} - \mu) + \frac{1}{n}\sum_{i=1}^{n}(\bar{x} - \mu)^2\right)$$

$$= E\left(\frac{1}{n}\sum_{i=1}^{n}(x_i - \mu)^2 - \frac{1}{n}(\bar{x} - \mu)^2\right)$$

$$= \frac{1}{n}E\left(\sum_{i=1}^{n}(x_i - \mu)^2\right) - \frac{1}{n}\sum_{i=1}^{n}E\left[(\bar{x} - \mu)^2\right]$$

由式(3-8)得

$$E\left(\frac{\sum_{i=1}^{n}(x_i - \bar{x})^2}{n}\right) = \frac{1}{n} \cdot n \cdot \sigma^2 - \frac{1}{n}\sigma^2 = \frac{n-1}{n}\sigma^2 \qquad (3-9)$$

于是有

$$E\left(\frac{\sum_{i=1}^{n}(x_i - \bar{x})^2}{n-1}\right) = \sigma^2 \qquad (3-10)$$

由此可知, $\dfrac{\sum_{i=1}^{n}(x_i - \bar{x})^2}{n-1}$ 不是总体方差 $\sigma^2(x)$ 的无偏估计量, 而方差

$\dfrac{\sum_{i=1}^{n}(x_i - \bar{x})^2}{n-1}$ 才是总体方差 $\sigma^2(x)$ 的无偏估计量。

3.2.4 总体标准差与样本标准差

样本方差 $s^2(x) = \dfrac{\sum_{i=1}^{n}(x_i - \bar{x})^2}{n-1}$ 的平方根 $s(x)$ 称为实验标准差, 它是总体标准偏差 $\sigma(x)$ 的样本估计量。因此, 样本的实验标准差 $s(x)$ 可表示

$$s(x) = \sqrt{\frac{\sum_{i=1}^{n}(x_i - \bar{x})^2}{n-1}} \qquad (3-11)$$

将式(3-11)分子中的平方项展开, 可得

$$s(x) = \sqrt{\frac{\sum_{i=1}^{n} x_i^2 - 2\sum_{i=1}^{n} x_i \bar{x} + \sum_{i=1}^{n} (\bar{x})^2}{n-1}}$$

$$= \sqrt{\frac{\sum_{i=1}^{n} x_i^2 - 2n(\bar{x})^2 + n(\bar{x})^2}{n-1}}$$

于是可以得到实验标准差的另一种表示形式

$$s(x) == \sqrt{\frac{\sum_{i=1}^{n} x_i^2 - n(\bar{x})^2}{n-1}} \tag{3-12}$$

式(3-11)或式(3-12)通常称为贝塞尔公式。

表 3-1 给出随机变量的总体特征值(对应于无限多次测量)和样本估计量(对应于有限次测量)的表示式。

表 3-1　随机变量(离散型)的总体特征值和样本估计量

总体特征值(无限次测量)	样本估计量(有限次测量)
期望(总体均值)$\lim\limits_{n\to\infty}\bar{x}=\mu$	
	样本平均值 $\bar{x} = \dfrac{\sum_{i=1}^{n} x_i}{n}$
总体方差 $\sigma^2 = \dfrac{\sum_{i=1}^{N}(x_i-\mu)^2}{N}$	样本方差 $s^2(x) = \dfrac{\sum_{i=1}^{n}(x_i-\bar{x})^2}{n-1}$
标准偏差(总体标准差)σ	实验标准差(样本标准差)
	$s(x) == \sqrt{\dfrac{\sum_{i=1}^{n} x_i^2 - n(\bar{x})^2}{n-1}}$

3.3　随机变量的分布函数与分布密度

随机变量的特点是以一定的概率取值,但并不是所有的观察或试验都能以一定的概率取某一个固定值。作为随机变量,随机误差的数字特征给出了它的基本特征。对于任何实数 x,事件 $[X<x]$ 的概率当然是一个 x 的函数。令 $F(x)=$

$P[X<x]$,显然有 $F(-\infty)=0$,$F(+\infty)=1$,称 $F(x)$ 为随机变量 X 的分布函数。所以,分布函数 $F(x)$ 完全决定了事件 $[a\leqslant X\leqslant b]$ 的概率,或者说分布函数 $F(x)$ 完整地描述了随机变量 X 的统计特性。下面按离散型和连续型两种情况,讨论随机变量的分布函数。

3.3.1 离散型随机变量的分布函数

设 $x_1,x_2,\cdots x_n$ 是离散型随机变量 X 的所取值,而 $P_1,P_2,\cdots P_n$ 为 X 取上述值的概率,即

$$P[X=x_i]=P_i \quad (i=1,2,\cdots,n) \tag{3-13}$$

概率 P 应满足条件 $\sum_{i=1}^{n} P_i = 1$。式(3-13)称为离散型随机变量 X 的概率分布。离散型随机变量的分布规律可以用取值分布表(表3-2)和分布图(图3-1)直观地表示出来。

表3-2 离散型随机变量分布表

x_i	x_1	x_2	$\cdots$	x_n
P_i	P_1	P_2	$\cdots$	P_n

离散型随机变量的分布函数 $F(x)$ 具有下列形式

$$F(x) = \sum_{x_i<n} P_i \tag{3-14}$$

因此,任何离散型随机变量的分布函数都是不连续的。

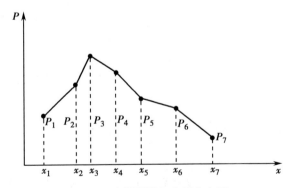

图3-1 离散型随机变量分布图

3.3.2 连续型随机变量的分布函数

设连续型随机变量 X 取值于某区间,则 X 的分布函数 $F(x)$ 对于任意两实数 $x_1,x_2(x_1<x_2)$ 有

$$F(x_2)-F(x_1)=P(x_1<X<x_2)\geqslant 0 \qquad (3-15)$$

即 $F(x)$ 是单调增函数,并且假定 $F(x)$ 在 $-\infty<x<\infty$ 间是连续的,在 $-\infty<x<\infty$ 间是可微分的,且导数 $F(x)$ 在此区间连续。

这两个假定在实际工作中常被满足。连续型随机变量与离散型随机变量不同,其分布规律不可能用分布列表示。为了描述其概率分布的规律,需要引入一个新的概念,即概率分布密度函数 $f(x)$。显然,变量 X 落在 x 至 $x+\Delta x$ 区间内的概率为

$$P(x<X<x+\Delta x)=F(x+\Delta x)-F(x) \qquad (3-16)$$

$$f(x)=\lim_{\Delta x\to 0}\frac{F(x+\Delta x)-F(x)}{\Delta x}=F(x) \qquad (3-17)$$

所以,概率分布密度函数 $f(x)$ 定义为概率分布函数 $F(x)$ 的导数。由此可将分布函数写成

$$F(x)=\int_{-\infty}^{x}f(x)\,\mathrm{d}x \qquad (3-18)$$

式(3-18)就是常用的概率积分公式。若已知概率分布密度 $f(x)$,则随机变量 X 落在某一区间 (x_1,x_2) 内的概率 $P(x_1<X<x_2)$ 为

$$P(x_1<X<x_2)=F(x_2)-F(x_1)=\int_{x_1}^{x_2}f(x)\,\mathrm{d}x \qquad (3-19)$$

3.3.3 几种常见随机变量的概率分布

3.3.3.1 正态分布

测量值的正态分布(normal distribution)是数据分析的基本出发点,也是最重要的概率分布。除了正态分布外,在测量不确定度评定中,常用的概率分布还有:均匀(矩形)分布、t 分布、三角形分布、梯形分布等,区别它们的不同可用数学方程。对于服从正态分布的随机变量(随机误差),其分布密度函数具有如下形式

$$y=f(x)=\frac{1}{\sigma\sqrt{2\pi}}\mathrm{e}^{-\frac{(x-\mu)^2}{2\sigma^2}}$$

式中,y 是概率密度,它是 x 的函数,可以用 $f(x)$ 代表;e 是自然对数的底,π 是圆周率;μ 是曲线最高点的横坐标,是总体的平均值,在不存在系统误差的情况下,μ 就是真值;σ 是标准差,是从总体的平均值 μ 到正态分布曲线两个拐点(曲线在它们以内向下弯曲,在它们以外向上弯曲)中任何一个的距离。这个距离可以用来衡量测量值的分散度(dispersion),σ 愈大,曲线愈胖,测量值愈分散;σ 愈小,曲线愈瘦,测量值愈集中。图 3-2 表明了这种情况。有了 μ 和 σ 两个参数,就可以把正态分布完全确定下来。$x-\mu$ 代表测量值对总体平均值的偏离。在正态分布方程中,y 没

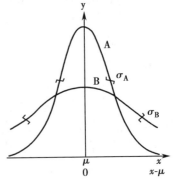

图 3-2　正态分布

有负值;由于 $x-\mu$ 被平方,如果以 $x-\mu$ 为横坐标,则曲线对 y 轴是对称的。测量值无论多大、多小,都落在 $+\infty$ 和 $-\infty$ 内,所以出现在这个区间的概率是 100%。若取概率密度为纵坐标,则正态分布曲线与横坐标之间的面积为 1。这样,要想知道测量值在任意区间出现的概率,就等于用积分法计算这个区间内正态分布曲线与横坐标之间的面积。测量值出现在 a 和 b 之间的概率 $P(a<X<b)$,就可以用从 a 到 b 的区间内正态分布曲线与横坐标之间的面积表示,而用积分法计算如下

$$P(-\infty<X<\infty)=\int_{-\infty}^{\infty}y\mathrm{d}x=\int_{-\infty}^{\infty}\frac{1}{\sigma\sqrt{2\pi}}e^{-\frac{(x-\mu)^2}{2\sigma^2}}\mathrm{d}x=1 \qquad (3-20)$$

$$P(a<X<b)=\frac{\int_{a}^{b}\dfrac{1}{\sigma\sqrt{2\pi}}e^{-\frac{(x-\mu)^2}{2\sigma^2}}\mathrm{d}x}{\int_{-\infty}^{\infty}\dfrac{1}{\sigma\sqrt{2\pi}}e^{-\frac{(x-\mu)^2}{2\sigma^2}}\mathrm{d}x}$$

$$=\int_{a}^{b}\frac{1}{\sigma\sqrt{2\pi}}e^{-\frac{(x-\mu)^2}{2\sigma^2}}\mathrm{d}x \qquad (3-21)$$

为了简化方程的形式,用简化变量 u 代表 $x-\mu$ 与 σ 的比值得

$$u=\frac{x-\mu}{\sigma} \qquad (3-22)$$

x 大于 μ,u 为正;x 小于 μ,u 为负。微分式(3-22),得

$$\mathrm{d}u=\frac{\mathrm{d}x}{\sigma}$$

代入式(3-21)中,得到

$$P(a < X < b) = \frac{1}{\sqrt{2\pi}} \int_a^b e^{-\frac{u^2}{2}} du \qquad (3\text{-}23)$$

但这个积分运算还是比较麻烦。可把此积分的结果列成表。这种表有多种形式,查阅时要注意面积所在的区间。应用时,可查阅正态分布表,可以求得正态分布总体的样本:

落在$(\mu-\sigma,\mu+\sigma)$的概率是68.3%;

落在$(\mu-2\sigma,\mu+2\sigma)$的概率是95.4%;

落在$(\mu-3\sigma,\mu+3\sigma)$的概率是99.7%;

落在$(\mu-1.96\sigma,\mu+1.96\sigma)$的概率是95%;

落在$(\mu-2.58\sigma,\mu+2.58\sigma)$的概率是99%。

显然,要提高这个概率,就要加宽求面积的区间 $\Delta x = a - b$,它可以用标准差 σ 的倍数 $k(P)\sigma_x$ 表示

$$\Delta x = \pm k(P)\sigma_x \qquad (3\text{-}24)$$

在倍数 k 后面加上(P),表示倍数 k 是概率 P 的函数。概率 P 代表相信测量值的误差不超出$\pm k(P)\sigma_x$的把握,叫可信概率;$\pm k(P)\sigma_x$ 是以可信概率 P 相信测量值的误差不超出范围,叫可信区间;$k(P)\sigma_x$ 如果只取正值,叫可信限。它们都是统计学中的术语。σ_x 的下标 x 强调它是测量值 x 的标准差,以与平均值 $\bar{x}$ 的标准差 $\sigma_{\bar{x}}$ 相区别。用数学式把所表明的关系概括起来,就得到

$$x = \mu \pm k(P)\sigma_x \qquad (3\text{-}25)$$

可见,如果能从有限次测量估计出测量的标准差。就可以预见测量发生某一大小误差的概率。例如,测量误差小于 σ_x 的概率是68.3%,大于 σ_x 的概率是31.7%,即它们发生的机会约为 2:1;测量误差小于 $2\sigma_x$ 的概率是98.4%,大于 $2\sigma_x$ 的概率是4.6%,即它们发生的机会约为 20:1。

把式(3-25)中的 x 和 μ 移项可以得到

$$\mu = x \pm k(P)\sigma_x \qquad (3\text{-}26)$$

这个数学式的意义是:真值落在测量值$\pm k(P)\sigma_x$区间内的可信概率是 P。

3.3.3.2　均匀分布

均匀分布又称为矩形分布,是概率分布最简单的例子。这种分布的特点是在一个特定的区域内概率密度是一个正的常数,而在该区域以外的概率密度处处为零。设被测量 X 服从均匀分

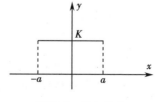

图 3-3　均匀分布

布,如图 3-3 所示。可求得其数学期望值 μ_x,方差 D_x 及标准差 σ。

设其概率分布密度函数为 $f(x)$,它在 $-a$ 至 $+a$ 区间内为一常数,令其为 K,则
$$y=f(x)=K$$

被测量落在 $-a$ 至 $+a$ 区间内的概率应为 1,故有

$$\int_{-a}^{+a} f(x)\,\mathrm{d}x = \int_{-a}^{+a} K\mathrm{d}x = 1$$

即得 $K=\dfrac{1}{2a}$,因此概率分布为

$$y=f(x)=\frac{1}{2a} \tag{3-27}$$

被测量的期望值为

$$\mu_x = \int_{-a}^{+a} xf(x)\,\mathrm{d}x = \int_{-a}^{+a} xK\mathrm{d}x = 0$$

被测量的方差为(注意到 $\mu_x = 0$)

$$D_x = \int_{-a}^{+a} (x-\mu_x)^2 f(x)\,\mathrm{d}x = \int_{-a}^{+a} x^2 K\mathrm{d}x = \frac{a^2}{3}$$

所有标准差为

$$\sigma = \sqrt{D_x} = \frac{a}{\sqrt{3}} \tag{3-28}$$

式(3-27)即为被测量服从均匀分布时,其标准差与分散区间半宽之间的关系式。

在某一区间 $[-a, +a]$ 内,被测量以等概率落入,而落于该区间外的概率为零,则称被测量值服从均匀分布,通常记作 $U[-a, +a]$。服从均匀分布的测量有

(1) 数字切尾引起的舍入不确定度;

(2) 电子计数器的量化不确定度;

(3) 摩擦引起的不确定度;

(4) 数字示值的分辨率;等等。

在缺乏任何其他信息的情况下,一般假设为服从均匀分布。

另外,服从均匀分布的变量的正弦或余弦函数,服从反正弦分布。

3.3.3.3 t 分布(学生分布)

被测量 $x_i \sim N(\mu, \sigma)$,其 N 次测量值的算术平均值 $\bar{x} \sim N\left(\mu, \dfrac{\sigma}{\sqrt{N}}\right)$。设 N 充分大,则

$$\frac{\overline{x}-\mu}{\dfrac{\sigma}{\sqrt{N}}} \sim N(0,1) \qquad\qquad (3-29)$$

若以有限 n 次测量的标准差 s，代替无穷 N 次测量的标准差 σ，则

$$\frac{\overline{x}-\mu}{\dfrac{\sigma}{\sqrt{N}}} \sim t(v) \qquad\qquad (3-30)$$

式中，v 为自由度，式(3-30)即为服从 t 分布的表示式。当自由度 v 趋于 ∞ 时，s 趋于 σ，$t(v)$ 趋于 $N(0,1)$。

t 分布是一般形式，而标准正态分布是其特殊形式，$t(v)$ 成为标准正态分布的条件是当自由度 v 趋于 ∞ 时(图 3-4)。

对于 t 分布，t 变量处于 $[-t_p(v),+t_p(v)]$ 内的概率 p，$t_p(v)$ 为其临界值(图 3-5)。

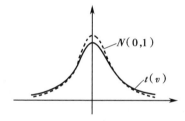

图 3-4　t 分布与标准正态分布

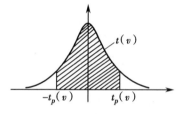

图 3-5　临界值 $t_p(v)$

临界值 $t_p(v)$ 用于扩展不确定度评定中作为包含因子，即 $k=t_p(v)$。

3.3.3.4　统计分布中常见的术语图示

统计分布中常见的术语(以标准正态分布为例)示于图 3-6。

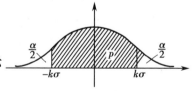

图 3-6　统计分布中常见术语图解

(1) 置信水准(置信概率，置信水平)以 p 表示；

(2) 显著性水平(置信度)以 α 表示，$\alpha=1-p$；

(3) 置信区间 $[-k\sigma,k\sigma]$ 表示；

(4) 置信因子(又称为包含因子)以 k 表示，当分布不同时，k 值也不同。

对于正态分布 k，p 的对应值。见表 3-3。

表 3-3　正态分布 k,p 对应值

$p(\%)$	50	68.27	90	95	95.45	99	99.73
k	0.67	1	1.65	1.96	2	2.58	3

表 3-4 给出了三角分布、梯形分布和矩形分布在不同置信水准 $p(\%)$ 时的置信因子值。

表 3-4　三角分布、梯形分布和矩形分布 k,p 对应值

估计的被测量分布	置信水准 $p(\%)$		
	95	99	100
三角分布 k	1.90	2.20	$\sqrt{6}$
梯形分布 k	1.77	2.00	2.19
矩形分布 k	1.65	1.71	$\sqrt{3}$

3.4　方差合成定理

3.4.1　方差的运算性质

方差的运算具有如下简单性质。

（1）随机变量的方差等于该随机变量平方的数学期望与该随机变量数学期望的平方之差。

$$V(x) = E(x^2) - E^2(x)$$

（2）常数的方差为零。

$$V(c) = 0$$

（3）随机变量与常数之和的方差，等于随机变量的方差。

$$V(x+c) = V(x)$$

（4）随机变量与常数之乘积的方差，等于随机变量的方差与该常数的平方之乘积。

$$V(cx) = c^2 V(x)$$

（5）两独立随机变量之和的方差等于它们各自的方差之和。

$$V(x+y)=V(x)+V(y)$$

证:由方差定义或式(3-8)

$$V(x+y)=E\left[\,(x+y-E(x+y))\,\right]^2$$
$$=E\{[x-E(x)]+[y-E(y)]\}^2$$
$$=E\{[x-E(x)]^2+[y-E(y)]^2+2[x-E(x)][y-E(y)]\}$$
$$=E[x-E(x)]^2+E[y-E(y)]^2+2E\{[x-E(x)][y-E(y)]\}$$
$$=V(x)+V(y)+2E\{[x-E(x)][y-E(y)]\}$$

由于 x,y 独立,则

$$E\{[x-E(x)][y-E(y)]\}$$
$$=E[xy+E(x)E(y)-xE(y)-yE(x)]$$
$$=E(x)E(y)+E(x)E(y)-E(x)E(y)-E(x)E(y)=0$$

故

$$V(x+y)=V(x)+V(y)$$

这一性质称为方差的可加性。它也可以推广到有限多个随机变量的情况,即有限个独立随机变量之和的方差,等于它们的方差之和。

$$V(x_1+x_2+\cdots+x_n)=V(x_1)+V(x_2)+\cdots+V(x_n)$$

（6）两任意随机变量之和的方差等于它们各自的方差以及它们的协方差两倍之和。

$$V(x+y)=V(x)+V(y)+2\sigma(x,y)$$

（7）两独立随机变量乘积的方差为

$$V(xy)=V(x)V(y)+V(x)E^2(y)+V(y)E^2(x)$$

3.4.2　方差合成定理

若随机变量 Y 和各输入量 $X_i(i=1,2,\ldots,n)$ 之间满足关系式 $y=x_1+x_2+\cdots+x_n$,且各输入量 X_i 之间相互独立,则

$$V(y)=V(x_1)+V(x_2)+\cdots+V(x_n)$$

根据标准不确定度的定义,方差即是标准不确定度的平方,故得

$$u^2(y)=u^2(x_1)+u^2(x_2)+\cdots+u^2(x_n) \tag{3-31}$$

若被测量 y 满足更一般的关系式

$$y=c_1x_1+c_2x_2+\cdots+c_nx_n$$

根据方差的性质:随机变量与常数之乘积的方差,等于随机变量的方差与该常数的平方之乘积。于是式(3-31)成为

$$u_c^2(y) = u^2(c_1 x_1) + u^2(c_2 x_2) + \cdots + u^2(c_n x_n)$$
$$= c_1^2 u^2(x_1) + c_2^2 u^2(x_2) + \cdots + c_n^2 u^2(x_n)$$
$$u_c^2(y) = u^2(y_1) + u^2(y_2) + \cdots + u^2(y_n) \quad\quad (3-32)$$

式中,$u(y_i) = c_i u(x_i)$ 称为不确定度分量。

这就是方差合成定理,它是测量不确定度评定的基础。根据方差合成定理,对各相互独立的不确定度分量进行合成时,满足方差相加的原则,而与各分量的来源、性质以及分布无关。

测量结果 y 的标准不确定度 $u(y)$ 通常由若干个不确定度分量合成得到,故称为合成标准不确定度,用符号 $u_c(y)$ 表示,脚标"c"系合成之意。在对测量结果进行不确定度评定时,除了对基础计量学研究,基本物理常数测量以及复现国际单位制单位的国际比对等少数领域仅要求给出测量结果的标准不确定度 $u_c(y)$ 外,一般均要求给出测量结果的扩展不确定度 $U(y)$。

4

测量不确定度的评定步骤

4.1 不确定度的评定步骤简述

当被测量确定后,测量结果的不确定度仅仅和测量方法有关。因此,在进行不确定度评定之前必须首先确定被测量和测量方法。测量方法包括测量原理、测量仪器、测量条件、测量程序以及数据处理程序等。测量方法确定后,测量不确定度评定步骤简述如下。

4.1.1 找出所有影响测量不确定度的影响量

进行测量不确定度评定的第一步是找出所有对测量结果有影响的影响量,即所有的测量不确定度来源。原则上,测量不确定度来源既不能遗漏,也不要重复计算,特别是对于比较大的不确定度分量。

测量过程中的随机效应和系统效应均会导致测量不确定度,数据处理中的修约也会导致不确定度。这些从产生不确定度原因上所作的分类,与根据评定方法上所作的 A、B 分类之间不存在任何联系。

对于那些尚未认识到的系统效应,显然是不可能在不确定度评定中予以考虑的,但它们可能导致测量结果的误差。

4.1.2 建立满足测量不确定度评定所需的数学模型

建立数学模型也称为测量模型化。其目的是要建立满足测量所要求准确度的数学模型,即被测量 Y 和所有各影响量 X_i 之间的具体函数关系,其一般形式可写为

$$Y=f(X_1,X_2,\cdots,X_N) \tag{4-1}$$

影响量 X_i 也称为输入量,被测量 Y 也称为输出量。

从原则上说,数学模型应该就是用以计算测量结果的计算公式。但由于许多情况下的计算公式都经过了一定程度的近似和简化,有些因素对测量结果的影响可能很小,因此在计算测量结果的公式中可能被忽略,但对于测量不确定度来说可能是必须考虑的,因此数学模型和计算公式经常是有差别的。

要求所有对测量不确定度有影响的输入量都包含在数学模型中。在测量不确定度评定中,所考虑的各不确定度分量,要与数学模型中的输入量一一对应。这样,在数学模型建立以后,测量不确定度评定就可以完全根据数学模型进行。

数学模型并不是一成不变的。对于同样的被测量和同样的测量方法,当所要求的测量准确度不同时,需要考虑的不确定度分量数目可能不一样,此时数学模型也可能会有差别。有时选择不同的输入量,也可能会得到不同形式的数学模型。

4.1.3 确定各输入量的估计值以及对应于各输入量估计值 x_i 的标准不确定度 $u(x_i)$

测量结果是由各输入量的最佳估计值代入计算公式或数学模型后得到的,因此输入量最佳估计值的不确定度显然会对测量结果的不确定度有影响。输入量最佳估计值的确定大体上分成两类:通过实验测量得到,或由诸如检定证书、校准证书、材料手册、文献资料以及实践经验等其他各种信息来源得到。对于这两种不同的情况,可能采用不同的方法评定其标准不确定度。标准不确定度的评定方法可以分为 A 类评定和 B 类评定两类。

不确定度的 A 类评定是指通过一组观测列进行统计分析,并以实验标准差表征其标准不确定度的方法;而所有不同于 A 类评定的其他方法均称为 B 类评定,它们是基于经验或其他信息的假定概率分布估算的,也用标准差表征。

当测量程序不同,获得输入量估计值的方法不同,则输入量估计值 x_i 的标准不确定度 $u(x_i)$ 也可能不同。

4.1.4 确定对应于各输入量的标准不确定度分量 $u_i(y)$

若输入量估计值 x_i 的标准不确定度为 $u(x_i)$,则对应于该输入量的标准不确定度分量 $u_i(y)$ 为

$$u_i(y) = c_i u(x_i) = \left| \frac{\partial f}{\partial x_i} \right| \cdot u(x_i) \qquad (4-2)$$

式中,c_i 称为灵敏系数,它可由数学模型对输入量 x_i 求偏导数而得到。当无法找到可靠的数学表述式时,灵敏系数 c_i 也可以由实验测量得到。在数值上它等于当输入量 x_i 变化一个单位量时,被测量 y 的变化量。因此这一步实际上是进行单位换算,由输入量单位通过灵敏系数换算到输出量的单位。

当数学模型为非线性模型时,灵敏系数 c_i 的表示式中将包含输入量。从原则上说,此时灵敏系数 c_i 表示式中的输入量应取其数学期望值。在某些情况下,当灵敏系数 c_i 表示式中的输入量取其数学期望值时,有可能得到灵敏系数 c_i 的值为零,此时由式(4-2)可以得到该不确定度分量 $u_i(y)$ 为零。在这种情况下应考虑在合成方差中是否应加入高阶项。

4.1.5 列出不确定度分量汇总表

不确定度分量汇总表也称为不确定度概算。从原则上说,列出测量不确定度分量汇总表并非是必不可少的步骤。但经验表明,列表有利于对不确定度评定进行分析、检查、比较和交流。尤其是那些对测定准确度要求较高和不确定度分量较多的测量,更具有一目了然的效果。

测量人员也可以利用该汇总表,在进行测量时对那些起主要作用的输入量予以特别关注。

4.1.6 将各标准不确定度分量 $u_i(y)$ 合成得到合成标准不确定度 $u_c(y)$

根据方差合成定理,当数学模型为线性模型,并且各输入量 x_i 彼此间独立无关时,合成标准不确定度 $u_c(y)$ 为

$$u_c(y) = \sqrt{\sum_{i=1}^{n} u_i^2(y)} \qquad (4-3)$$

式(4-3)常称为不确定度传播定律。

不确定度传播定律实际上是将数学模型按泰勒级数展开后,对等式两边求方差得到的。当数学模型为非线性模型时,从原则上说式(4-3)不再成立,而应考虑其高阶项。但若非线性不很明显,则通常因高阶项远小于一阶项,而式(4-3)仍可以近似成立。但若非线性较强时,则必须考虑高阶项。

当各输入量之间存在相关性时,则要考虑它们之间的协方差,即在合成标准不确定度的表示式中应加入相关性有关的协方差项。

4.1.7 确定被测量 Y 可能值分布的包含因子

根据被测量 Y 分布情况的不同,所要求的置信概率 p,以及对测量不确定度评定具体要求的不同,分别采用不同的方式来确定包含因子 k。因此在得到各分量的标准不确定度后,应该先对被测量 Y 的分布进行估计。

当被测量 Y 接近正态分布时,并且要求给出对应于置信概率为 p 的扩展不确定度 U_p 时,需计算各分量的自由度和对应于被测量 Y 的有效自由度 v_{eff},并由有效自由度 v_{eff} 和所要求的置信概率 p 查 t 分布表得到包含因子 k 值。此时如果确信有效自由度 v_{eff} 不太小,例如 15 以上,或者对测量不确定度的评定要求不高时,也可以不计算自由度而直接取包含因子 $k=2$;给出的扩展不确定度用 U 表示。

当被测量 Y 接近某种非正态分布时,包含因子的数值应该根据被测量的分布和所要求的置信概率 p 直接求出,且用 k_p 表示,此时给出的扩展不确定度用 U_p 表示。

当无法判断被测量 Y 接近何种分布时,一般直接取 $k=2$,扩展不确定度用 U 表示。

4.1.8 确定扩展不确定度 U 或 U_p

当包含因子 k 的数值是直接取定时(通常均取 $k=2$),扩展不确定度用 $U=ku_c$ 表示。当包含因子 k 由被测量的分布以及所规定的置信概率 p 得到时,扩展不确定度用 $U_p=k_pu_c$ 表示。

4.1.9 给出测量不确定度报告

简要给出测量结果与其不确定度,以及如何由合成标准不确定度得到扩展不确定度。报告应给出尽可能多的信息,避免用户对所给不确定度产生错误的理解,以致错误地使用所给出的测量报告。报告中测量结果及其不确定度的表达方式应符合 JJF1059.1-2012 的规定,同时应注意测量结果及其不确定度的有效数字位数。

图 4-1 为测量不确定度评定步骤的简图。

4

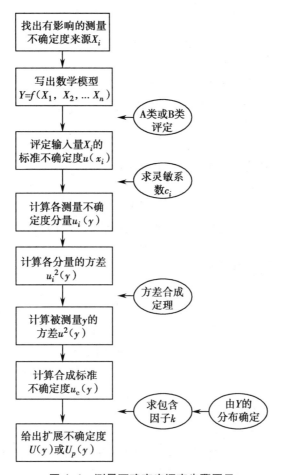

图4-1　测量不确定度评定步骤图示

　　此处将找出所有影响测量不确定度的影响量作为测量不确定度评定步骤的第一步,也有作者认为测量不确定度评定是从确定测量方法和建立测量过程的数学模型开始的,不论何种步骤作为第一步并无本质的区别,但找出影响量和建立数学模型作为测量不确定度评定中最为重要的两个步骤是有共识的。下文分别详细描述。

4.2　测量不确定度来源

　　测量中,可能导致测量不确定度的因素很多,大体上来源于下述几个方面。

4.2.1　被测量的定义不完整

例如,定义被测量是固体制剂的重量差异,当要求测量准确度较高时,该定义就显得不完整。因为引湿性很强的固体制剂会引湿使重量增加,而测量时对环境湿度并没有在定义中说明。

4.2.2　复现被测量的测量方法不理想

例如,在薄层色谱法(TLC)扫描测定中,要求样品斑点规则、背景均匀,但在实际分析中,测量扫描斑点大小导致背景偏离会引入测量不确定度分量。

4.2.3　取样的代表性不够

即被测样本不能完全代表所定义的被测量。例如,测量某种药品的溶出度,由于样品的不均匀性,所选择的样品不能完全代表定义的被测量,采用不同的样品可能得到不同的测量结果,从而引入测量不确定度。也就是说,在测量不确定度的评定中,应考虑由于不同样品之间的差异所引入的不确定度分量。

4.2.4　测量环境的影响

对测量过程受环境影响的认识不恰如其分或对环境参数的测量与控制不完善例如,在相对密度测量中,样品温度测量的不确定度以及用以对样品进行温度修正值的误差也是测量不确定度的来源。

4.2.5　数值的读数存在人为的偏移

例如,在较好的情况下,滴定管的示值可以估读到最小分度值的十分之二。但由于观测者的读数习惯和位置的不同,也会引入与观测者有关的不确定度分量。

4.2.6　测量仪器计量性能的局限性

如灵敏度,分辨率及稳定性等。例如,红外光谱仪的波数分辨率为 δx,则由分辨率所引入的不确定度分量为 $0.29\delta x$。

4.2.7 测量标准或标准物质(对照品)的不确定度

通常的测量是将被测量与测量标准或标准物质(对照品、标准品)的给定值进行比较而实现的,因此测量标准或标准物质所提供量值的不确定度将直接引入测量结果。

4.2.8 引用的数据或其他参数的不确定度

物理学常数以及某些样品的特性参数,例如相对密度、折光系数、熔点等均可由各种手册得到,但这些引用的数值不确定度同样是测量不确定度的来源之一。

4.2.9 测量方法和测量程序的近似和假设

例如,用于计算测量结果的计算公式的近似程度等所引入的不确定度。

4.2.10 在相同条件下被测量在重复观测中的变化

由于各种随机效应,无论如何精确地控制实验条件,所得到的测量结果总会存在一定的分散性,即重复性条件下的各测量结果不可能完全相同。除非测量仪器的分辨率太低,这几乎是所有测量不确定度评定中都会存在的一种不确定度来源。

上述测量不确定度来源有可能相关。

测量中可能导致不确定度的来源很多,一般说来其主要是由测量设备、测量人员、测量方法和被测对象的不完善引起的。上面列出了不确定度可能来源的几个方面,既不是寻找不确定度来源的全部依据,也不表示每一测量必须同时存在上述几方面的不确定度分量。

对于那些尚未认识到的系统误差效应,显然在测量不确定度评定中是无法考虑的。对于那些已经分辨出的系统误差,需对测量结果加以修正,此时应考虑修正值的不确定度。

如果修正值的不确定度较小,且对合成标准不确定度的贡献可以忽略不计,可以不考虑修正值的不确定度。如果修正值本身与合成标准不确定度相比也很小时,修正值可以不加到测量结果中。

4.3 测量过程数学模型的建立

在实际测量中,有时被测量 Y(输出量)不能直接测量,而是由 N 个量 X_1, X_2, $\cdots$, X_N(输入量)通过函数关系 f 来确定的,即式(4-1)。

因此,式(4-1)称为测量模型或数学模型,或称为测量过程数学模型。式中 X_i 是对 Y 的测量结果 y 产生影响的直接测量的量或影响量(即输入量)。

如被测量 Y 的估计值为 y,输入量 X_i 的估计值为 x_i,则有

$$y=f(x_1, x_2, \cdots, x_N) \tag{4-4}$$

式(4-4)中,大写字母表示量的符号,既可代表可测的量,也代表随机变量。当叙述为 X_i 具有某概率分布时,大写字母就代表随机变量。

4.3.1 对数学模型的要求

数学模型应包含可以影响测量结果的全部影响量,它既能用于计算测量结果又能用于全面地评定测量结果的不确定度。不要将数学模型简单地理解为就是计算测量结果的公式,也不要理解为就是测量的基本原理的公式。在许多情况下,它们经常是有区别的,因为在测量不确定度评定时,有时候测量结果的计算公式中没有包含某些影响量。

在建立测量不确定度评定数学模型时,对测量结果有影响的输入量都应列入到计算公式中。有些输入量虽然对测量结果有影响,但是,由于信息量不足,不能定量地计算出它们对测量结果影响的大小。这时可将其作为测量不确定度处理,这些输入量将不会出现在测量结果的计算公式。最典型的例子就是测量结果重复性引入的不确定度。

有些输入量由于对测量结果的影响很小而被忽略,所以不会出现在测量结果的计算公式中,但是必须考虑它们对测量结果不确定度的影响。

如果仅从测量结果的计算公式出发来进行不确定度评定,就有可能会遗漏某些测量不确定度分量。

例 4-1 以修正值形式引入影响量的实例1。

非水滴定法测定咖啡因含量的计算公式如下

$$C_8H_{10}N_4O_2\% = \frac{F \cdot V \times 19.42/1000}{供试品重} \times 100\%$$

式中,19.42 为每 1ml 高氯酸液(0.1mol/L)相当于咖啡因($C_8H_{10}N_4O$)的量(mg);F 为高氯酸液实际摩尔浓度 $C_{实际}$(mol/L)与标准中规定浓度(0.1mol/L)的校正系数,$F = \dfrac{C_{实际}}{0.1mol/L}$;$V$ 为滴定消耗的滴定液的体积(ml);供试品重为供试品称样量(g)。

对于测量结果不确定度评定而言,除了要考虑平行滴定的重复性引入的不确定度分量外,还应考虑非水溶液的溶剂冰醋酸随温度升高而膨胀的体积变化对滴定液浓度的影响。通常,滴定供试品时的温度与标定滴定液时的温度有差别,则应重新标定或作浓度校正。若温度相差在 ±10℃ 内,常根据下式对滴定液的浓度进行校正。

$$C_1 = \frac{C_0}{1+0.0011(t_1-t_0)} \quad 或 \quad F_1 = \frac{F_0}{1+0.0011(t_1-t_0)} \qquad (4-5)$$

式中,0.0011 为冰醋酸的膨胀系数;t_0 为标定滴定液时的温度,t_1 为滴定供试品时的温度。

例 4-2 以修正值形式引入影响量的实例 2。

用紫外分光光度法测定某中药中总黄酮的含量,测定法如下:取中药粉末适量,精密称定,置具塞锥形瓶中,精密加入 60% 乙醇 50ml,密塞,称定重量,超声处理 45 分钟,放冷,再称定重量,用 60% 乙醇补足减失的重量,摇匀,滤过。精密量取续滤液 5ml,置 10ml 量瓶中,加 60% 乙醇定容,作为供试品溶液;另取芦丁对照品适量,精密称定,用 60% 乙醇制成对照品溶液;分别取供试品溶液和对照品溶液,在指定的波长处,照紫外分光光度法测定,计算供试品的总黄酮的量。含量计算公式如下

$$总黄酮\% = \frac{A_{样} \, C_{标} \times 10 \times 50}{A_{标} \times w_{样} \times 5}$$

式中,$A_{样}$、$A_{标}$ 分别为供试品溶液和对照品溶液吸光度值,$C_{标}$ 为对照品溶液浓度(g/ml);$w_{样}$ 为供试品称样量(g);5、10 和 50 为供试品溶液制备过程中的体积(ml)。

对于测量不确定度评定而言,该含量计算公式中没有反映出温度、超声提取时间的影响,公式中需加入相应的修正因子。因此,测量不确定度评定的数学模型应表示为

$$总黄酮\% = \frac{A_{样} \, C_{标} \times 10 \times 50}{A_{标} \times w_{样} \times 5} f_t \cdot f_T \qquad (4-6)$$

式中f_t、f_T分别为温度影响的和超声提取时间影响的修正因子。f_t和f_T的数学期望都是1,即有$f_t=f_T=1$。因此,修正因子的引入不会对计算得到的测量结果产生任何影响,但会引入测量不确定度。

需要指出,不是所有以修正因子形式引入的影响量的数学期望都是1。

在不确定度评定中,建立一个合适的数学模型是测量不确定度评定合理与否的最关键的一步。一个好的数学模型应满足下述条件:

(1) 数学模型应包含可能影响测量结果的全部影响量(输入量);

(2) 不遗漏任何可能影响测量结果的不确定度分量;

(3) 不重复计算任何一项对测量结果有影响的不确定度分量;

(4) 当选取的输入量不同时,数学模型可以有不同的形式。不同输入量之间的相关性是不同的,有时需要选择合适的输入量,以避免输入量之间的相关性。

如果所给出的测量结果是经过修正后的结果,则应考虑由于修正值的不可靠所引入的不确定度分量。

4.3.2 数学模型的建立

4.3.2.1 直接测量

实际测量中,有许多量由测量仪器直接测量得到。例如,用天平称量片剂的片重,片重就等于天平的示值;用温度计测量药物的熔点,样品开始熔化时温度计的示值就等于初熔点。这种直接测量的数学模型可以简单地表示为

$$Y = X \tag{4-7}$$

式中,Y为输出量,即被测量,如片剂的片重或药物的熔点温度;X是输入量,也是被测量,如天平的示值或温度计的示值。

4.3.2.2 间接测量

在许多实际测量中,被测量Y不能直接测量得到,而是先直接测量与被测量有关的其他量$X_1, X_2, \cdots, X_N$,然后通过函数关系式$Y=f(X_1, X_2, \cdots, X_N)$计算得到。这种函数关系式称为间接测量过程的数学模型,或称为通用数学模型。

如前所述,由于数学模型可能不完善,所有有关的量应充分地反映其实际情况的变化,以便可以根据尽可能多的观察数据和信息来合理评定不确定度。在可能情况下,应采用按长期积累的数据或信息来建立不确定度评定的经验模型。

数学模型不是唯一的,如果采用不同的测量程序和测量方法,就可能有不同的数学模型。

输出量 Y(即被测量)的输入量 $X_1,X_2,\cdots,X_N$ 本身可看作被测量,也可以取决于其他量,甚至包括具有系统效应的修正值,从而可能导出一个十分复杂的函数关系式,以致于函数 f 不能明确地表示出来。如果式(4-1)中被测量 Y 的估计值 y,输入量 X_i 的估计值 x_i,则有

$$y=f(x_1,x_2,\cdots,x_N)$$

式(4-1)中,f 也可以用实验方法确定,甚至只用数值方程给出(数值方程是物理方程的一种,用于表示在给定测量条件下,数值之间的关系,而无物理量之间的关系)。因此,如果数据表明 f 不能将测量过程模型化至测量所要求的准确时,则必须在 f 中增加输入量,即增加影响量,如式(4-5)和式(4-6)所示。

式(4-4)中,被测量 Y 的最佳估计值 y 在通过 $X_1,X_2,\cdots,X_N$ 的估计值 $x_1,x_2,\cdots,x_N$ 得出时,可以有以下两种方法。

第一种方法

$$y=\bar{y}=\frac{1}{n}\sum_{i=1}^{n}y_i=\frac{1}{n}\sum_{i=1}^{n}f(x_{1i},x_{2i},\cdots,x_{Ni}) \qquad (4-8)$$

式中,y 是取 Y 的 n 次独立观测值 y_i 的算术平均值,其每个观测值 y_i 的不确定度相同,且每个 y_i 都是根据同时获得的 N 个输入量 X_i 的一组完整的观测值求得的。

第二种方法

$$y=f(\bar{x}_1,\bar{x}_2,\cdots,\bar{x}_N) \qquad (4-9)$$

式(4-9)中,$\bar{x}_i=\dfrac{1}{n}\sum_{k=1}^{n}x_{ik}$ 是独立观测值 x_{ik} 的算术平均值。第二种方法的实质是先求输入量 X_i 的最佳估计值 $\bar{x}_i$,然后通过函数关系式 f 得出被测量的估计值 y。

以上两种方法,当 f 是输入量 X_i 的线性函数时,被测量 y 的计算结果相同。但是,当 f 是输入量 X_i 的非线性函数时,用式(4-8)和式(4-9)计算出的 Y 的最佳估计值 y 可能不同。一般来说,当函数 f 为输入量 X_i 的非线性函数时,式(4-8)的计算结果比较可靠。

4.3.3 关于数学模型式(4-1)中的输入量 $X_1,X_2,\cdots,X_N$

在数学模型式(4-1)中,输入量 $X_1,X_2,\cdots,X_N$ 可以是以下几种情况。

(1) 由当前直接测定的量。它们的值与不确定度可以得自单一观测、重复

观测、依据经验对信息的估计,并可包含测量仪器数值修正值,以及对周围温度、大气、湿度等影响的修正值。如式(4-5)和式(4-6)中的修正值或修正因子。

(2)由外部来源引入的量。如已校准的测量标准、有证标准物质、由手册所得的参考数据等。

(3)其中,有些 x_i 本身可能与其附加的输入估计值有关,例如

$$x_1 = g_1(w_1, w_2, \cdots, w_K) \tag{4-10}$$

$$x_2 = g_2(z_2, z_2, \cdots, z_L) \tag{4-11}$$

4.3.4 根据测量原理用透明模型导出数学模型

不确定度评定中所考虑的不确定度分量要与数学模型中的输入量相一致。数学模型可以采用两种方法得到:透明模型和黑箱模型。

当对测量原理了解得比较透彻时,数学模型可以从测量的基本原理直接得到,可由理论公式推导出解析形式的表达式。这样,每一个输入量对被测量的影响方式一清二楚,这种数学模型可以称之为透明模型。对于透明模型,输入量对测量结果及其不确定度的影响是完全已知的。

4.3.5 包含黑箱模型的数学模型

透明模型是一种比较理想的情况,而在更多的情况下,有许多输入量对测量结果的影响是无法用解析形式的数学表达式表示的。只能根据经验去估计输入量对测量结果的影响,而无法详细了解输入量是如何影响测量结果的,可以采用B类评定方法得到它们的标准偏差,或标准不确定度。

4.3.6 另一种类型的黑箱模型

此时的黑箱不是以修正项的形式出现,而是相乘的修正因子。这是由于这些影响的大小基本上与被测量的大小成正比,而不象上例那样是一个与被测量大小基本无关的量。

大部分情况下,可以通过下述方法来判断:如果对于该被测量,过去一般习惯采用绝对不确定度(或绝对误差)来表示,则通常应采用加修正项的方式;如果该被测量过去一般习惯采用相对不确定度(或相对误差)来表示,则通常应采用乘修正因子的方式。

4.3.7 注意事项

x_i 的不确定度是 y 的不确定度来源。寻找不确定度来源时,可以从测量仪器、测量环境、测量人员、测量方法、被测量等各个方面全面考虑。应做到不遗漏、不重复,特别应考虑对测量结果影响大的不确定度来源。遗漏会使测量结果 y 的不确定度过小,重复会使测量结果 y 的不确定度过大。

评定 y 的不确定度之前,为确定被测量 Y 的最佳估计值,应将所有修正量加入测得值,并将所有异常值剔除。

y 的不确定度取决于 x_i 的不确定度,为此首先应评定 x_i 的标准不确定度 $u(x_i)$。评定方法可归纳为 A 类和 B 类两类。

需要指出,在实验室认可中,检测和校准实验室的测量大多数情况下是属于所谓"规范化常规测量",即属于明确规定了方法、程序、条件的测量。对于有国际标准/规范/规程、国家标准/规范/规程的测量项目,其对应的国际标准/规范/规程、国家标准/规范/规程对测量方法、数学模型、测量条件、测量程序步骤和结果评定方法都做了详尽的规定,必须遵守。

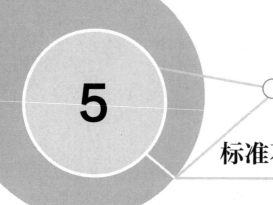

5 标准不确定度的A类评定

5.1 数字集合的基本统计学

多次重复测量是为了减小操作误差。但是,测量不确定度实际上并不是操作误差。

5.1.1 基本统计计算

通过多次重复测量并进行某些统计计算,可增加测量得到的信息量。有两项最基本的统计计算:求一组数据的平均值或算术平均值,以及求单次测量或算术平均值的标准偏差。

5.1.2 最佳估计值——多次测量的平均值

由于各种原因,例如由于环境条件的变化、测量仪器没有在完全稳定的工作状态、测量人员的读数误差等,使测量的读数变化,通常人们通过多次测量并取其读数的算术平均值给出测量结果。平均值给出的是被测量"真值"的最佳估计值。图 5-1 表示一组测量值及其平均值的图示。

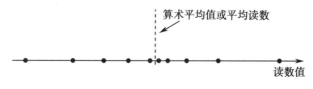

图 5-1　测量值及其算术平均值图示

一般而言,测量数值越多,得到的"真值"的估计值就越好。理想的估计值应当用无穷多数值集来求平均值。但增加实验会增加测量成本和工作量,且会产生"缩小回报"的效果。10 次平行结果是普遍选择的,因为这能使计算容易。20 次读数只比 10 次给出稍好的估计值,根据经验通常取 6~10 次读数就足够了,在药品检测中一般是不少于 5 次。

5.1.3 分散范围(区间)——标准偏差

在重复测量给出不同结果时,需要了解这些读数分散范围有多宽。测量结果的分散范围是与测量不确定度相对应的情况。通过了解读数分散范围有多大,就能着手判断这次测量或这组测量的质量如何。有时知道了最大值和最小值之间的范围就足够了,但对于一组少量的测量值,有时不能给出最大值和最小值之间读数分散性的有用信息。

定量给出分散范围的常见形式是标准偏差。一个数集的标准偏差给出了各个读数与该组读数平均值之差的典型值。

根据"经验",全部读数大概有 68.27% 会落在平均值正负(±)一倍标准偏差范围内,大概有全部读数的 95% 会落在正负两倍标准偏差范围内。虽然这种"尺度"并非普遍适用,但应用广泛。标准偏差的"真值"只能从一组非常大(无穷多)的读数求出。由有限个数的读数所求得的只是标准偏差估计值,称为实验标准偏差或估计的标准偏差,用符号 s 表示。

5.2 标准不确定度 A 类评定的基本方法

5.2.1 贝塞尔法求实验标准偏差

5.2.1.1 单次测量结果的实验标准偏差 $s(x_i)$

如前所述,单次测量观测值的实验方差 $s^2(x_i)$

$$s^2(x_i) = \frac{\sum_{i=1}^{n}(x_i - \bar{x})^2}{n-1} \qquad (5-1)$$

式中,方差 $s^2(x_i)$ 是 x_i 的概率分布的总体方差 σ^2 的无偏估计,其正平方根 $s(x_i)$ 表征了观测结果 x_i 的分散性。$s(x_i)$ 称为实验标准偏差或样本标准偏差

$$s(x_i) = \sqrt{\dfrac{\sum\limits_{i=1}^{n}(x_i - \overline{x})^2}{n-1}} \qquad (5-2)$$

式(5-2)称为贝塞尔公式。

5.2.1.2. 贝塞尔公式的物理意义

如果被测量的估计值不随时间发生变化,贝塞尔公式是一个收敛级数。也就是说随着测量次数的增加,特别是当测量次数 n 趋近于无穷大时,实验标准偏差 $s(x_i)$ 趋近于一个稳定的数值,亦即有

$$n \to \infty \ \text{时}, \quad s(x_i) \to \text{期望值} \qquad (5-3)$$

贝塞尔公式的物理意义是,单次测量的实验标准差是一个特定的被测量和测量方法的固有特性,该特性表征了各单个测得值的分散性。此处所说的测量方法包括测量原理、测量设备、测量条件、测量程序以及数据处理程序等。在规范化的常规测量中,即在明确规定了方法、程序、条件的测量中,单次测量的实验标准偏差是一个稳定的固有值。测量次数越多,越接近于该固有值。因此,有时尽管 20 次测量的 $s(x_i)$ 可能大于 10 次测量的 $s(x_i)$,但更接近稳定值。

5.2.1.3 平均值的实验标准偏差 $s(\overline{x})$

如果在实际测量中,采用 n 次测量的算术平均值 $\overline{x}$ 作为测量结果的最佳估计值,则平均值 $\overline{x}$ 的实验标准差 $s(\overline{x})$ 可由单次测量的实验标准差 $s(x_i)$ 表示为

$$s(\overline{x}) = \frac{s(x_i)}{\sqrt{n}} = \sqrt{\frac{\sum\limits_{i=1}^{n}(x_i - \overline{x})^2}{n(n-1)}} \qquad (5-4)$$

如果取 n 次测量中的 m 次($m < n$)平均值 $\overline{x}_m$ 作为测量结果时,则平均值 $\overline{x}_m$ 实验标准偏差为

$$s(\overline{x}_m) = \frac{s(x_i)}{\sqrt{m}} = \sqrt{\frac{\sum\limits_{i=1}^{n}(x_i - \overline{x})^2}{m(n-1)}} \qquad (5-5)$$

显然,随着测量次数的增加,特别是当测量次数 n 趋近于无穷大时,平均值的实验标准偏差 $s(\overline{x})$ 趋近于零,亦即有

$$n \to \infty \ \text{时}, \quad s(\overline{x}) \to 0 \qquad (5-6)$$

实验标准偏差 $s(x_i)$ 和平均值的实验标准偏差 $s(\overline{x})$ 与测量次数的关系示于图 5-2。由图 5-2 可知,只有观测次数 n 充分大时,实验标准偏差才可靠,也即 A 类标

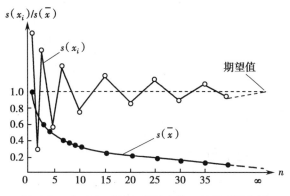

图 5-2　$s(x_i)$ 和 $s(\bar{x})$ 与测量次数 n 的关系示意图

准不确定度的评定才可靠。当 $n\rightarrow\infty$ 时，$s(x_i)\rightarrow$期望值 $\sigma(x_i)$。对于随后的测量，平均值 $\bar{x}_m = \dfrac{1}{m}\sum_{i=1}^{m}x_i$ 的实验标准偏差 $s(\bar{x}_m)$ 随着测量次数 n 的增加按双曲线的形式减小，当 $m\rightarrow\infty$ 时，$s(\bar{x}_m)\rightarrow 0$。在实验中，增加重复测量次数并不一定可以减小实验标准偏差 $s(x_i)$，但是，增加测量次数，结果更准确可靠，实验标准偏差 $s(x_i)$ 更接近期望值或特征值 $\sigma(x_i)$。测量次数的多少应根据实际情况决定，一般认为 $n>5$，可为 6~10。如当该 A 类不确定度分量对合成标准不确定度的贡献较大时，可以适当增加测量次数；反之 A 类不确定度分量的贡献较小时，测量次数可以适当减少。

由图 5-2 还可知，平均值的实验标准偏差 $s(\bar{x}_m)$ 不是规定条件下特定测量系统分散性的估计值，它是测量结果分散性的估计值，而实验标准偏差 $s(x_i)$ 只是特定测量系统分散性的估计值。

5.2.2　标准不确定度的计算

根据定义，标准不确定度等于以一倍标准偏差表示的测量不确定度。所以，单次测量或单个测得值的标准不确定度 $u(x_i)$ 为

$$u(x_i) = s(x_i) = \sqrt{\frac{\sum_{i=1}^{n}(x_i - \bar{x})^2}{n-1}} \qquad (5-7)$$

n 次测量算术平均值 $\bar{x}$ 的标准不确定度 $u(\bar{x})$ 为

$$u(\bar{x}) = s(\bar{x}) = \frac{s(x_i)}{\sqrt{n}} = \sqrt{\frac{\sum_{i=1}^{n}(x_i - \bar{x})^2}{n(n-1)}} \qquad (5-8)$$

m 次测量算术平均值$\bar{x}_m$ 的标准不确定度 $u(\bar{x}_m)$ 为

$$u(\bar{x}_m)=s(\bar{x}_m)=\frac{s(x_i)}{\sqrt{m}}=\sqrt{\frac{\sum_{i=1}^{n}(x_i-\bar{x})^2}{m(n-1)}} \qquad (5-9)$$

$u(x_i)$、$u(\bar{x})$ 和 $u(\bar{x}_m)$ 自由度是相同的,都是

$$v=n-1 \qquad (5-10)$$

5.2.3 A 类评定的独立性

在重复条件下所得的测量列的不确定度,通常比其他评定方法所得到的不确定度更为客观,并具有统计学的严格性,但要有充分的重复次数。此外,这一测量程序中的重复观测值,不是简单地重复读数,而是应当相互独立地观测。例如:

(1) 被测量是一批样品的某一特性,所有重复观测值来自同一样品,而取样量又是测量程序的一部分,则观测值不具有独立性。必须把不同样本间可能存在的随机差异导致的不确定度分量考虑进去;

(2) 测量仪器的调零是测量程序的一部分,如色谱响应的基线一致性应成为重复进样的重要影响因素;

(3) 当使用测量仪器的同一测量段进行重复测量时,测量结果均带有相同的这一测量段的误差,而降低了测量结果间的相互独立性;

(4) 在同一最大吸收波长处测量某一药品的紫外吸光度,多次读取示值,受环境如空气、温度的影响或样品池置位的不同,也可能存在示值和读数的误差等。

5.2.4 实际的 A 类评定

由实验标准偏差的分析可知,单次测量的实验标准偏差 $s(x_i)$ 是一个特定的被测量和测量方法的固有特性,该特性表征了各单个测得值的分散性。此处所说的测量方法包括测量原理、测量设备、测量条件、测量程序以及数据处理程序等。在重复性条件下或复现性条件下进行规范化常规测量,通常不需要每次测量都进行 A 类标准不确定度评定,可以直接引用实验室认可的检测或校准项目的测量。如果事先对某被测量 X 进行 n 次独立重复测量,其实验标准差为 $s(x_i)$。若随后的规范化常规测量只是由一次测量就直接给出测量结果,则该测量结果的标准不确定度 $u(x)$ 就等于事先评定的实验标准差 $s(x_i)$,即 $u(x)=$

$s(x_i)$。如果随后的测量进行了几次测量(典型情况 $n=3$),而且将 n' 次测量的平均值 $\bar{x}$ 作为结果提供给客户,则算术平均值的实验标准差应等于实验标准差 $s(x_i)$ 除以次数 n' 的平方根,相应的标准不确定度为 $u(\bar{x}) = s(\bar{x}) = \dfrac{s(x_i)}{\sqrt{n'}}$。

当然,如果为客户所做的某项测量不是实验室的常规测量,则不确定度的 A 类评定应随该项测量实时进行。

例 5-1 某实验室事先用旋光仪对 5% 葡萄糖注射液进行 $n=10$ 次独立的重复测量,旋光度读数值列于表 5-1。按式(5-7)计算得到单次测量的实验标准偏差 $s(x_i)=0.00079$。① 用同一旋光仪在以后做单次($n'=1$)测量,测量值 $x=2.394$,求该次测量的标准不确定度 $u(x)$。② 用同一旋光仪在以后做 3 次($n'=3$)测量,3 次测量的算术平均值 $\bar{x}=2.396$,求该次测量的标准不确定度 $u(\bar{x})$。

表 5-1　用旋光仪对 5% 葡萄糖注射液进行 $n=10$ 独立重复测量的测量值

次数	1	2	3	4	5	6	7	8	9	10	平均值
测量值	2.399	2.398	2.397	2.399	2.398	2.398	2.399	2.399	2.398	2.397	2.398
实验标准偏差						$s(x_i)=0.00079$					

解:① 对于单次测量,测量结果 $x=2.394$,则该次测量结果的标准不确定度等于一倍实验标准偏差

$$u(x) = s(x_i) = 0.00079$$

自由度 $v = n-1 = 10-1 = 9$

② 对于 3 次($n'=3$)测量,测量结果为 $\bar{x}=2.396$,则用式(5-9)计算 3 次测量平均值的标准不确定度

$$u(\bar{x}) = \frac{s(x_i)}{\sqrt{n'}} = \frac{0.00079}{\sqrt{3}} = 0.00046$$

自由度 $v = n-1 = 10-1 = 9$

例 5-2 用仪器波长最大允差为 ±1nm,吸光度精度为 ±0.0002 的紫外分光光度计测定某样品溶液的吸光度。检测人员进行了两组重复测量,一组 5 次测量的单次测量实验标准差 $s(x_{i=5}) = 0.0034$。一组 10 次测量的单次测量实验标准差 $s(x_{i=10}) = 0.0052$。如果测量结果用 $m=2$ 次平行测量的算术平均值给出为吸光度值为 0.468,试求其该次测量的 A 类标准不确定度 $u(x_A)$。

解:两次重复测量中,10 次测量的实验标准差虽然比 5 次重复测量的更大,但是更准确可靠,所以由重复性引入的标准不确定度为

$$u(x_A) = \frac{s(x_{i=10})}{\sqrt{m}} = \frac{0.0052}{\sqrt{2}} = 0.0037$$

例 5-3 用天平测量某片重差异,天平最大允差为 ±0.0001g。初试时,检测人员取 10 片称量每片的重量,由每片重计算平均片重,得到 10 片测量结果的单次测量实验标准差 $s(x_{i=10}) = 4.56$。假定需要复试,另取 20 片,同法测量每片片重,根据初、复试结果,合并计算 30 片的平均片重,得到 30 片结果的单次测量实验标准差 $s(x_{i=30}) = 1.32$。如果以 $m = 10$ 片的平均片重为 0.3248,试求 10 片重的测量的 A 类标准不确定度 $u(x_A)$。

解: 合并 30 片测量值的实验标准差比 10 次重复的值减小且趋于一定值,应更加准确可靠,所以由重复性引入的标准不确定度为

$$u(x_A) = \frac{s(x_{i=30})}{\sqrt{m}} = \frac{1.32}{\sqrt{10}} = 0.42$$

5.3 标准不确定度 A 类评定的其他方法

5.3.1 合并样本标准差

在重复性条件下进行规范化测量,有时无法在短时间内进行 $n \geqslant 10$ 次测量,为使得到的实验标准差更可靠,如有可能且测量仪器的性能比较稳定,可以采用合并样本标准差 s_p 的方法,以提高测量不确定度 A 类评定的可靠性。

对输入量 X 在重复条件下或复现性条件下进行 n 次独立测量,得到 $x_1, x_2, \cdots, x_n$,其平均值为 $\bar{x}$,实验标准偏差 s,自由度为 $v = n-1$。如果有 m 组这样的测量,则合并样本标准差 s_p 按下式计算

$$s_p = \sqrt{\frac{\sum_{j=1}^{m} s_j^2}{m}} = \sqrt{\frac{\sum_{i=1}^{n}\sum_{j=1}^{m}(x_{ji} - \bar{x}_j)^2}{m(n-1)}} \qquad (5-11)$$

$$s_j = \sqrt{\frac{\sum_{i=1}^{n}(x_i - \bar{x})^2}{n-1}} \qquad (5-12)$$

合并样本标准差的自由度 $v = m(n-1)$

如果 m 组这样的测量,每组的测量次数 n_j 不完全相同,每组的自由度分别

为 $v_j=n_j-1$，则由 m 个 s_j 和 v_j，可得合并样本标准差 s_p 为：

$$s_p = \sqrt{\frac{\sum\limits_{j=1}^{m} v_j s_j^2}{\sum\limits_{j=1}^{m} v_j}} \qquad (5-13)$$

计算得到的合并样本方差仍是单次测量的实验标准差，如果在随后的规范化常规测量中，只进行一次测量直接给出测量结果，则多次测量结果的标准不确定度就等于一次合并样本标准差，即为

$$u(x_j) = s_p \qquad (5-14)$$

在实际测量中，如果对输入量 X 仅进行了 k 次测量（$k \leqslant n$），并以 k 次测量的算术平均值 $\bar{x}_k$ 作为测量结果，则平均值的标准不确定度为

$$u(\bar{x}_k) = \frac{s_p}{\sqrt{k}} \qquad (5-15)$$

对于式（5-14）和式（5-15），无论实际测量次数 k 多大，其标准不确定度 $u(\bar{x}_k)$ 的自由度都等于合并样本标准差 s_p 的自由度。

需要指出，只有在同类型测量比较稳定，m 组测量列的各个标准偏差 s_j 相差不大的情况下，标准偏差 s_j 的不确定度可以忽略时，才能使用同一个合并样本标准差 s_p。

如何判别合并样本标准差是否可用？式（5-11）s_j 的实验标准差 $\sigma(s_j)$ 可以用式（5-16）求出为

$$\sigma(s_j) = \sqrt{\frac{\sum\limits_{j=1}^{m} (s_j - \bar{s}_j)^2}{m-1}} \qquad (5-16)$$

如果 m 测量列的各个标准偏差 s_j 相差不大，则应满足

$$\hat{\sigma}(s_j) \approx \frac{s_p}{\sqrt{2(m-1)}} \qquad (5-17)$$

如果 $\sigma(s_j) \leqslant \hat{\sigma}(s_j)$，就可以用式（5-11）或式（5-13）计算合并样本标准差。如果 $\sigma(s_j) > \hat{\sigma}(s_j)$，则必须采用最大的标准偏差 s_j。

不便在重复性条件下进行很多次测量时，或对于同时有许多个（m 个）类似的被测量需要测量，并且它们的测量不确定度均相近时，可以考虑采用合并样本标准差。

例 5-4 在重复条件下各进行 $m=10$ 组规范性常规测量，每组测量次数 $n=10$，测量数据如表 5-2 所示。

表 5-2　10 组规范性常规测量的实验标准差

j	1	2	3	4	5	6	7	8	9	10
s_j	0.52	0.44	0.47	0.53	0.43	0.48	0.54	0.48	0.49	0.51

解:10 组测量的合并样本标准差为

$$s_p = \sqrt{\frac{\sum\limits_{j=1}^{m} s_j^2}{m}} = \sqrt{\frac{\sum\limits_{j=1}^{10} s_j^2}{10}} = 0.49$$

$$\hat{\sigma}(s_j) \approx \frac{s_p}{\sqrt{2(m-1)}} = 0.24 s_p = 0.12$$

$$\sigma(s_j) = \sqrt{\frac{\sum\limits_{j=1}^{m}(s_j - \bar{s}_j)^2}{m-1}} = 0.037$$

因为 $\sigma(s_j) = 0.037 \leqslant \hat{\sigma}(s_j) = 0.12$,故可以采用式(5-11)计算合并样本标准差。

在随后的规范化常规测量中,重复测量 $k=3$ 次,取 3 次测量的算术平均值作为测量结果,因此 A 类评定的标准不确定度为

$$u(\bar{x}) = \frac{s_p}{\sqrt{k}} = \frac{0.49}{\sqrt{3}} = 0.29$$

自由度为

$$v = \sum_{j=1}^{10} v_j = m(n-1) = 10(10-1) = 90$$

5.3.2　极差法和最大残差法

5.3.2.1　极差法

在重复性条件或复现性条件下,对被测量 X 作 n 次独立观测,n 个测量结果中的最大值和最小值之差 R 称为极差。在被测量 X 可以估计为接近正态分布的前提下,单次测量结果 x_i 的实验标准差 $s(x_i)$ 可按下式近似地评定

$$u(x_i) = s(x_i) = \frac{R}{C} \tag{5-18}$$

式中极差系数 C 及自由度 v 由表 5-3 给出。

极差法一般用于测量次数较少时,测量次数以 4~9 为宜。

在测量次数相同的情况下,极差法仅采用了极大值和极小值两个数据,信息

量远较贝塞尔法少,故由极差法所得到的标准偏差的可靠性也比贝塞尔法低。

5.3.2.2 最大残差法

在重复性条件或复现性条件下,对被测量 X 作 n 次独立观测,计算结果中的最大残差为 $\max|v_i|$,在被测量 X 可以估计为接近正态分布的前提下,单次测量结果 x_i 的实验标准差 $s(x_i)$ 可按下式近似地评定

$$u(x_i) = s(x_i) = \frac{\max|v_i|}{d} \tag{5-19}$$

式中系数 d 及自由度 v 如表 5-3 所示。

表 5-3 极差法/最大残差法系数及自由度

测量次数 n		2	3	4	5	6	7	8	9	10	15	20
极差法	C	1.13	1.69	2.06	2.33	2.53	2.70	2.85	2.97	3.08	3.47	3.73
	自由度 v	0.9	1.8	2.7	3.6	4.5	5.3	6.0	6.8	3.5	10.5	13.1
最大残差法	d	1.77	1.02	0.83	0.74	0.68	0.64	0.61	0.59	0.57	0.51	0.48
	自由度 v	0.9	1.8	2.7	3.6	4.4	5.0	5.6	6.2	6.8	8.3	11.5

例 5-5 用高效液相色谱法(HPLC)分离测定某一供试品溶液的色谱峰面积,平行进样 5 次,记录峰面积分别为 845 293,845 288,844 986,845 315,844 991,5 次进样测量的平均结果为 845 174.6。

解:① 用贝塞尔方法计算得到单次测量的 A 类标准不确定度为

$$u(x_i) = s(x_i) = 170.2$$

自由度 $v = 4$

② 用极差法计算的单次测量的 A 类标准不确定度为

$$u(x_i) = s(x_i) = \frac{R}{C} = \frac{845\ 315 - 844\ 986}{2.33} = 136.9$$

自由度 $v = 3.6$

③ 用最大残差法计算的单次测量的 A 类标准不确定度为

$$u(x_i) = s(x_i) = \frac{\max|v_i|}{d} = \frac{188.6}{0.74} = 254.6$$

自由度 $v = 3.6$

极差法和最大残差法与贝塞尔方法相比,得到的不确定度自由度较小,也就是说,不确定度评定的可靠性有所降低。因为极差法和最大残差法没有有效利用所提供的全部信息量,其准确度较差是必然的。

一般情况下,当 A 类评定标准不确定度分量比较小时,可以采用极差法或最大残差法。

5.3.2.3　其他方法

除了上述方法之外,还有最大允差法、彼得斯法、最小二乘法、阿伦方差法等。

5.4　标准不确定度 A 类评定的自由度

自由度定义为"在方差计算中,和的项数减去对和的限制数"。

所谓自由度 v,在数理统计中是指独立变量的数目,在计量学中系指组合测量中计算标准偏差 s 所用的独立残差 v_i 的个数。通常,由 n 个独立观测值估计的标准偏差或不确定度的自由度 $v=n-1$。

在重复条件下,对测量作 n 次独立测量时的样本残差为

$$v_1=x_1-\bar{x}, \quad v_2=x_2-\bar{x}, \quad \cdots, \quad v_n=x_n-\bar{x}$$

因此,和的项数即为残差的个数,而 $\sum v_i=0$ 是一个约束条件,即限制数为 1。由此可得自由度 $v=n-1$。

当测量所得的 n 组数据用 t 个未知数按最小二乘法确定经验模型时,自由度 $v=n-t$。

若用最小二乘法求解 m 个被测量,而约束条件数为 t 时,通过 n 次测量所计算的实验标准偏差(或方差)的自由度是 $v=n-m+t$。

测量次数越多,自由度越大。所以,自由度所反映的是信息量大小,可用来衡量不确定度的可靠程度。就独立的观测次数而言,根据不同的需要可以自由选取,故称为自由度。

5.5　组合类似影响进行 A 类评定

在药品检验领域,许多测量结果由众多参数计算给出,这时可以不需分别评定各输入量重复性。例如用液相色谱法测定丁溴东莨菪碱注射液中丁溴东莨菪碱含量 C_S 的表示式为

$$C_S=\frac{C_R}{A_R}A_S B \tag{5-20}$$

式中，C_R 为丁溴东莨菪碱对照品溶液浓度（$\mu g/ml$）；A_R 为对照品溶液的丁溴东莨菪碱色谱峰面积；A_R 为供试品溶液的丁溴东莨菪碱色谱峰面积；B 为丁溴东莨菪碱注射液制成供试品溶液时的稀释倍数。

组合类似影响因素，将输入量和重复性因素组合在一起，归入为输出量的重复性因素，因此不需要分别评定各输入量重复性引入的不确定度分量，而是直接评定测量结果的重复性引入的不确定度分量。

为此，可将式(5-20)改写为

$$C_S = \frac{C_R}{A_R} \cdot A_S \cdot B \cdot f_{rep} \qquad (5\text{-}21)$$

式中，f_{rep} 是测量重复性影响因素的修正因子，期望值为 1，其标准不确定度由输出量 C_S 重复性测量得到。

5.6 A 类评定的流程

总结以上所述，A 类标准不确定度评定的流程如图 5-3 所示。

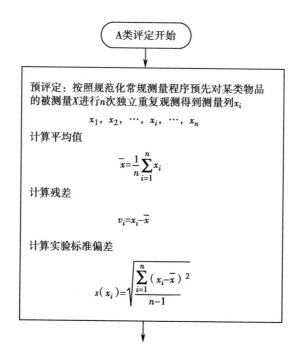

实际评定：在随后的实际测量中，按规范化常规测量对某同类被测物品的相同被测量X进行n'（$1 \le n' \le n$）次测量得到测量列x_j

$$x_1, \ x_2, \ \cdots, \ x_j, \ \cdots, \ x_{n'}$$

计算测量结果

$$\bar{x} = \frac{1}{n'} \sum_{j=1}^{n'} x_j$$

计算A类评定标准不确定度

$$u(\bar{x}) = \frac{s(x_i)}{\sqrt{n'}}$$

当$n'=1$时（只测1次），A类评定标准不确定度为

$$u(x) = s(x_i)$$

自由度为$v = n-1$

结束

图5-3　标准不确定度 A 类评定流程

6

标准不确定度的 B 类评定

6.1　标准不确定度 B 类评定的通用计算公式与信息来源

　　所有的不确定度分量均可以用 A 类评定方法得到。但这是一种比较繁琐甚至比较困难的方法，因此，许多不确定度分量必须使用其他方法来评定。

　　当被测量 X 的估计值 x_i 不是由重复观测得到时，其标准不确定度 $u(x_i)$ 由可能变化的有关信息和资料来评定，这类评定方法称为标准不确定度 B 类评定方法。

　　B 类评定不确定度的通用计算公式为：

$$u(x) = \frac{a}{k} \qquad (6-1)$$

式中，a 为包含区间半宽；k 为对应于包含概率的包含因子。

　　B 类评定标准不确定度的信息来源很多，一般来说，a 的信息来源大体上可以分为由检定证书或校准证书提供的以及由其他各种资料提供的两类，还包括对有关技术资料和测量仪器特性的了解和经验，生产部门提供的技术说明文件等。因此，在测量不确定度的 B 类评定中，往往会在一定程度上带有某种主观的因素，如何恰当并合理地给出 B 类评定的标准不确定度是测量不确定度评定的关键问题之一。

6.1.1　信息来源于检定证书或校准证书

　　检定证书或校准证书通常均给出测量结果的扩展不确定度。其表示方法大体上有两种。

　　（1）若给出被测量 x 的扩展不确定度 $U(x)$ 和包含因子 k。则 x 的标准不确定度为

$$u(x) = \frac{U(x)}{k}$$

例 6-1 校准证书给出标称值为 1kg 的砝码质量 1000.00032g，并说明按包含因子 $k=3$ 给出的扩展不确定度 $U(x) = 0.24$mg，于是其标准不确定度为

$$u(m) = \frac{U}{k} = \frac{0.24\text{mg}}{3} = 80\mu g$$

（2）给出被测量 x 的扩展不确定度 $U_p(x)$ 及其对应的置信概率 p。此时包含因子 k 与被测量 x 的分布有关。除非证书对被测量的分布另有说明，一般可按正态分布考虑。正态分布情况下对应于不同置信概率 p 的包含因子 k_p 见表 6-1。

表 6-1　正态分布情况下置信概率 p 与包含因子 k_p 之间的关系

$p(\%)$	50	68.27	90	95	95.45	99	99.73
k_p	0.67	1	1.645	1.960	2	2.576	3

例 6-2 在称量对照品时，估计其重量以 90% 的概率落于 10.07mg 和 10.15mg 之间，并给出最后结果为（10.11±0.04）mg，则在接近正态分布的条件下，由表 6-1 得到 $k_{90} = 1.645$，于是其标准不确定度为

$$u(m) = \frac{U_{90}(m)}{k_{90}} = \frac{0.04\text{mg}}{1.645} = 0.024\text{mg}$$

6.1.2　信息来源于其他各种资料或手册等

在这种情况下通常可得到被测量分布的极限范围，也就是说可以知道输入量 x 的可能值分布区间的半宽 a，即允许误差限的绝对值。由于 a 即为对应于置信概率 $p=100\%$ 的扩展不确定度，于是输入量 x 的标准不确定度可表示为：

$$u(x) = \frac{a}{k} \tag{6-1}$$

包含因子 k 的数值与输入量 x 的分布有关。因此必须先对输入量的分布进行估计。分布确定后，就可以由对应于该分布的概率密度函数计算得到包含因子。各种常见分布包含因子的众值见表 6-2。其中梯形分布的包含因子与梯形的上、下底之比值 β 有关。

表 6-2　常见分布的包含因子 k 值

分布类型	k
反正弦分布	$\sqrt{2}$
矩形分布	$\sqrt{3}$
梯形分布 $\beta = 0.71$	2
梯形分布	$\sqrt{6/(1+\beta^2)}$
三角分布	$\sqrt{6}$
正态分布	3

6.1.3　已知扩展不确定度 U_p,包含概率 p 及有效自由度 v_{eff} 的 t 分布

被测量 X 的估计值 x 的扩展不确定度不仅给出了扩展不确定度 U_p 和包含概率 p,而且给出了有效自由度 v_{eff} 或包含因子 k_p,这时必须按 t 分布处理,这种情况提供的不确定度评定的信息比较齐全,常出现在标准仪器的校准证书上。

例 6-3　校准证书上给出的标称值为 5kg 的砝码的实际质量 $m=$ 5000.00078g,并给出了 m 的测量结果的扩展不确定度 $U_p = 48$mg,有效自由度 $v_{\text{eff}} = 35$

查 t 分布表可得到 $t_{95}(35) = 2.03$,故 B 类标准不确定度为

$$u(m) = \frac{U_{95}}{t_{95}(35)} = \frac{48\text{mg}}{2.03} = 24\text{mg}$$

6.1.4　包含因子数值的选择

若输入量 X 的数学期望为 μ,a 为 x 值分布区间的半宽,则 x 在区间 $[\mu-a, \mu+a]$ 内出现的概率为 100%,即 x 之值全部落于此区间内而在区间外不出现。此时包含因子 k 的数值与 x 的分布有关。而若已知分布的概率密度函数(probability density function,PDF),则可以通过积分直接得到其方差和标准偏差,从而可以得到对应于该分布的包含因子 k。

关于包含因子的选择,大体上可以遵从下述原则。

(1) 如果能确定被测量的分布,则选取该分布所对应的包含因子。

(2) 如果对分布情况没有任何信息时,其较合理的估计是将其近似看作为

矩形分布,此时包含因子 $k=\sqrt{3}$。或对该分布作保守性的估计,例如估计为反正弦分布,即 $k=\sqrt{2}$。在几种经常出现的已知分布中,反正弦分布的 k 值最小。

(3) 若已知分布呈凸形,即出现于平均值附近的概率大于出现在两端的概率时,包含因子 $\sqrt{3}<k<3$。

(4) 若已知分布呈凹形,即出现于平均值附近的概率小于出现在两端的概率时,包含因子 $1<k<\sqrt{3}$。

(5) 正态分布的包含因子最大,其包含因子 $k=3$ 在标准不确定度 B 类评定方法中,评定时遇到的一个问题是如何假设其概率分布。根据中心极限定理,尽管被测量 X 估计值的概率分布是任意的,但只要测量次数足够多,其算术平均值的概率分布近似为正态分布。如果被测量受许多个相互独立的随机影响量的影响,这些影响量变化的概率分布各不相同,但是每个变量的影响均很小,则被测量的随机变化服从正态分布。

在缺乏任何其他信息的情况下,一般假设为均匀分布是比较合理的。但是,如果已知被测量的可能值出现在区间 $[-a,+a]$ 中心附近的概率大,出现在接近边界附近的概率小,则最好假设为三角分布。

(6) 界限不对称的考虑 在输入量 X 的可能值的下界 a_- 和上界 a_+ 相对于其最佳估计值 x_i 不对称的情况下,其下界 $a_-=x-b_-$,上界 $a_+=x+b_+$,其中 $b_-\neq b_+$。这时由于 x_i 不处于区间 $[a_-,a_+]$ 的中心,输入量 X 的概率分布在此区间内不会是对称的,在缺乏用于准确判断其分布状态的信息时,按矩形分布可采用下列近似评定

$$u^2(x_i)=\frac{(b_++b_-)^2}{12}=\frac{(a_+-a_-)^2}{12}$$

有时对于不对称的界限,可以对估计值 x_i 加以修正,修正值的大小为 $(b_+-b_-)/2$,则修正后 x_i 就在界限的中心位置 $x_i=(a_-+a_+)/2$,而其半宽为 $a=\dfrac{a_+-a_-}{2}$,从而可按上面所述方式处理。

应该说,JJf1059.1-2012 是建立在影响量的可能值下界限和上界限对称的基础上的,所以对于已知的上下界限不对称,都要对最佳估计值进行修正。

在有些情况下,可采用同行的共识,亦即所谓的按"行规"办事,例如常用玻璃量器(容量器具)示值误差,我国以前大多采用均匀分布,但是欧洲分析化学中心(EURACHEM)采用三角分布,近来已被国内化学领域的实验室所广泛接受。

6.2　标准不确定度 B 类评定的自由度与评定流程

6.2.1　B 类评定的自由度及其意义

标准不确定度 B 类评定的自由度 v 与所得到的标准不确定度 $u(x)$ 的相对标准不确定度 $\sigma[u(x)]/u(x)$ 有关,其关系为:

$$v \approx \frac{1}{2}\frac{u^2(x)}{\sigma^2[u(x)]} \approx \frac{1}{2}\left[\frac{\sigma u(x)}{u(x)}\right]^{-2} \quad (6\text{-}2)$$

式中,$\sigma[u(x)]$ 是标准不确定度 $u(x)$ 的标准差,即 $\sigma[u(x)]$ 是标准差的标准差,不确定度的不确定度。

当根据有关信息对所测量的输入量 X 做出某种先验概率分布的判断时,则在一定的包含概率下,所评定的标准不确定度 $u(x)$ 便具有与包含概率相应的可信度,即可估计出标准不确定度的不确定度的相对标准不确定度 $\sigma[u(x)]/u(x)$,从而可用式(6-2)求出标准不确定度 B 类评定的自由度 v。按式(6-2)计算出的某些自由度 v 列于表6-3。

表6-3　$\sigma[u(x)]/u(x)$ 与自由度 v_i 的关系

$\sigma[u(x)]/u(x)$	自由度 v	$\sigma[u(x)]/u(x)$	自由度 v
0	∞	0.30	6
0.10	50	0.40	3
0.20	12	0.50	2
0.25	8		

式(6-2)同样适用于 A 类标准不确定度评定。下面结合 A 类标准不确定度的自由度问题进行讨论,以加深对 $\sigma[u(x)]$ 的理解。

当被测量 Q 的估计值 q 的概率分布为正态分布,例如对被测量进行 m 组 $n=10$ 次测量,从每一组的 10 次测量可以得到一个实验标准差,显然,每一组测量所得的 $u_j(q)$ 不完全相同。这样,由 m 个 $u_j(q)$ 可计算得到 $u_j(q)$ 的实验标准差

$$s = \sqrt{\frac{\sum_{j=1}^{m} \left[u_j(q) - \overline{u_j}(q) \right]^2}{m - 1}} \tag{6-3}$$

当 m 为无穷大时,实验标准差 s 就表示为总体标准偏差 $\sigma[u(q)]$,$\sigma[u(q)]$ 是 $u(q)$ 的标准差。

当被测量 Q 的估计值 q 的概率分布为正态分布,$\sigma[u(\overline{q})]/u(\overline{q})$,即 $u(\overline{q})$ 的标准差与 $u(\overline{q})$ 之比可近似表示为

$$\frac{\sigma[u(\overline{q})]}{u(q)} \approx \frac{1}{\sqrt{2(n-1)}} \tag{6-4}$$

当观测次数 $n = 10$ 时,$u(\overline{q})$ 的自由度 $v = 10-1 = 9$,应用式(6-4)得 $\sigma[u(\overline{q})]/u(\overline{q}) \approx 24\%$,应用式(6-2)得到自由度

$$v \approx \frac{1}{2}\left\{\frac{\sigma[u(q)]}{u(q)}\right\}^{-2} = \frac{1}{2} \times (24\%)^{-2} = 8.7$$

表明两种方法评定给出的自由度是相近的。当观察次数 $n = 50$ 时,$v = 50-1 = 49$,应用式(6-4)得 $\sigma[u(\overline{q})]/u(\overline{q}) \approx 10\%$,应用式(6-2)得到的自由度更接近。

由上述分析可知,无论 B 类评定还是 A 类评定,自由度越大,不确定度的可靠程度越高。不确定度用来衡量测量结果的可靠程度,而自由度则是用来衡量不确定度可靠程度的。所以可以说自由度是一种二次或二阶不确定度。

应该说明的是,式(6-2)不仅适用于正态分布,也适用于其他任何分布的情况。

所以,不确定度 B 类评定不仅要判断其概率分布,还要判断其可靠程度。这要求评定人员具有相关的经验,以及其对有关知识深刻的了解。这是一门技巧,需要靠实际应用和实践积累。下面举一些例子予以说明。

(1) 当不确定度的评定有严格的数字关系,如数显仪器量化误差和数据修约引起的不确定度,可估计其自由度 $v \to \infty$。

(2) 当计算不确定度的数据来源于校准证书、检定证书、标准物质赋值证书或手册等比较可靠资料时,可以取比较高的自由度。

(3) 当不确定度的计算带有一定的主观判断因素,如指示类仪器的读数误差引起的不确定度,可能要取比较低的自由度。

(4) 当不确定度的信息来源难以用有效的实验验证时,或实验验证误差较大时,自由度可能非常低。

(5) 在实际工作中,用一种保证避免低估自由度的方法进行评估。例如当下界和上界分别为 a_- 和 a_+ 时,如均匀分布或三角分布,或有上下界的分布,通常

选择被测量 X 的估计值 x 落在上下界之外的的概率极小。在这种假设情况下，可以认为 $u(x)$ 的自由度 $v \to \infty$ 。如果没有理由作上述假设，则需采用其他方法。

6.2.2　B 类评定的流程

综上所述，标准不确定度 B 类评定可用图 6-1 简明表示。

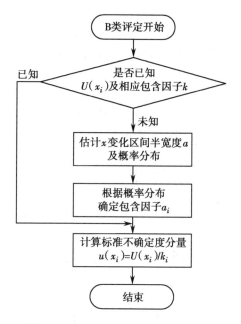

图 6-1　标准不确定度 B 类评定流程

7

合成标准不确定度的评定

被测量 Y 的估计值 $y=f(x_1,x_3,\cdots,x_N)$ 的标准不确定度是由相应输入量 x_1,$x_2,\cdots,x_N$ 的标准不确定度合理合成求得的,其表示式的符号为 $u_c(y)$,下脚标"c"系合成之义,取自英文 combined 的第一个字母。其中 y 通常采用量的符号,例如温度 T、动力黏度 η、溶液中 NaCl 的质量分数 $w(NaCl)$ 的合成标准不确定度,可以分别表示为 $u_c(T)$、$u_c(\eta)$ 和 $u_c[w(NaCl)]$。$u_c^2(y)$ 为输出量 Y 估计值 y 的合成方差,而合成标准不确定度 $u_c(y)$ 为其正平方根,表征合理赋予被测量之值 Y 的分散性,是一个估计标准偏差。$u_c(y)$ 可以按标准不确定度分量 A、B 两类评定方法分别合成,如 $u_{cA}(y)$ 和 $u_{cB}(y)$ 分别为仅按 A 类和 B 类标准不确定度分量的合成标准不确定度。

7.1 输入量不相关时标准不确定度的合成

7.1.1 测量结果 y 的合成标准不确定度 $u_c(y)$ 的表示式

当全部输入量 X_i 彼此独立或不相关时,输出量 Y 的估计值 y 的合成标准不确定度 $u_c(y)$ 由下式得出

$$u_c^2(y) = \sum_{i=1}^{N} \left[\frac{\partial f}{\partial x_i}\right]^2 u^2(x_i) \qquad (7-1)$$

式中:f 为被测量估计值 y 与各直接测得值 x_i 的函数关系式;$u(x_i)$ 为各直接测得值 x_i 的标准不确定度,可以是 A 类或 B 类评定方法评定给出的。

式(7-1)是基于 $y=f(x_1,x_2,\cdots,x_N)$ 的泰勒级数的一级近似,称为"不确定度传播律"。但是,当 f 是明显非线性时,式(7-1)还应包括泰勒级数的高阶项。但每个输入量 X_i 都对其平均值 $\bar{x}_i$ 对称分布时,加入式(7-1)中主要是下一高阶项

$$\sum_{i=1}^{N} \sum_{j=1}^{N} \left\{\frac{1}{2}\left[\frac{\partial^2 f}{\partial x_i \partial x_j}\right]^2 + \frac{\partial f}{\partial x_i}\frac{\partial^3 f}{\partial x_i \partial x_j^2}\right\} u^2(x_i) u^2(x_j) \qquad (7-2)$$

如果函数 $y=f(x_1,x_2,\cdots,x_N)$ 是线性函数,则二阶以上的导数为零,式(7-1)不必考虑式(7-2)的高阶项。

对于非线性函数 $y=f(x_1,x_2,\cdots,x_N)$,如果 $u(x_i) \ll x_i$,则式(7-2)中的高阶项趋于零,可以不予考虑。也就是说,对于非线性不确定度数学模型,在实际评定测量不确定度时,只要各输入量的标准不确定度 $u(x_i)$ 分别远小于相应输入量的估计值 x_i,就不必考虑泰勒级数的高阶项,被测量 y 的合成标准不确定度 $u_c(y)$ 就可以由式(7-1)计算得到。在不确定度评定中,通常遇到的都是这种情况。

对于非线性函数 $y=f(x_1,x_2,\cdots,x_N)$,如果 x_i 的数学期望等于零,则式(7-2)中的高阶项也趋于零,可以不予考虑。

7.1.2 灵敏系数和测量结果的不确定度分量 $u_i(y)$

式(7-1)中的偏导数 $\partial f / \partial x_i$ 是在 $X_i = x_i$ 时导出的,这些偏导数称为灵敏系数(或传播系数),用符号 c_i 表示,即 $c_i = \partial f / \partial x_i$。它描述输出估计值 y 如何随输入估计值 $x_1,x_2,\cdots,x_N$ 变化而变化。尤其是,当输入估计值 x_i 产生微小变化时,将引起输出估计值 y 变化,可用 $(\Delta y)_i = (\partial f / \partial x_i)\Delta x_i = c_i \Delta x_i$ 表示。如果 $(\Delta y)_i$ 是来自输入估计值 x_i 的标准不确定度 $u(x_i)$ 的变化所引起的,那么输出估计值 y 的相应变化就是 $(\partial f / \partial x_i)u(x_i) = |c_i|u(x_i)$。因此在各输入量 X_i 互不相关时,式(7-1)可表示为

$$u_c^2(y) = \sum_{i=1}^{N} [c_i u(x_i)]^2 = \sum_{i=1}^{N} u_i^2(y) \qquad (7-3)$$

式中灵敏系数 c_i 为

$$c_i = \frac{\partial f}{\partial x_i} \qquad (7-4)$$

与各输入量估计值 x_i 的标准不确定度 $u(x_i)$ 对应的被测量 y 的标准不确定度分量 $u_i(y)$ 为

$$u_i(y) = |c_i|u(x_i) \qquad (7-5)$$

7.1.2.1 对测量结果 y 不确定度有贡献的不确定度分量

"对测量结果不确定度有贡献的不确定度分量"具有两种形式。在式(7-3)中,$u(x_i)$ 和 $u_i(y)$ 都可以认为是测量结果的不确定度分量。因为 $u(x_i)$ 是输入量估计值 x_i 的标准不确定度,输出量估计值或者说测量结果 y 与其有关;而 $u_i(y)$

是一系列标准不确定度,输出量估计值或者说测量结果 y 的合成标准不确定度 $u_c(y)$ 由它们合成而得到。简言之, $u(x_i)$ 和 $u_i(y)$ 都可以认为是引起测量结果 y 的合成不确定度 $u_c(y)$ 的不确定度分量。

7.1.2.2 表述测量结果 y 不确定度分量的推荐方法

当要给出测量结果的不确定度分量时,推荐的方法是:给出输入量估计值 x_i 的标准不确定度 $u(x_i)$ 及其灵敏系数(传播系数) $c_i = \partial f / \partial x_i$,则测量结果 y 的合成标准不确定度 $u_c(y)$ 由 $u_i(y) = |c_i| u(x_i)$ 得到,故称其为合成标准不确定度的标准不确定度分量。

例7-1 采用紫外分光光度法测定药品的含量,在相同条件下配制样品溶液和对照品溶液,在所选波长处同时测定两溶液的吸光度,按下式计算样品的浓度。已知 $A_样 = 0.5494, A_对 = 0.5489, C_对 = 0.236 \mu g/ml$,试求测量结果 $C_样$ 的标准不确定度。

$$C_样 = \frac{A_样 \, C_对}{A_对}$$

解:根据式(7-3)和式(7-5),可列出测定结果 $C_样$ 的合成方差表示式

$$u_c^2(C_样) = \left(\frac{\partial C_样}{\partial A_样}\right)^2 u^2(A_样) + \left(\frac{\partial C_样}{\partial A_对}\right)^2 u^2(A_对) + \left(\frac{\partial C_样}{\partial C_对}\right)^2 u^2(C_对)$$

$$= c_1^2 u^2(A_样) + c_2^2 u^2(A_对) + c_3^2 u^2(C_对)$$

式中: $c_1 = \dfrac{C_对}{A_对}, c_2 = -\dfrac{A_样 \, C_对}{A_对^2}, c_3 = \dfrac{A_样}{A_对}$

将各输入量的估计值代入各 c_i ,得

$$c_1 = \frac{C_对}{A_对} = 0.236/0.5489 = 0.4190 \mu g/ml$$

$$c_2 = -\frac{A_样 \, C_对}{A_对^2} - 0.5494 \times 0.236/(0.5489)^2 = 0.4303 \mu g/ml$$

$$c_3 = \frac{A_样}{A_对} = 0.5494/0.5489 = 1.001$$

将各输入估计值 x_i 的标准不确定度 $u(x_i)$ 的灵敏系数代入式(7-5),得到与各输入量估计值 x_i 的标准不确定度 $u(x_i)$ 对应的测量结果 $C_样$ 的标准不确度分量 $u_i(C_样)$ 为

$$u_1(C_样) = c_1 u(A_样) = 0.4190u(A_样)\mu g/ml$$

$$u_2(C_样) = c_2 u(A_对) = 0.4303u(A_对)\mu g/ml$$

$$u_3(C_样) = c_3 u(C_对) = 1.001u(C_对)$$

测量结果的合成标准不确定度为合成方差的平方根。

$$u_c^2(C_样) = [c_1 u(A_样)]^2 + [c_2 u(A_对)]^2 + [c_3 u(C_对)]^2$$

$$u_c^2(C_样) = [0.4190\mu g/ml \cdot u(A_样)]^2 + [0.4303\mu g/ml \cdot u(A_对)]^2 + [1.001 \cdot u(C_对)]^2$$

$$u_c(C_样) = \sqrt{[0.4190\mu g/ml \cdot u(A_样)]^2 + [0.4303\mu g/ml \cdot u(A_对)]^2 + [1.001 \cdot u(C_对)]^2}$$

[注] 当灵敏系数没有可靠的数学表达式存在时,灵敏系数 c_i 也可以通过实验直接评定给出。

7.1.3 合成标准不确定度的简化表示方法

数学模型仅涉及输入量的加或减。在对各输入量的标准不确定度分量 $u_i(y)$ 进行评定后,需要对各分量进行合成以得到被测量 Y 的合成标准不确定度 $u_c(y)$。合成时需要考虑各输入量之间是否存在相关性,以及数学模型是否存在显著的非线性。

7.1.3.1 标准形式的线性模型

线性数学模型的函数形式为

$$y = f(x_1, x_2, \cdots, x_N) \tag{7-6}$$
$$= y_0 + c_1 x_1 + c_2 x_2 + \cdots\cdots + c_N x_N$$

当被测量 Y 为相互独立的输入量 X_i 的线性函数,式中系数为常数,则式(7-1)被测量的 y 的合成方差可表述为

$$u_c^2(y) = \sum_{i=1}^{N} c_i^2 \cdot u^2(x_i) = \sum_{i=1}^{N} u_i^2(y)$$

且常数 $c_i = 1$ 或 -1 时,有

$$u_c^2(y) = \sum_{i=1}^{N} u^2(x_i) = \sum_{i=1}^{N} u_i^2(y)$$
$$u(x_i) = u_i(y)$$

例7-2 减重法称量读数 $y = x_1 - x_2$,x_1 与 x_2 不相关,$u(x_1) = 1.73mg$,$u(x_2) = 1.15mg$,则

$$u_c^2(y) = u^2(x_1) + u^2(x_2)$$

$$u_c(y) = \sqrt{u^2(x_1) + u^2(x_2)} = \sqrt{1.73^2 + 1.15^2} = 2.08mg$$

7.1.3.2 另一种形式的线性数学模型

线性数学模型的另一种形式为

$$y = f(x_1, x_2, \cdots, x_N) \qquad (7-7)$$
$$= mx_1^{p_1} x_2^{p_2} \cdots x_N^{p_N}$$

通过对数变换 $z = \ln y$ 和 $w_i = \ln x_i$，式(7-7)成为线性函数

$$z = \ln m + p_1 w_1 + p_2 w_2 + \cdots + p_N w_N \qquad (7-8)$$

式中，m 是常数，幂指数 p_i 可以为正数、负数或分数，如果 m 的不确定度和 $u(m)$ 和 p_i 的不确定度 $u(p_i)$ 可以忽略不计，则式(7-1)被测量的 y 的合成方差可表述为

$$\left[\frac{u_c(y)}{y} \right]^2 = u_{c(\mathrm{rel})}^2(y) = \sum_{i=1}^{n} \left[p_i \frac{u(x_i)}{x_i} \right]^2 = \sum_{i=1}^{n} \left[p_i u_{\mathrm{rel}}(x_i) \right]^2$$
$$(7-9)$$

式(7-9)给出的是相对合成方差，这表明在式(7-8)的函数形式下，采用相对标准不确定度 $u_{c(\mathrm{rel})}(y) = \dfrac{u_c(y)}{|y|}$ 和 $u_{c(\mathrm{rel})}(x_i) = \dfrac{u_c(x_i)}{|x_i|}$ 进行标准不确定度合成比较合适，但是要求 $x_i \neq 0$ 和 $y \neq 0$。

当 $p_i = +1$ 或 -1 时，式(7-9)可进一步简化为

$$\left[\frac{u_c(y)}{y} \right]^2 = u_{c(\mathrm{rel})}^2(y) = \sum_{i=1}^{n} \left[\frac{u(x_i)}{x_i} \right]^2 = \sum_{i=1}^{n} \left[u_{\mathrm{rel}}(x_i) \right]^2$$
$$(7-10)$$

例 7-3 $y = \dfrac{op}{qr}, o = 2.46, p = 4.32, q = 6.38, r = 2.99$，且互不相关，它们的标准不确定度分别为 $u(o) = 0.02, u(p) = 0.13, u(q) = 0.11, u(r) = 0.07$，则

$$y = \frac{op}{qr} = \frac{2.46 \times 4.32}{6.38 \times 2.99} = 0.56$$

$$u_{c(\mathrm{rel})}(y) = \frac{u_c(y)}{y} = \sqrt{\left(\frac{u(o)}{o} \right)^2 + \left(\frac{u(p)}{p} \right)^2 + \left(\frac{u(q)}{q} \right)^2 + \left(\frac{u(r)}{r} \right)^2}$$

$$= \sqrt{\left(\frac{0.02}{2.46} \right)^2 + \left(\frac{0.13}{4.32} \right)^2 + \left(\frac{0.11}{6.38} \right)^2 + \left(\frac{0.07}{2.99} \right)^2} = 0.043$$

测量结果 y 的合成标准不确定度 $u_c(y)$ 为

$$u_c(y) = y \times u_{(\mathrm{crel})}(y) = 0.043 \times 0.56 = 0.024$$

例 7-4 若 $y = x^n$，则

$$\frac{u_{c}(y)}{y} = n\frac{u(x)}{x}$$

即 y 是 x 的 n 次幂时，y 的相对标准不确定度等于 x 的相对标准不确定度的 n 倍。

例 7-5 已知被测量 $y = \dfrac{x_1 x_2}{x_3} + x_4$，各输入量相互独立无关，若已知：

$$x_1 = 1.000 \qquad x_2 = 8.000 \qquad x_3 = 2.000 \qquad x_4 = 0$$

$$u(x_1) = 0.001 \quad u(x_2) = 0.010 \quad u(x_3) = 0.002 \quad u(x_4) = 0.003$$

忽略高阶项，求合成标准不确定度 $u_c(y)$。

解：先求出 $y_1 = \dfrac{x_1 x_2}{x_3}$ 的标准不确定度，因输入量互不相关，采用方和根方法计算：

$$u(y_1) = y_1 u_{rel}(y_1) = \frac{x_1 x_2}{x_3}\sqrt{\left(\frac{u(x_1)}{x_1}\right)^2 + \left(\frac{u(x_2)}{x_2}\right)^2 + \left(\frac{u(x_3)}{x_3}\right)^2}$$

$$= 4 \times \sqrt{0.001^2 + 0.00125^2 + 0.001^2} = 0.0075$$

然后再采用方和根方法求被测量 $y = \dfrac{x_1 x_2}{x_3} + x_4$ 的合成标准不确定度 $u_c(y)$。

$$u_c(y) = \sqrt{u^2(y_1) + u^2(x_4)} = \sqrt{0.0075^2 + 0.003^2} = 0.0081$$

7.2 输入量相关时标准不确定度的合成

第一节说明了输入量 X_i 不相关时测量结果 y 的标准不确定度的合成。当输入量 X_i 之间明显相关时，就必须考虑其相关性。相关常是由相同的原因所引起的，例如当两个输入量使用同一台测量仪器，或者使用了相同的实物标准或参考物质，则这两个输入量之间就会存在较大的相关性。即使两个量 X_i 和 X_j 之间无真正的关联，但在得到它们的估计值的过程中，某些因素可能使它们的估计值 x_i 和 x_j 之间有某种关联，在标准不确定度合成时，仍然要考虑它们之间的相关性。

7.2.1 一般形式

当各输入量之间存在不可忽略的相关性时,合成标准不确定度成为

$$u_c^2(y) = \sum_{i=1}^{N} \sum_{j=1}^{N} \frac{\partial f}{\partial x_i} \cdot \frac{\partial f}{\partial x_j} \cdot u(x_i, x_j)$$

$$= \sum_{i=1}^{N} \left(\frac{\partial f}{\partial x_i} \right)^2 u^2(x_i) + 2 \sum_{i=1}^{N-1} \sum_{j=i+1}^{N} \frac{\partial f}{\partial x_i} \cdot \frac{\partial f}{\partial x_j} \cdot u(x_i, x_j)$$

$$(7-11)$$

式中,$u(x_i, x_j)$ 为 x_i, x_j 的估计协方差,且 $u(x_i, x_j) = u(x_j, x_i)$。式(7-11)也可以用输入量 x_i 和 x_j 之间的相关系数 $r(x_i, x_j)$ 来表示,由于

$$r(x_i, x_j) = \frac{u(x_i, x_j)}{u(x_i) u(x_j)} \tag{7-12}$$

式中,有 $r(x_i, x_j) = r(x_j, x_i)$,且 $-1 \leqslant r(x_i, x_j) \leqslant +1$,如果 x_i 和 x_j 相互独立,则 $r(x_i, x_j) = 0$,即一个值的变化不会预期另一个值也发生变化。

因此,式(7-11)成为

$$u_c^2(y) = \sum_{i=1}^{N} \left(\frac{\partial f}{\partial x_i} \right)^2 u^2(x_i) + 2 \sum_{i=1}^{N-1} \sum_{j=i+1}^{N} \frac{\partial f}{\partial x_i} \cdot \frac{\partial f}{\partial x_j} \cdot u(x_i) \cdot u(x_j) \cdot r(x_i, x_j)$$

$$(7-13)$$

若采用灵敏系数的符号来表示,则式(7-13)成为

$$u_c^2(y) = \sum_{i=1}^{N} c_i^2 \cdot u^2(x_i) + 2 \sum_{i=1}^{N-1} \sum_{j=i+1}^{N} c_i \cdot c_j \cdot u(x_i) \cdot u(x_j) \cdot r(x_i, x_j)$$

$$= \sum_{i=1}^{N} u_i^2(y) + 2 \sum_{i=1}^{N-1} \sum_{j=i+1}^{N} u_i(y) \cdot u_j(y) \cdot r(x_i, x_j)$$

$$(7-14)$$

由此可见,当各输入量之间存在相关性时,从原则上说必须已知相关系数后才能计算合成标准不确定度。

在所有输入估计值都相关时,且 $r(x_i, x_j) = 1$ 的特殊情况下,式(7-14)简化为

$$u_c^2(y) = \sum_{i=1}^{N} c_i^2 \cdot u^2(x_i) + 2 \sum_{i=1}^{N-1} \sum_{j=i+1}^{N} c_i \cdot c_j \cdot u(x_i) \cdot u(x_j)$$

$$= \left[\sum_{i=1}^{N} c_i u(x_i) \right]^2 = \left[\sum_{i=1}^{N} \frac{\partial f}{\partial x_i} u(x_i) \right]^2$$

$$(7-15)$$

这时，$u_c(y)$ 是由每个输入估计值 x_i 的标准不确定度 $u(x_i)$ 产生的输出估计值 y 的标准不确定度分量 $u_i(y) = c_i u(x_i)$ 的线性和。

7.2.2　测量不确定度评定中相关性的处理

若考虑仅有两个输入量 x_1 和 x_2 的情况，假定数学模型为

$$y = x_1 + x_2$$

于是有

$$u_c^2 = u_1^2 + u_2^2 + 2u_1 u_2 r_{12}$$

（1）若 x_1 和 x_2 之间相互独立或不相关，即相关系数 $r_{12} = 0$，则合成标准不确定度等于两不确定度分量之方和根，即 $u_c = \sqrt{u_1^2 + u_2^2}$。

（2）若 x_1 和 x_2 之间的相关系数 $r_{12} = 1$，即输入量 x_1 和 x_2 完全相关，则得到 $u_c = u_1 + u_2$。即合成标准不确定度等于两不确定度分量之和。

（3）若 x_1 和 x_2 之间的相关系数 $r_{12} = -1$，即输入量 x_1 和 x_2 完全反相关，则得到 $u_c = |u_1 - u_2|$。即合成标准不确定度等于两不确定度分量之差。

（4）对于一般情况 $-1 < r_{12} < 1$，即输入量 x_1 和 x_2 部分相关，此时 $u_c^2 = u_1^2 + u_2^2 + 2u_1 u_2 r_{12}$。原则上说必须要知道相关系数后才能求出合成标准不确定度。

相关系数可以从实验测量得到。通过实验，同时测量若干组输入量 x 和 y 之值，则可由下式计算得到相关系数或协方差。

$$r(x,y) = \frac{s(x,y)}{s(x)s(y)} \tag{7-16}$$

$$s(x,y) = \frac{\sum\limits_{k=1}^{n}(x_k - \bar{x})(y_k - \bar{y})}{n-1} \tag{7-17}$$

而输入量 x 和 y 的平均值 $\bar{x}$ 和 $\bar{y}$ 之间的相关系数和协方差为

$$r(\bar{x},\bar{y}) = \frac{s(\bar{x},\bar{y})}{s(\bar{x})s(\bar{y})} = r(x,y) \tag{7-18}$$

$$s(\bar{x},\bar{y}) = \frac{\sum\limits_{k=1}^{n}(x_k - \bar{x})(y_k - \bar{y})}{n(n-1)} \tag{7-19}$$

相关系数的实验测量比较麻烦，还需耗费大量的时间。因此在进行测量不确定度评定时一般应尽可能避免处理相关性。相关性的处理通常有下述几种方法。

（1）采用合适的测量方法和测量程序,尽可能避免输入量之间的相关性。

（2）在测量不确定度评定中,可以选择输入量并尽量采用不相关的输入量。

（3）如果相关的两个输入量本身在合成标准不确定度中不起主要作用,则可以忽略它们之间的相关性。

（4）如果输入量之间的相关性较强,可以假定它们之间的相关系数为1。即直接将各相关的不确定度分量相加,然后再与其他不相关的输入量通过方差相加的方法进行合成。此法得到的合成标准不确定度会稍大,而对于大部分情况这样做是允许的。只要最后得到的不确定度符合要求,合理地高估测量不确定度并无明显的害处。

（5）仅在所有其他方法都不适用的情况下,才考虑通过实验测量相关系数。

7.2.3 非线性数学模型的合成标准不确定度

对于线性数学模型,由于对各输入量 x_i 的二阶及二阶以上偏导数均为零,因此在不确定度传播定律中不存在高阶项。

对于非线性数学模型,高阶项的处理是比较复杂的,因此一般也应尽可能避免处理高阶项。

（1）在通常的非线性模型的情况下,当非线性不太强时,高阶项一般均比一阶项小很多,此时可以将高阶项忽略。直接按线性模型的方法处理。

（2）在有些情况下,可能存在某些输入量 x_i 的数学期望远小于其标准不确定度 $u(x_i)$,或甚至数学期望等于零。此时一阶项将远小于高阶项或甚至为零,于是高阶项就变得不可忽略而必须处理高阶项。

（3）有时也可以将高阶项近似作为一阶项处理。此时灵敏系数表示式中的输入量不取其数学期望,而代之以在测量中可能出现的最大值,同时忽略其高阶项。在由国际计量局组织的量块国际比对中,曾规定统一采用此法来评定测量不确定度。

7.2.4 若干种比较简单的非线性函数

实际上,对于比较简单的非线性项,要处理式(7-11)中的高阶项也并不十分困难。下面给出若干种简单非线性函数在考虑了下一个高阶项后的方差表示式。

（1）若 $y=x^2$，由式（7-11）可得

$$u^2(y) = 4x^2u^2(x) + 2u^4(x)$$

当 x 的数学期望远小于其标准不确定度 $u(x)$，或数学期望为零时，上式成为

$$u^2(y) = 2u^4(x)$$

（2）若 $y=x^3$，由式（7-11）可得

$$u^2(y) = 9x^4u^2(x) + 36x^2u^4(x)$$

或

$$u^2(y) = 36x^2u^4(x)$$

（3）若 $y=x_1x_2$，由式（7-11）可得

$$u^2(y) = x_2^2u^2(x_1) + x_1^2u^2(x_2) + u^2(x_1)u^2(x_2)$$

或

$$u^2(y) = x_2^2u^2(x_1) + u^2(x_1)u^2(x_2)$$

或

$$u^2(y) = x_1^2u^2(x_2) + u^2(x_1)u^2(x_2)$$

或

$$u^2(y) = u^2(x_1)u^2(x_2)$$

（4）若 $y=x_1^2x_2$，由式（7-11）可得

$$u^2(y) = 4x_1^2x_2^2u^2(x_1) + x_1^4u^2(x_2) + 2x_2^2u^4(x_1) + 6x_1^2u^2(x_1)u^2(x_2)$$

或

$$u^2(y) = 2x_2^2u^4(x_1)$$

或

$$u^2(y) = x_1^4u^2(x_2) + 6x_1^2u^2(x_1)u^2(x_2)$$

或

$$u^2(y) = u^2(x_1)u^2(x_2)$$

（5）若 $y=x_1x_2x_3$，由式（7-11）可得

$$u^2(y) = x_2^2x_3^3u^2(x_1) + x_1^2x_3^3u^2(x_2) + x_1^2x_2^2u^2(x_3) +$$
$$x_3^2u^2(x_1)u^2(x_2) + x_2^2u^2(x_1)u^2(x_3) + x_1^2u^2(x_2)u^2(x_3)$$

或

$$u^2(y) = x_2^2x_3^3u^2(x_1) + x_3^2u^2(x_1)u^2(x_2) + x_2^2u^2(x_1)u^2(x_3)$$

或

$$u^2(y) = x_3^2u^2(x_1)u^2(x_2)$$

例 7-6　设 $y=c_1x_1+c_2x_2+c_3x_3$，试讨论其相关性。

解：设 $c_1u(x_1)=u_1$，$c_2u(x_2)=u_2$ 和 $c_3u(x_3)=u_3$，讨论如下几种情况。

① 如果 x_1，x_2 和 x_3 互不相关，由式（7-2）可得

$$u_c^2(y) = [c_1u(x_1)]^2 + [c_2u(x_2)]^2 + [c_3u(x_3)]^2 = u_1^2 + u_2^2 + u_3^2$$

（2）如果 x_2 和 x_3 之间相关，其余不相关，由式（7-13）可得

$$u_c^2(y) = [c_1u(x_1)]^2 + [c_2u(x_2)]^2 + [c_3u(x_3)]^2 + c_2c_3u(x_2)u(x_3)r(x_2,x_3)$$
$$= u_1^2 + u_2^2 + u_3^2 + 2u_2u_3r_{23}$$

（3）如果 x_1，x_2 和 x_3 之间相关，由式（7-13）可得

$$u_c^2(y) = u_1^2 + u_2^2 + u_3^2 + 2u_1u_2r_{12} + 2u_1u_3r_{13} + 2u_2u_3r_{23}$$

当相关系数 $r_{12}=r_{13}=r_{23}=1$ 时，上式变为

$$u_c^2(y) = (u_1 + u_2 + u_3)^2$$

7.3 合成标准不确定度的自由度与评定流程

7.3.1 合成标准不确定度的自由度

合成标准不确定度 $u_c(y)$ 的自由度称为有效自由度,记为 v_{eff}。如果合成方差 $u_c^2(y)$ 是两个或多个估计方差分量的合成,即 $u_c^2(y) = \sum_{i=1}^{N} c_i^2 u^2(x_i)$,即使每个 x_i 是正态分布的输入量 X_i 的估计值,变量 $(y-Y)/u_c(y)$ 的分布不是 t 分布。然而,这个变量可以用 t 分布近似,其有效自由度由韦尔奇-萨特思韦特(Welch-Satteethwaite)公式得到

$$v_{eff} = \frac{u_c^4(y)}{\sum_{i=1}^{N} \dfrac{u_i^4(y)}{v_i}} \qquad (7-20)$$

v_i 是 $u(x_i)$ 的自由度,所有的 $u(x_i)$ 是相互统计独立的,且

$$v_{eff} \leqslant \sum_{i=1}^{N} v_i \qquad (7-21)$$

式(7-20)也可以用于计算相对合成标准不确定度的有效自由度的计算,这时式(7-9)的有效自由度为

$$v_{eff} = \frac{[u_c(y)/y]^4}{\sum_{i=1}^{N} \dfrac{[p_1 u(x_i)/x_i]^4}{v_i}} = \frac{[u_c(y)/y]^4}{\sum_{i=1}^{N} \dfrac{[p_1 u_{rel}(x_i)]^4}{v_i}} \qquad (7-22)$$

合成标准不确定度 $u_c(y)$ 通常情况下按照 t 分布近似处理。如果式(7-20)或式(7-22)得到的自由度不是一个整数,通常舍位到最接近的较低位的整数,即只舍不进。

例7-7 已知某量由不相关的 4 个不确定度分量所组成,各分量的值和自由度分别为

$$u_1 = 10.0 \qquad\qquad v_1 = 5$$

$$u_2 = 10.0 \qquad\qquad v_2 = 5$$

$$u_3 = 10.0 \qquad\qquad v_3 = 5$$

$$u_4 = 10.0 \qquad\qquad v_4 = 5$$

求合成标准不确定度及其有效自由度 v_{eff}。

解: 由于各不确定度分量互不相关,用方和根方法求合成标准不确定度

$$u_c = \sqrt{u_1^2 + u_2^2 + u_3^2 + u_4^2} = \sqrt{10.0^2 + 10.0^2 + 10.0^2 + 10.0^2} = 20.0$$

其有效自由度为

$$v_{\text{eff}} = \frac{u_c^4}{\dfrac{u_1^4}{v_1} + \dfrac{u_2^4}{v_2} + \dfrac{u_3^4}{v_3} + \dfrac{u_4^4}{v_4}} = 20$$

例7-8 设 $Y = f(X_1, X_2, X_3) = BX_1X_2X_3$,及正态分布的输入量 X_1, X_2, X_3 的估计值 x_1, x_2, x_3 是分别 $n_1 = 10, n_2 = 5$ 和 $n_3 = 15$ 次重复独立观测值的算术平均值,其相对标准不确定度分别为 $u(x_1)/x_1 = 0.25\%$,$u(x_2)/x_2 = 0.57\%$,$u(x_3)/x_3 = 0.82\%$。应用简化方法式(7-9)表示,则合成标准不确定度为

$$\frac{u_c(y)}{y} = \sqrt{\left[\frac{u(x_1)}{x_1}\right]^2 + \left[\frac{u(x_2)}{x_2}\right]^2 + \left[\frac{u(x_3)}{x_3}\right]^2}$$

$$= \sqrt{0.25^2 + 0.57^2 + 0.82^2}\,\% = 1.03\%$$

应用式(7-20)得到

$$v_{\text{eff}} = \frac{1.03^4}{\dfrac{0.25^4}{10-1} + \dfrac{0.57^4}{5-1} + \dfrac{0.82^4}{15-1}} = 19.0$$

7.3.2 合成标准不确定度评定流程

综合所述评定方法,可用图7-1给出合成标准不确定度评定的流程。

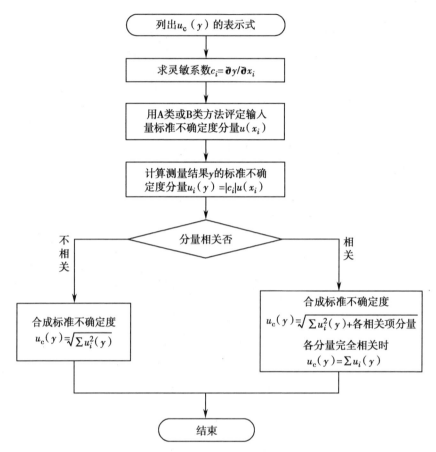

图 7-1　合成标准不确定度评定流程

8

扩展不确定度的评定

8.1 输出量的分布特征

前一章介绍了合成标准不确定度及其评定,评定的过程是给出输入量 X_i 的估计值 x_i 的标准不确定度 $u(x_i)$ 及其灵敏系数(传播系数)$c_i = \dfrac{\partial f}{\partial x_i}$,然后由各标准不确定度分量 $u_i(y) = c_i u(x_i)$ 计算测量结果 y 的合成标准不确定度 $u_c(y)$。需要指出的是:

(1)各输入量 X_i 可能服从不同的分布,诸如正态分布、均匀分布、三角分布等,对每一个输入量 X_i 有 3 个参量,即标准不确定度 $u(x_i)$、自由度 v_i 及其分布特征;

(2)输出量 Y 也有 3 个参量,即合成标准不确定度 $u_c(y)$、有效自由度 v_{eff} 及其分布特征。

显然,合成标准不确定度 $u_c(y)$ 及其有效自由度 v_{eff} 可以由相应的数学公式计算给出。问题是,输出量 Y 服从什么分布? 对于这个问题,统计学中有系统的论述。

如果 $Y = c_1 X_1 + c_2 X_2 + \cdots + c_N X_N = \sum\limits_{i=1}^{N} c_i X_i$,以及所有的 X_i 是用正态分布表征的,则 Y 的卷积分布的结果也是正态分布的。而且,即使 X_i 的分布不是正态分布,随着测量样本容量 N 的增大,样本平均值的分布将逐渐变形而趋近于一个正态分布。

但是,当 N 较小,即输入量 X_i 的个数较少时,将导致输出量 Y 较多地具有占主导地位的输入量 X_i 的分布特征。例如输出量(被测量)$Y = X_1 + X_2$,其中 X_1 服从正态分布,而 X_2 服从均匀分布,且 $u(x_1)$ 比 $u(x_2)$ 小很多,则可认为输出量 Y 较多地具有均匀分布的特征。

8.2　扩展不确定度的含义

　　测定不确定度的定义指出,测量不确定度"诸如称为标准测量不确定度的标准偏差(或其特定的倍数),或者是说明了包含概率的区间的半宽度"。而扩展不确定度的定义为"合成标准不确定度与一个大于 1 的因子的乘积"。因此,扩展不确定度的表示方式分为两种,即 U 和 U_p。U 表示标准偏差的倍数,U_p 表示具有包含概率 p 的包含区间的半宽度。两者的含义是不同的,必要时应采用符号下标加以区别。

　　表示标准偏差的倍数的扩展不确定度 U 由合成标准不确定度 $u_c(y)$ 乘以包含因子 k 得到

$$U = k\, u_c(y) \qquad\qquad (8\text{-}1)$$

　　由此,测量结果可方便地表示为

$$Y = y \pm U$$

　　意思是被测量 Y 的最佳估计值为 y,由 $y-U$ 到 $y+U$ 是一个区间,可期望该区间包含了能合理赋予被测量 Y 的可能值分布的大部分。或者说,被测量 Y 的可能值以较高的包含概率落在区间 $[y-U, y+U]$ 内。这样一个区间也可表示为 $y-U \leqslant Y \leqslant y+U$。

　　在一般情况下,建议检测实验室采用这种方法表示扩展不确定度 U。

　　表示具有包含概率 p 的包含区间的半宽度的扩展不确定度 U_p 用下式表示

$$U_p = k_p\, u_c(y) \qquad\qquad (8\text{-}2)$$

它确定了一个区间　　　　　　　　$y-U_p \leqslant Y \leqslant y+U_p$

该区间具有一个很高的已规定的包含概率 p。

　　如第一节所述,为了得到相应于规定包含概率 p 的包含因子 k_p 的值,需要对测量结果及其合成标准不确定度表征的概率分布有详细的了解。

　　需要指出,在大多数实际情况下,计算得到的具有规定包含概率的包含区间仅仅是近似的最佳值。即使对服从正态分布的量进行多达 30 次的独立重复观测,其平均值的实验标准偏差本身的不确定度约为 13%。

8.3　包含因子的选择

8.3.1　不计算自由度时扩展不确定度的表示方法

当测量结果 y 及其合成标准不确定度 $u_c(y)$ 的概率分布近似为正态分布,且 $u_c(y)$ 的有效自由度较大时,就可以直接由已知的合成标准不确定度 $u_c(y)$ 乘以一个包含因子 k,计算出扩展不确定度 U

$$U = k\, u_c(y)$$

可以期望在 $y-U$ 到 $y+U$ 的区间包含了测量结果可能值 y 的较大部分。一般取 $k=2\sim3$,在大多数情况下取 $k=2$。当 k 取其他值时,应加以说明。

在实际测量工作中,如果对被测量 Y 的可能值的分布作正态分布的估计,虽然没有计算有效自由度 v_{eff},但是可以估计 v_{eff} 不太小时,就可以采用这种方法给出扩展不确定度 U。

当只给出扩展不确定 U 时,不必要评定各标准不确定度分量的自由度 v 及合成标准不确定度的有效自由度 v_{eff}。这时可直接选取包含因子 k,而且一般也不需要给出包含概率 p。

需要指出;

(1) 当取 $U=2u_c(y)$ 时,被测量 Y 可能值 y 落在区间 $[y-U,y+U]$ 内的包含概率近似为95%。

(2) 当取 $U=3u_c(y)$ 时,被测量 Y 可能值 y 落在区间 $[y-U,y+U]$ 内的包含概率近似为99%。

8.3.2　计算自由度时扩展不确定度的表示方法

如果合成标准不确定度 $u_c(y)$ 的有效自由度 v_{eff} 较小,并要求包含区间具有规定的包含概率 p,当按中心极限定理估计其分布接近正态分布时,包含因子 k_p 采用 t 分布临界值。

这时将已知的合成标准不确定度 $u_c(y)$ 乘以一个包含因子 k_p,计算出扩展不确定度 U_p

$$U_p = k_p\, u_c(y)$$

可以期望在 $y-U_p$ 到 $y+U_p$ 的区间内,以包含概率 p 包含了测量结果 y 的可能值。

计算包含因子 k_p 的四个步骤如下。

(1) 通过测量及不确定度评定得到测量结果 y 及其合成标准不确定度 $u_c(y)$。

(2) 由韦尔奇-萨特思韦特(Welch-Satteethwaite)公式得到有效自由度 v_{eff}。

$$v_{eff} = \frac{u_c^4(y)}{\sum_{i=1}^{N} \frac{u^4(x_i)}{v_i}}$$

式中,v_i 是 $u(x_i)$ 的自由度,所有的 $u(x_i)$ 是相互统计独立的。且

$$v_{eff} = \sum_{i=1}^{N} v_i$$

(3) 根据所要求的包含概率 p,从 t 分布临界值表查得 $t_p(v_{eff})$。如果 v_{eff} 不是整数,应将 v_{eff} 修约到最低位整数(只舍不进)。

(4) 取 $k_p = t_p(v_{eff})$ 并计算扩展不确定度 $U_p = k_p u_c(y)$。

当 $v_{eff} \to \infty$,t 分布就变成正态分布。

需要注意扩展不确定度 U_p 的写法,JJF1059.1-2012 规定写作 U_{99}、U_{95},而不写作 $U_{0.99}$、$U_{0.95}$。

如前所述,自由度与标准不确定度的相对标准不确定度有关。或者说,自由度与不确定度的不确定度有关。自由度是一种二阶不确定度,表示所给标准不确定度的可靠程度或准确程度。自由度越大,则所得到的标准不确定度越可靠。

例 8-1 由例 7-8 设 $Y=f(X_1,X_2,X_3)=BX_1X_2X_3$,及正态分布的输入量 X_1,X_2,X_3 的估计值 x_1,x_2,x_3 是分别 $n_1=10,n_2=5$ 和 $n_3=15$ 次重复独立观测值的算术平均值,其相对标准不确定度分别为 $u(x_1)/x_1=0.25\%$,$u(x_2)/x_2=0.57\%$,$u(x_3)/x_3=0.82\%$。求测量结果的扩展不确定度。

解:

① 由简化表示方法式(7-9),则相对合成标准不确定度为

$$\frac{u_c(y)}{y} = \sqrt{\left[\frac{u(x_1)}{x_1}\right]^2 + \left[\frac{u(x_2)}{x_2}\right]^2 + \left[\frac{u(x_3)}{x_3}\right]^2}$$

$$= \sqrt{0.25^2 + 0.57^2 + 0.82^2}\% = 1.03\%$$

② 应用式(7-20)计算有效自由度

$$v_{eff} = \frac{1.03^4}{\dfrac{0.25^4}{10-1} + \dfrac{0.57^4}{5-1} + \dfrac{0.82^4}{15-1}} 19.0$$

③ 取包含概率 $p = 95\%$，根据 $v_{eff} = 19$，查 t 分布表得 $t_p(v_{eff}) = t_{95}(19) = 2.09$。

④ 取 $k_{95} = t_p(v_{eff}) = t_{95}(19) = 2.09$，计算扩展不确定度为

$$U_{p(rel)} = k_{95} \, u_{c(rel)}(y) = t_{95}(19) \, u_{c(rel)}(y) = 2.09 \times 1.03\% = 2.2\%$$

8.3.3 被测量估计值服从其他分布时扩展不确定度的表示方法

如果可以确定被测量 Y 可能值的分布不是正态分布，而是接近于其他分布，则绝不应取 $k = 2 \sim 3$ 或 $k_p = t_p(v_{eff})$ 计算扩展不确定度 U 或 $U_p = k_p u_c(y)$。k 值应由分布计算得到。例如，Y 可能值近似均匀分布，则包含因子 k 与包含概率之间的关系可以参照表 8-1。对于 U_{95}，$k_p = 1.65$，对于 U_{99}，$k_p = 1.71$。

表 8-1   均匀分布时包含概率 p 与包含因子 k_p 的关系

包含概率 $p(\%)$	57.74	95	99	100
包含因子 k_p	1	1.65	1.71	1.73

表 8-2 给出了三角分布、梯形分布和矩形分布在不同包含概率 p 时的包含因子 k_p 的数值。

表 8-2   三角分布、梯形分布和矩形分布时包含概率 p 与包含因子 k_p 的关系

估计的被测量分布	包含概率 $p(\%)$		
	100	99	95
三角分布	$\sqrt{6}$	2.20	1.90
梯形分布(等腰梯形 $\beta = 0.5$)	2.19	2.00	1.77
矩形分布	$\sqrt{3}$	1.71	1.65

在数学上，这相当于当总体分布满足正态分布时，其样本分布将满足 t 分布。t 分布是表征正态分布总体样本中所取子样的分布。不同的子样大小，即不同的自由度，对应于不同的 t 分布。对于 t 分布，包含因子 $k_p = t_p(v_{eff})$ 的数值可以由所规定的置信概率 p 和计算得到的有效自由度 v_{eff} 通过查表(表 8-3)得到。

表 8-3　　t 分布在不同置信概率 p 与自由度 v 时的 $t_p(v)$ 值

自由度 v	$p \times 100$					
	66. 27	90	95	95. 35	99	99. 73
1	1. 84	6. 31	12. 71	13. 97	63. 66	235. 80
2	1. 32	2. 92	4. 30	4. 53	9. 92	19. 21
3	1. 20	2. 35	3. 18	3. 31	5. 84	9. 22
4	1. 14	2. 13	2. 78	2. 87	4. 60	6. 62
5	1. 11	2. 02	2. 57	2. 65	4. 03	5. 51
6	1. 09	1. 94	2. 45	2. 52	3. 71	4. 90
7	1. 08	1. 89	2. 36	2. 43	3. 50	4. 53
8	1. 07	1. 86	2. 31	2. 37	3. 36	4. 28
9	1. 06	1. 83	2. 26	2. 32	3. 25	4. 09
10	1. 05	1. 81	2. 23	2. 28	3. 17	3. 96
11	1. 05	1. 8	2. 20	2. 25	3. 11	3. 85
12	1. 04	1. 78	2. 18	2. 23	3. 05	3. 76
13	1. 04	1. 77	2. 16	2. 21	3. 01	3. 69
14	1. 04	1. 76	2. 14	2. 2	2. 98	3. 64
15	1. 03	1. 75	2. 13	2. 18	2. 95	3. 59
16	1. 03	1. 75	2. 12	2. 17	2. 92	3. 54
17	1. 03	1. 74	2. 11	2. 16	2. 90	3. 51
18	1. 03	1. 73	2. 10	2. 15	2. 88	3. 48
19	1. 03	1. 73	2. 09	2. 14	2. 86	3. 45
20	1. 03	1. 72	2. 09	2. 13	2. 85	3. 42
25	1. 02	1. 71	2. 06	2. 11	2. 79	3. 33
30	1. 02	1. 7	2. 04	2. 09	2. 75	3. 27
35	1. 01	1. 7	2. 03	2. 07	2. 72	3. 23
40	1. 01	1. 68	2. 02	2. 06	2. 70	3. 20
45	1. 01	1. 68	2. 01	2. 06	2. 69	3. 18
50	1. 01	1. 68	2. 01	2. 05	2. 68	3. 16
100	1. 005	1. 66	1. 984	2. 025	2. 626	3. 077
∞	1. 000	1. 64	1. 960	2. 000	2. 576	3. 000

若某量服从期望 μ,总体标准差 σ 的正态分布,则当 $k=1,2,3$ 时,
区间 $\mu \pm k\sigma$ 分别包含分布的 68. 27% ,95. 45% ,99. 73%

8.3.4　无法判断被测量分布时扩展不确定度的表示方法

当无法判断被测量 Y 的分布时，不可能根据分布来确定包含因子 k。因此通常只能假定 $k=2$ 或 3，绝大部分情况下均取 $k=2$，于是扩展不确定度为

$$U = 2u_c(y)$$

由于不知道被测量的分布，无法建立置信概率 p 和包含因子 k 之间的关系，也无法知道所对应的置信概率。因此扩展不确定度不能用 U_p 表示，只能用 U 来表示。

8.3.5　安全因子

当被测量接近于正态分布但不计算自由度而直接选定 k 值时，从原则上说，将无法确定扩展不确定度所对应的置信概率。但如果能保证自由度不太小，则对应于 $k=2$ 或 3 的置信概率大体上接近于 95% 和 99%。但若其自由度较小，则所得到的实验标准差便可能有相当大的不可靠性，即其对应的置信概率可能与 95% 或 99% 相差甚远。为了使在此情况下，仍大体上有 95% 的置信概率（对应于 $k=2$），可采用补偿的办法，将用贝塞尔公式计算得到的实验标准差乘以一个安全因子 h，以作为标准不确定度。即

$$u(x) = h \times s(x)$$

对应于 $k=2$ 时的安全因子 h 见表 8-4。

表 8-4　$k=2$ 时的安全因子 h

测量次数	2	3	4	5	6	7	8	9	10
$h(k=2)$	7.0	2.3	1.7	1.4	1.3	1.3	1.2	1.2	1

表 8-4 实际上是由 t 分布表得到的。一般说来，当在合成标准不确定度中 A 类分量起主要作用时，以采用安全因子为佳。当 B 类分量起主要作用，而 A 类分量很小或几乎可以忽略时，安全因子一般并不起作用。当 B 类分量起主要作用，并且其自由度很小时，安全因子无效。

8.3.6　被测量 Y 不同分布时扩展不确定度的表示比较

对于被测量 Y 的不同分布情况，扩展不确定度的表示方法见表 8-5。

表 8-5　被测量 Y 不同分布时扩展不确定度的表示方法

	被测量分布类型	扩展不确定度表示方式
1	被测量接近于正态分布	用 U_p 表示,给出 k 值和有效自由度 v_{eff}。k 值与置信概率 p 和有效自由度 v_{eff},由分布表得到
2	被测量接近于正态分布但没有必要用 U_p 表示	用 U 表示,给出所设定的 k 值。当假定 $k=2$ 或 3 时,在自由度不太小情况下,大体上分别对应于 95% 和 99% 的置信概率
3	被测量为非正态分布,但接近某种其他分布	用 U_p 表示,指明被测量的分布,并给出置信概率和 k 值。k 值必须根据分布和 p 值确定
4	无法判断被测量接近于何种分布	用 U 表示,同时给出所设定的 k 值(2 或 3),大多数情况下选 $k=2$

8.4　扩展不确定度评定流程

综上所述,可将扩展不确定度的评定流程简明地示于图 8-1。

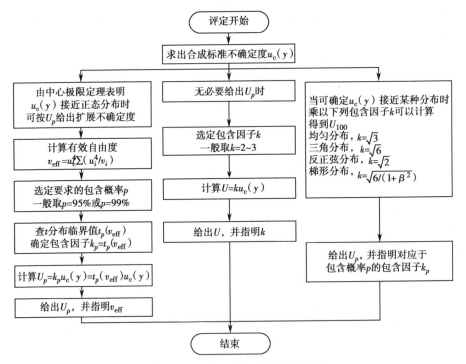

图 8-1　扩展不确定度评定流程图

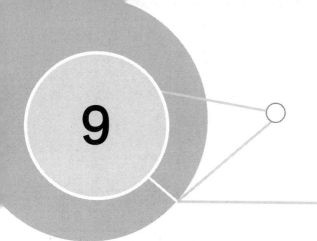

9

测量不确定度的
报告与表示

9.1 测量结果及其不确定度的报告

9.1.1 测量结果不确定度报告的形式

完整的测量结果含有两个基本量,一是被测量 Y 的最佳估计值 y,通常由数据测量列的算术平均值给出,另一个就是描述该测量结果分散性的量,即测量不确定度。测量不确定度是测量过程中来自测量设备、人员、测量方法、环境及被测样品所有的不确定度因素的集合,一般以合成标准不确定度 $u_c(y)$、扩展不确定度 $U(y)$ 或它们的相对形式 $u_{c(rel)}(y) = u_c(y)/|y|(|y| \neq 0)$、$U_{rel}(y) = U(y)/|y|(|y| \neq 0)$ 给出。

(1) 被测量 Y 的最佳估计值 y,一般是有量纲的量,如 100ml、12.06mg 等。对于量纲为 1 的量,其测量结果的表述为一个数。

(2) 测量不确定度以 $u_c(y)$ 或 $U(y)$ 的形式给出时,具有与被测量 Y 的最佳估计值 y 相同的量纲,如 $u_c(y) = 11.4mg$,$U(y) = 0.06mg$ 等。若测量不确定度以 $u_{c(rel)}(y)$ 或 $U_{rel}(y)$ 的形式给出时,都是无量纲的量。例如,$U_{rel}(y) = 0.04\%$。当以相对形式表示测量不确定度时,包含区间半宽由相对测量不确定度乘以最佳估计值得到。

测量不确定度报告的形式和内容,应遵循 JJF1059.1-2012 的规定,这是因为:①以规定的形式报告测量结果及其不确定度具有国际通用性,便于各技术机构或实验室直接相互交流、比对;②以规定的形式报告测量结果及其不确定度,以便提供足够多的信息量,便于使用者分析引用。例如各级计量部门进行具体的不确定度分析时,需要引入上级计量标准的不确定度分量,它体现了测量不确定度的"传播性"。

9.1.2　测量结果不确定度报告的信息

不确定度的信息量包含从被测量的定义、函数关系、相关性、处理方法直至得到 U_p,v_{eff} 以及报告结果的所有信息。JJF1059.1-2012 中并不要求所有测量都必须提供全部的信息量,而是要求根据具体情况提供足够多的信息量。

（1）对于比较重要的测量,不确定度的报告一般包括以下内容：①有关输入量与输出量的函数关系以及灵敏系数 c_i；②修正值和常数的来源及其不确定度；③输入量 X_i 的实验观测数据及其估计值 x_i,标准不确定度 $u(x_i)$ 的评定方法及其量值、自由度 v_i,并将它们列出表格；④对所有相关输入量给出其协方差或相关系数 r 及其获得方法；⑤测量结果的数据处理程序,该程序应易于重复,必要时报告结果的计算能独立重复。

（2）工业生产、商业等日常的大量测量,测量不确定度反映于别的要求,也应满足于相应的技术要求。

（3）证书上的校准结果或修正值应给出测量不确定度,对计量部门或校准实验室尤为重要。报告中提供的信息量的多少随测量的性质不同而有所变化。如国家基准的测量不确定度报告应包含较多的信息,如药品标准品或对照品应给出不确定度。需要指出,所有报告的信息应是最新信息,以使提供的信息与实际使用的测量程序相一致。

（4）有时给出的信息量取决于用户的具体要求。

9.2　测量不确定度的报告形式

测量不确定度报告有两种形式,一类是直接报告合成标准不确定度,另一类是报告扩展不确定度。

9.2.1　使用扩展不确定度报告测量结果的不确定度

9.2.1.1　适用范围

除某些特殊要求的情况之外,一般情况下都采用扩展不确定度 U、U_{rel} 或 U_p、U_{prel} 报告测量结果的不确定度。

9.2.1.2 报告包含的内容

当用扩展标准不确定度 U 或 U_p 报告测量结果的不确定度时,除提供9.1所述信息外,还应做到:

(1)给出被测量 Y 是如何定义的充分描述;

(2)给出被测量 Y 的估计值 y 及其扩展标准不确定度 U 或 U_p,U 或 U_p 都应给出单位;

(3)必要时,可用相对扩展不确定度 $U_{rel}(y)=U(y)/|y|$($|y|\neq0$)表示;

(4)对应 U_p 给出包含因子 k_p,指明包含概率 p,JJF1059.1-2012推荐给出有效自由度 v_{eff},以便于不确定度传播到下一级。

9.2.1.3 报告的基本形式

现以药物残渣测量结果不确定度报告为例,测量结果为 $m_s=7.326\text{mg}$,合成标准不确定度 $u_c(m_s)$ 为 0.015mg。

以下列举的报告形式中的符号含义,必要时应有文字说明,也可采用它们的名称代替符号,或同时采用。如有必要,单位的符号也可代之以中文符号或名称。

(1)采用形式 $U=ku_c(y)$ 报告测量结果的不确定度

取包含因子 $k=2$,扩展不确定度 $U=ku_c(m_s)=0.030\text{mg}$,测量结果不确定报告可用以下两种形式之一表示:

① $m_s=7.326\text{mg}$,$U=0.030\text{mg}$;$k=2$。

② $m_s=(7.326\pm0.030)\text{mg}$;$k=2$。

(2)采用形式 $U_p=k_pu_c(y)$ 报告测量结果的不确定度

当被测量接近某种非正态分布时,则在给 k 值的同时,最好指出被测量的分布类型。

当被测量接近正态分布时,如 $u_c(m_s)0.015\text{mg}$,$v_{eff}=9$,取 $p=95\%$,查 t 分布表得到 $k_{95}=t_{95}(9)=2.26$,$U_{95}=k_{95}u_c(m_s)=2.26\times0.015=0.034\text{mg}$。测量结果报告可用以下四种形式之一表示:

① $m_s=7.326\text{mg}$,$U_{95}=0.034\text{mg}$;$v_{eff}=9$。

② $m_s=(7.326\pm0.034)\text{mg}$;$v_{eff}=9$,括号内第二项为 U_{95} 之值。

③ $m_s=7.326(34)\text{mg}$;$v_{eff}=9$,括号内为 U_{95} 之值,其末位与前面结果内末位数对齐。

④ $m_s=7.326(0.034)\text{mg}$;$v_{eff}=9$,括号内为 U_{95} 之值,与前面结果有相同计量

单位。

当报告扩展不确定度 U_p 时,为了明确起见,推荐以下说明方式,例如

$$m_s = (7.326 \pm 0.034) \, \text{mg}$$

式中,正负号后的数值为扩展不确定度 $U_{95} = k_{95} u_c(m_s)$,而合成标准不确定度 $u_c(m_s) = 0.015 \text{mg}$,有效自由度 $v_{\text{eff}} = 9$,包含因子 $k_{95} = t_{95}(9) = 2.26$,从而具有大约 95%概率的包含区间。

(3) 采用相对形式 $U_{p(\text{rel})} = k_p u_{c(\text{rel})}(y)$ 报告测量结果的不确定度

① $m_s = 7.326(1 \pm 0.46\%) \, \text{mg}; p = 95\%$,括号内 0.46% 为 $U_{95\text{rel}}$ 之值。

② $m_s = (7.326 \pm 0.034) \, \text{mg}; p = 95\%, U_{95\text{rel}} = 0.0046$。

[注]

① 被测量 Y 的估计值 y 与扩展不确定度的数值的有效位数应一致。

② 报告中包含概率的表述,如 U_{95}、U_{99} 对应的包含概率为 95%、99%。

③ 过去常用 $p = 99.73\%$,所谓 3σ 的包含概率,实际上,只有在正态分布,而且重复次数 $n \rightarrow \infty$ 时,$p = 99.73\%$ 才有可能。所以在实际应用中,即使 $k = 3$,也只能给出 $p = 99\%$,而不是 $p = 99.73\%$。在工业技术领域,通常只采用 $p = 95\%$,这是 ISO 的一些技术标准中所推荐的。当技术规范中对包含概率有明确规定时,则执行其规定。

9.2.2 使用合成标准不确定度报告测量结果的不确定度

9.2.2.1 适用范围

适用于基础计量学、基本物理常量测量和复现国际单位制的国际比对。

9.2.2.2 报告包含的内容

当用合成标准不确定度 $u_c(y)$ 报告测量结果的不确定度时,除提供第一节所述信息外,还应做到:

(1) 给出被测量 Y 是如何定义的充分描述;

(2) 给出被测量 Y 的估计值 y 及其合成标准不确定度 $u_c(y)$,y 和 $u_c(y)$ 都应给出单位。

(3) 必要时,可用相对形式,相对合成标准不确定度 $u_{c(\text{rel})}(y) = u_c(y) / |y|$ ($|y| \neq 0$)表示。

9.2.2.3 报告的基本形式

当使用合成标准不确定度 $u_c(y)$ 报告测量结果的不确定度时,为避免误解,最好使用以下方法。仍以药物残渣测量结果不确定度报告为例,测量结果为 $m_s = 7.326\text{mg}$,合成标准不确定度 $u_c(m_s)$ 为 0.015mg。如果 $u_c(m_s)$ 在报告结果的文件中已有定义,则为简单起见,下面括号中的文字可以忽略。

(1) $m_s = 7.326\text{mg}$,(合成标准不确定度)$u_c(m_s) = 0.015\text{mg}$。

(2) $m_s = 7.326\text{mg}(15)$,其中括号中的数是(合成标准不确定度)$u_c(m_s)$ 的数值,$u_c(m_s)$ 与所说明的结果的最后位数对齐。

(3) $m_s = 7.326\text{mg}(0.015)$,括号中的数是(合成标准不确定度)$u_c(m_s)$ 的数值,与所说明的结果的单位表示。

(4) $m_s = (7.326 \pm 0.015)\text{mg}$,其中的±号后的数是(合成标准不确定度)$u_c(m_s)$ 的数值,它不是一个包含区间。

[注]

① 上述方法(2)一般用于公布常数、常量。

② 应尽量避免使用上述方法(4),因其中的±号的格式已被传统地用于表示包含概率的区间,所以可能会与扩展不确定度相混淆。

9.3 测量结果及其测量不确定度的有效位数

9.3.1 不确定度的数值最多保留两位有效数字

被测量 Y 的估计值 y 的数值及其扩展不确定度 U 的数值都不应该给出过多的位数。通常 U 以及输入量的估计值的标准不确定度 $u(x_i)$ 最多为两位有效数字。但在中间计算过程中,为了避免修约误差可以保留多余的位数。

在报告最终结果时,有时可能要将不确定度最末位后面的数都进位而不是舍去(只进不舍)。例如,$U = 10.35\text{ml}$,可以进位到 11ml。但一般的修约规则(参见 GB/T 8170-2008《数值修约规则与极限数值的表示和判定》)应该可用。$U = 28.05\text{mg}$ 经修约后可写成 28mg。

最多取两位有效数字可以理解为取一位和两位均可。但是,当第一位有效数字较小时,仅给出一位有效数字时引入的修约误差较大,则以给出两位有效数字为宜。

而测量结果以及输入量的估计值应修约到其末位与它们的不确定度的末位对齐。

9.3.2 注意事项

（1）不要连续修约　在确定修约间隔后,应一次修约获得结果而不能多次修约。

例如:对 12.4456g 修约,修约间隔为 1g。正确修约:12.4456g→12g;错误修约:12.4456g→12.446g→12.46g→12.5g→13g。

（2）相对不确定度的修约　当不确定度以相对形式给出时,不确定度也应最多保留两位有效数字。此时,测量结果的修约应将由相对形式返回绝对形式,同样至多保留两位,再修约相应的测量结果。

例如:取某植物药 1.000g,含总灰分的测定结果为

$$m_s = 0.0574g$$

其相对扩展不确定度 $U_{95rel} = 3.84 \times 10^{-2}$,保留两位有效数字,修约成 $U_{95rel} = 3.8 \times 10^{-2}$。则

$$U_{95} = 3.8 \times 10^{-2} \times 0.0574g = 0.0021812g$$

修约成两位为 $U_{95} = 0.0022g$,故得

$$m_s = 0.0574g, U_{95} = 0.0022g,$$

9.4　列表给出各不确定度分量评定的预估

在标准不确定度分量评定环节中,建议列表说明。列表给出不确定度分量的汇总可以使评定人员检查所完成的不确定度评定,确定是否识别了对总不确定度有贡献的所有来源。也可以使评定人员进一步检查,对不确定度有贡献的所有来源是否都以足够的准确度换算成了标准不确定度。通过不确定度分量汇总,可使评定人员进一步理清思路,明确哪一个不确定度来源对测量结果的质量影响较大,从而在测量过程中重点可知该因素的影响。

表 9-1 是推荐的一种不确定度分量评定预估表格式,实际使用时可以适当简化。

表 9-1 不确定度分量评定预估表

不确定度来源	输入量						输出量			
	数值	评定类型	概率分布	包含因子或除数	标准不确定度		灵敏系数	自由度	标准不确定度	
					符号	数值			符号	数值
合成标准不确定度 $u_c(y)$										
扩展不确定度 $U(y)$（取包含因子 $k=2$ 乘以合成标准不确定度得到,对应大约95%置信概率）										

表 9-1 中输入量"数值"栏的含义,是指 A 类评定的单次测量的标准偏差、B 类评定的各种信息给出的仪器设备最大允许误差、检定证书的仪器设备的准确度别/级别、校准证书给出的扩展不确定度、数据手册查到的数据、数字仪表的量化误差或模拟仪器的分辨力、操作人员的读数误差、温度等环境引起的影响量、仪器的零位误差等。

表中输入量"评定类型"栏的含义,是指所采用的 A 类评定方法或 B 类评定方法。

表中输入量"概率分布"栏的含义,是指所评定的输入量估计值和不确定度服从什么分布,诸如正态分布、矩形分布、三角分布等。A 类评定一般服从正态分布。

表中输入量"包含因子或除数"栏的含义,对于 A 类评定方法,除数是指 $\sqrt{n}$,即贝塞尔公式求出单次测量的标准偏差 $s(x_i)$ 后,给出平均值标准偏差的除数。对于 B 类评定,是指先验概率的包含因子 k。

表中输入量"标准不确定度"栏中的"数值",由输入量的"数值"除以"包含因子或除数"给出。

表中输出量"灵敏系数",是指 $|c_i|$ 或 $|p_i|$。

表中输出量"标准不确定度分量"栏中的"数值",由输入量的"标准不确定度"栏中"数值"乘"灵敏系数"给出。

表中"扩展不确定度"行中,如果是由有效自由度查 t 分布表选取包含因子,则应做相应的说明。

GUM 和 JJF1059.1-2012 都没有规定不确定度汇总表的列表格式。关键要求是便于使用和提供足够信息。

9.5 测量不确定度评定总流程

表9-2 总结了测量不确定度评定的有关公式。

表 9-2 测量不确定度评定的有关公式

名称	符号	说明	公式
A 类评定	$s(x_i)$	单次测量实验标准差	$s(x_i) = \sqrt{\dfrac{\sum\limits_{i=1}^{n}(x_i-\overline{x})^2}{n-1}}$
	$s(\overline{x})$	平均值实验标准差	$s(\overline{x}) = \dfrac{s(x_i)}{\sqrt{n}} = \sqrt{\dfrac{\sum\limits_{i=1}^{n}(x_i-\overline{x})^2}{n(n-1)}}$
	u_A	测量结果标准不确定度	$u_A = \dfrac{s(x_i)}{\sqrt{m}}$　　m 是给出测量结果的测量次数
B 类评定	u_B	已知扩展不确定度 U 和包含因子 k	$u_B = U/k$
		已知扩展不确定度 U_p 和包含概率 p 及包含因子 k_p 或有效自由度 v_{eff} 及 t_p	$u_B = U_p/k_p$ 或 $u_B = U_p/t_p(v_{eff})$
		已知区间半宽 a 和相应的先验概率分布的包含因子 k	$u_B = a/k$
合成标准不确定度 $u_c(y)$	直接测量	各标准不确定度分量 $u_i(x)$（包括输入量和影响量）一般都互不相关	$u_c(y) = \sqrt{\sum\limits_{i=1}^{N} u^2(x_i)}$

续表

名称	符号	说明	公式
合成标准不确定度 $u_c(y)$	间接测量	$y=f(x_1,x_2,\cdots,x_N)$ 不确定度传播律	$u_c^2(y) = \sum_{i=1}^{N}\left(\dfrac{\partial f}{\partial x_i}\right)^2 u^2(x_i)$ $+ 2\sum_{i=1}^{N-1}\sum_{j=i+1}^{N}\dfrac{\partial f}{\partial x_i}\cdot\dfrac{\partial f}{\partial x_j}\cdot u(x_i)\cdot u(x_j)\cdot$ $r(x_i,x_j)$
		各标准不确定度分量 u_i 互不相关 $[r(x_i,x_j)=0]$。当 $\partial y/\partial x_i=+1$ 或 -1 时	$u_c(y) = \sqrt{\sum_{i=1}^{n}\left(\dfrac{\partial y}{\partial x_i}\right)^2 u^2(x_i)}$ $= \sqrt{\sum_{i=1}^{n}u_i^2(y)}$ $u_c(y) = \sqrt{\sum_{i=1}^{n}u^2(x_i)} = \sqrt{\sum_{i=1}^{n}u_i^2(y)}$
		各标准不确定度分量 u_i 正相关 $[r(x_i,x_j)=+1]$。当 $\partial y/\partial x_i=1$ 时	$u_c(y) = \sum_{i=1}^{n}\dfrac{\partial y}{\partial x_i}u(x_i) = \sum_{i=1}^{n}u_i(y)$ $u_c(y) = \sum_{i=1}^{n}u(x_i) = \sum_{i=1}^{n}u_i(y)$
		$y=c_1x_1+c_2x_2+\cdots\cdots+c_nx_n$ 各标准不确定度分量 u_i 互不相关,系数 $=u_i=+1$ 或 -1	$u_c(y) = \sqrt{\sum_{i=1}^{n}u^2(x_i)} = \sqrt{\sum_{i=1}^{n}u_i^2(y)}$
		$y=m_1x_1^{p_1}x_2^{p_2}\cdots x_n^{p_n}$ 各分量 u_i 互不相关,c 是常数,p_i 可以是正数、负数、分数	$u_{c(\mathrm{rel})}(y) = \dfrac{u_c(y)}{y} = \sqrt{\sum_{i=1}^{n}\left[p_i u_{\mathrm{rel}}(x_i)\right]^2}$ $= \sqrt{\sum_{i=1}^{n}\left[p_i\dfrac{u(x_i)}{x_i}\right]^2}$
扩展不确定度	U U_p	不评定自由度,$k=2\sim3$ 评定有效自由度,$k_p=t_p(v_{\mathrm{eff}})$	$U=ku_c(y)$ $U_p=k_p u_c(y)=t_p(v_{\mathrm{eff}})u_c(y)$

注:所有不确定度都可以用相对不确定度的形式给出,本表没有列出。

综上所述,可将测量不确定度的评定流程简明地示于图9-1。

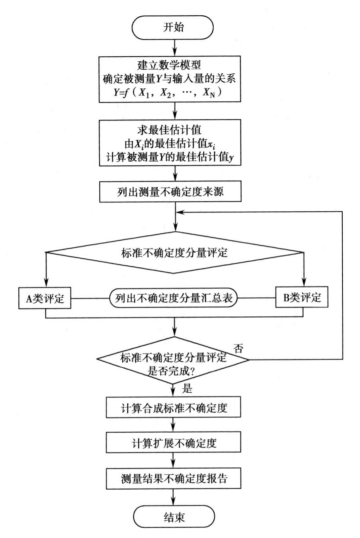

图 9-1　测量不确定度评定总流程

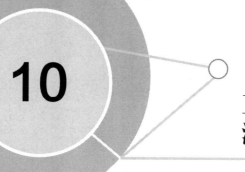

10

直线回归分析及其
测量不确定度评定

10.1 一元线性回归分析

当输入量 X_i 的估计值 x_i 是由实验数据用最小二乘法拟合的曲线上得到时,曲线上任何一点和表征曲线拟合参数的标准不确定度,可以用有关的统计程序评定。例如两个估计值 x,y 有线性关系 $y=a+bx$,对独立测得的若干对数据$(x_1,$ $y_1),(x_2,y_2),\cdots,(x_n,y_n),n>2$,欲求取参数 a,b 及其标准不确定度,以及预期估计值及其标准不确定度,则需要应用最小二乘法。最小二乘法是以"残差平方和最小"为条件求得最佳值并拟合成最佳直线、最佳曲线。图 10-1 给出了直线拟合的最小二乘法示意图。图中,x_i、y_i 是观测数据,v_i 是残差,a 是拟合直线的截距,b 是拟合直线的斜率。

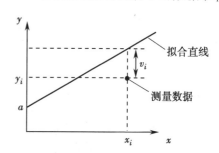

图 10-1 回归分析拟合示意图

直线的标准曲线用下式表示

$$y=a+bx \tag{10-1}$$

式中,b 是直线的斜率(回归系数),其意义是自变量 x 变化一个单位时,因变量 y 随之变化 b 个单位;a 是截距,其意义是回归直线与 y 轴的交点到坐标原点的距离。各实验数据可表示为$(x_i,y_i)i=1,2,\cdots,n$。

误差方程可用残差 v_i 表示

$$v_1=y_1-(a+bx_1)$$
$$v_2=y_2-(a+bx_2)$$
$$\vdots$$
$$v_n=y_n-(a+bx_n)$$

需要使残差平方和最小

$$\sum v_i^2 = \sum [y_i - (a + bx_i)]^2 = \min$$

因此，须同时对 a 和 b 求偏层数并使其为零，得到联立方程

$$\begin{cases} \dfrac{\partial \sum v_i^2}{\partial a} = -2\sum_{i=1}^{n}(y_i - a - bx_i) = 2na + 2nb\bar{x} - 2n\bar{y} = 0 \\ \dfrac{\partial \sum v_i^2}{\partial b} = -2\sum_{i=1}^{n}[(y_i - a - bx_i)x]^2 = 2na\bar{x} + 2b\sum_{i=1}^{n}x_i^2 - 2\sum_{i=1}^{n}x_iy_i = 0 \end{cases}$$

式中，$\bar{x} = \dfrac{1}{n}\sum_{i=1}^{n}x_i, \bar{y} = \dfrac{1}{n}\sum_{i=1}^{n}y_i$

首先用联立方程求解 b

$$nb\bar{x} \cdot \bar{x} - n\bar{y} \cdot \bar{x} - b\sum_{i=1}^{n}x_i^2 + \sum_{i=1}^{n}x_iy_i = 0$$

$$b = \frac{\sum\limits_{i=1}^{n}x_iy_i - n\bar{x} \cdot \bar{y}}{\sum\limits_{i=1}^{n}x_i^2 - n\bar{x} \cdot \bar{x}}$$

以上各式中，$\bar{x}$ 是 x 值的平均值，$\bar{y}$ 是 y 值的平均值。

注意到 $\sum\limits_{i=1}^{n}x_i\bar{y} = n\bar{x} \cdot \bar{y}$，上式的分子可变换成

$$l_{xy} = \sum_{i=1}^{n}x_iy_i - n\bar{x} \cdot \bar{y} = \sum_{i=1}^{n}(x_iy_i - x_i\bar{y} - y_i\bar{x} + \bar{x} \cdot \bar{y}) = \sum_{i=1}^{n}(x_i - \bar{x})(y_i - \bar{y})$$

类似地可将上式的分母可变换成

$$l_{xx} = \sum_{i=1}^{n}x_i^2 - n\bar{x} \cdot \bar{x} = \sum_{i=1}^{n}(x_i - \bar{x})^2$$

最后将 l_{xx} 和 l_{xy} 代入可以求解出 b

$$b = \frac{l_{xy}}{l_{xx}} = \frac{\sum\limits_{i=1}^{n}(x_i - \bar{x})(y_i - \bar{y})}{\sum\limits_{i=1}^{n}(x_i - \bar{x})^2} \tag{10-2}$$

用已经求得的 b 和 $\bar{x}, \bar{y}$，求得截距 a

$$a = \bar{y} - b\bar{x} \tag{10-3}$$

同样可以计算相关系数 r。

$$r = \frac{l_{xy}}{\sqrt{l_{xx}l_{xy}}} \tag{10-4}$$

用计算得到的斜率 b 和截距 a 绘制的直线就是拟合得到的最佳直线,称为 y 对 x 的回归直线。显然,实验中测得的各实验点 (x_i, y_i) 并不完全落在该回归直线上,除非相关系数 $r=1$。 y 对 x 的回归直线方程可表示为

$$\hat{y} = a + bx \qquad (10-5)$$

式中, $\hat{y}$ 读作 y-hat,表示是从回归直线上取得的与 x_i 对应的 y_i 计算值。

例 10-1 以中国实验室国家认可委员会 CNAS-GL06:2006《化学分析中不确定度的评估指南》例 A5 中测定镉浓度为例。实验室采用浓度 (500 ± 0.5) mg/L 镉标准溶液,配制浓度分别是 0.10mg/L、0.30mg/L、0.50mg/L、0.70mg/L 和 0.90mg/L 的 5 种校准溶液。用原子吸收分光光度计对 5 种校准溶液分别进行 3 次平行测量,被测物浓度和吸收值如表 10-1 所示。求回归直线方程和相关系数 r。

解: 使用 Excel 可直接计算给出结果。

表 10-1　原子吸收法测定镉浓度的实验数据和回归直线

浓度(mg/L)	吸收度测定值	平均吸收度
0.10	0.028,0.029,0.029	0.029
0.30	0.084,0.083,0.081	0.083
0.50	0.135,0.131,0.133	0.133
0.70	0.180,0.181,0.183	0.181
0.90	0.215,0.230,0.216	0.220

得回归方程　　　　　　　　$\hat{y} = 0.0087 + 0.2410x$

相关系数 $r = 0.9972$

相关系数 r 是一个纯数,其绝对值越接近于 1,相关性越好,直线的拟合程度越好,数据离直线越近。当 x 增加 y 也增加时,称 x 和 y(之间)正相关,r 为正值。当 x 增加 y 反而减小时,称 x 和 y(之间)负相关,r 为负值。

10.2　回归直线的方差分析及显著性检验

因为对任意两个变量 x 和 y 的一组观测数据 (x_i, y_i) $(i=1,2,\cdots,n)$,都可以用最小二乘法拟合出一条直线;所以,回归直线方程式(10-5)是否实用,首先需要确定该直线是否基本符合 x 和 y 的实际关系,也就是说需要对式(10-5)进行显著性检验。其次,由于变量 x 和 y 之间是相互关系,那么是否可以应用回归直

线方程式(10-5),依据自变量 x 的值来预报因变量 y 的值? 也就是说,回归直线的预报是否准确? 因此需要分析评定回归直线的方差或不确定度。

10.2.1 回归直线的方差分析

分析可知,观测值 $y_1,y_2,\cdots,y_n$ 之间的差异(或变差),是由两方面的原因引起的。一是自变量 x 的取值不同,二是测量误差等其他因素的影响。为了对观测数据 (x_i,y_i) 线性回归的效果进行检验必须将上述两个因素造成的结果分离出来。

如图 10-2 所示,将变量 y 的观测值 $y_i(i=1,2,\cdots,n)$ 与其平均值 $\bar{y}$ 的偏差 $(y_i-\bar{y})$,分解为由变量 x 的不同取值引起的回归偏差 $(\hat{y}-\bar{y})$,以及由于测量误差等其他因素引起的残余误差 $(y_i-\bar{y})$。并进一步用 n 个取值的偏离平方和来描述它们,分别记为 S、U 和 Q。总偏差平方和 S 为

$$S = \sum_{i=1}^{n} (y_i - \bar{y})^2 = \sum_{i=1}^{n} y_i^2 - n\bar{y}\bar{y} = \sum_{i=1}^{n} (y_i^2 - 2y_i\bar{y} + \bar{y}\bar{y}) = l_{xy}$$

$$(10-6)$$

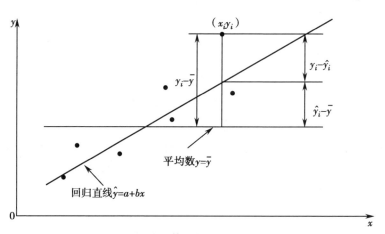

图 10-2　回归直线方差分析

参看图 10-2,有

$$S = \sum_{i=1}^{n} (y_i - \bar{y})^2 = \sum_{i=1}^{n} [(y_i - \hat{y}_i) + (\hat{y}_i - \bar{y})]^2$$

$$= \sum_{i=1}^{n} (y_i - \hat{y}_i)^2 + \sum (\hat{y}_i - \bar{y})^2 + 2\sum_{i=1}^{n} (y_i - \hat{y}_i)(\hat{y}_i - \bar{y}) \qquad (10-7)$$

可以证明上式中的交叉项为零,即

$$\sum_{i=1}^{n} (y_i - \hat{y}_i)(\hat{y}_i - \bar{y}) = 0 \qquad (10-8)$$

因此总偏差平方和可以分解为两部分

$$S = \sum_{i=1}^{n} (y_i - \hat{y}_i)^2 + \sum_{i=1}^{n} (\hat{y}_i - \bar{y})^2 = U + Q \qquad (10-9)$$

式(10-9)第一项

$$U = \sum_{i=1}^{n} (y_i - \hat{y}_i)^2 \qquad (10-10)$$

称作回归平方和。U 反应了在 y 的总偏差中因为 x 对 y 的线性关系而引起的 y 的变化的大小。式(10-9)中的第二项

$$Q = \sum_{i=1}^{n} (\hat{y}_i - \bar{y})^2 \qquad (10-11)$$

称作残余平方和。Q 反应了在 y 的总偏差中除了 x 对 y 的线性影响之外的其他因素而引起的 y 的变化的大小。这些因素包括测量误差,x 对 y 不能用直线关系描述的因素,以及其他未加控制的因素等。正如本章第一节所述,回归分析要求"残差平方和最小",即 Q 越小,回归效果越好。

为了利用本章第一节回归分析中的一些结果,U 和 Q 并不是按照它们的定义式(10-10)和式(10-11)进行计算,而是按照呈直线的标准曲线方程 $y = a + bx$ 进行计算

$$U = \sum_{i=1}^{n} (y_i - \hat{y}_i)^2 = \sum_{i=1}^{n} (a + bx_i - a - b\bar{x})^2$$

$$= b^2 \sum_{i=1}^{n} (x_i - \bar{x})^2 = b \sum_{i=1}^{n} (x_i - \bar{x})(\hat{y}_i - \bar{y}) = bl_{xy} \qquad (10-12)$$

$$Q = S - U == l_{yy} - bl_{xy} \qquad (10-13)$$

对每一个平方和都有一个称作自由度的数值与之相联系,自由度是指独立观测值的个数。因 S 中的 n 个观测值受平均值 $\bar{y}$ 的约束,从而有一个观测值不是独立的,即失去一个自由度,故总偏差平方和 S 的自由度 $v_S = n-1$。U 中只有 b 是独立变化的,故回归平方和 U 的自由度为 $v_U = 1$。如果一个平方和是由几个相互独立的平方和组成,则总的自由度等于各平方和的自由度之和。所以,残余平方和 Q 的自由度 v_Q 为

$$v_Q = v_S - v_U v_Q = n-2 \qquad (10-14)$$

10.2.2 残余方差及残余标准差

残余平方和 Q 除以它的自由度 v_Q 所得商称作残余方差

$$s^2 = \frac{Q}{n-2} \qquad (10-15)$$

它的意义可以看作是在排除了 x 对 y 的线性影响后(或当 x 值固定时),衡量随机变动大小的一个估计量。

残余方差的 s^2 正平方根称作残余标准差 s

$$s = \sqrt{\frac{Q}{n-2}} = \sqrt{\frac{\sum\limits_{i=1}^{n} (y_i - \hat{y}_i)^2}{n-2}} \qquad (10-16)$$

残余标准差 s 可用于评价所有随机因素对 y 的单次观测的平均差的大小,s 越小,回归直线的准确度越好。当回归方程的稳定性较好时,残余标准差 s 可作为应用回归方程时的不确定度评定参数。

式(10-16)中 y_i 是相对于 x_i 的测得值;$\hat{y}$ 是当 $x=x_i$ 时用式(10-5)计算得到的值,即从回归直线上取得的与 x_i 对应的 y 的值;n 为数据对 (x,y) 的数目。

式(10-16)中 $\sum\limits_{i=1}^{n} (y_i - \hat{y}_i)^2$ 是测得值 y 对拟合的回归直线上相应 $\hat{y}_i$ 值之间的偏差平方和,与计算一组重复测量数据的标准偏差公式相似,所以有些参考书又称其为回归的标准偏差。但是,应当注意不要与回归平方和 U 相混淆。

10.2.3 回归显著性检验

回归方程的显著性检验方法有 t 检验法、F 检验法、相关系数 r 检验法等。现讨论 F 检验法。

由回归平方和 U 与残余平方和 Q 的意义可知,一个回归方程是否显著,也就是 y 与 x 的关系是否密切,取决于 U 和 Q 的大小,U 越大 Q 越小,说明 y 与 x 的关系越密切。为此构造统计量 F

$$F = \frac{U/v_U}{Q/v_Q} \qquad (10-17)$$

对一元线性回归

$$F = \frac{U/1}{Q/(n-2)} \qquad (10-18)$$

再查 F 分布表。F 分布表中的两个自由度分别对应于式(10-17)中的 v_U 和 v_Q。对一元线性回归,分别是 1 和 $n-2$。通常需要查出 F 分布表中对 3 种不同显著性水平 α 的临界值 $F_\alpha(1, n-2)$。将这 3 个临界值与式(10-18)计算得到的统计量 F 进行比较,若 $F \geqslant F_{0.01}(1, n-2)$,则认为回归高度显著(或称在 0.01 水平上显著);若 $F_{0.05}(1, n-2) \leqslant F \leqslant F_{0.01}(1, n-2)$,则认为回归显著(或称在 0.05 水平上显著);若 $F_{0.10}(1, n-2) \leqslant F \leqslant F_{0.05}(1, n-2)$,则认为回归在 0.10 水平上显著;若 $F \leqslant F_{0.10}(1, n-2)$ 则认为回归不显著。此时,y 对 x 的关系不密切。

通过上述分析,可以将其归纳出方差分析表如表 10-2 所示。

表 10-2 方差分析表

偏差	平方和	自由度	标准偏差	统计量	$F_\alpha(1, n-2)$		
					0.1	0.05	0.01
回归	$U = bl_{xy}$	1	$s = \sqrt{\dfrac{Q}{n-2}}$	$F = \dfrac{U/1}{Q/(n-2)}$	—	—	—
残余	$Q = l_{yy} - bl_{xy}$	$n-2$	$= \sqrt{\dfrac{\sum\limits_{i=1}^{n}(y_i - \hat{y}_i)^2}{n-2}}$				
总和	$S = l_{yy}$	$n-1$		—	显著性	显著性	显著性

10.3 对 X 的直线回归的斜率 b 和截距 a 的不确定度评定

由第一节计算得到的校准曲线(工作曲线)可用于分析被测试样中的未知物含量,因此必须对其斜率 b 和截距 a 的不确定度进行评定。

10.3.1 斜率 b 的标准偏差 $s(b)$ 及其扩展不确定度 $U_p(b)$

斜率 b 的标准偏差 $s(b)$

$$s(b) = \frac{s}{\sqrt{\sum\limits_{i=1}^{n}(x_i - \bar{x})^2}} \qquad (10-19)$$

式中 $\bar{x}$ 是所有 x_i 的平均值,s 是式(10-16)给出的残余标准差(或称为回归的标准偏差)。

斜率 b 的扩展不确定度 $U_p(b)$

$$U_p(b)=t_p s(b) \tag{10-20}$$

式中，t_p 是选定包含概率 p（或显著性水平 $\alpha=1-p$）时，根据自由度 $v=n-2$ 查 t 分布表所得到的 t 值。

10.3.2　截距 a 的标准偏差 $s(a)$ 及其扩展不确定度 $U_p(a)$

截距 a 的标准偏差 $s(a)$

$$s(a)=s\sqrt{\frac{\sum\limits_{i=1}^{n} x_i^2}{n\sum\limits_{i=1}^{n}(x_i-\bar{x})^2}}=s\sqrt{\frac{1}{n}+\frac{\bar{x}^2}{\sum\limits_{i=1}^{n}(x_i-\bar{x})^2}} \tag{10-21}$$

截距 a 的扩展不确定度 $U_p(a)$

$$U_p(a)=t_p s(a) \tag{10-22}$$

式中 t_p 是选定包含概率 p（或显著性水平 $\alpha=1-p$）时，根据自由度 $v=n-2$ 查 t 分布表所得到的 t 值。

例 10-2　试评定例 10-1 中标准曲线斜率 b 和截距 a 的扩展不确定度。

解　① 由表 10-1 的数据和式（10-16）计算回归的标准偏差 s。

对 5 种校准溶液分别进行 3 次平行测量，测量次数 $n=15$。

$$s=\sqrt{\frac{\sum\limits_{i=1}^{n}(y_i-\hat{y}_i)^2}{n-2}}$$

$$=\sqrt{\frac{391.2\times10^{-6}}{15-2}}=0.005486$$

② 由表 10-1 的数据和式（10-19）计算斜率 b 的标准偏差 $s(b)$

$$s(b)=\frac{s}{\sqrt{\sum\limits_{i=1}^{n}(x_i-\bar{x})^2}}=\frac{0.005486}{\sqrt{1.2}}=0.005008$$

由表 10-1 的数据和式（10-20）计算斜率 b 的扩展不确定度 $U_p(b)$

通常选取包含概率 $p=95\%$（显著性水平 $\alpha=0.05$），查 t 分布表，自由度 $v=n-2=13$，得 $t_{95}(13)=2.16$，用式（10-20）计算斜率 b 的扩展不确定度 $U_p(b)$

$$U_{95}(b)=t_p(13)s(b)=2.16\times0.005008=0.0108=1.1\%。$$

③ 由表 10-1 的数据和式（10-21）计算截距 a 的标准偏差 $s(a)$

$$s(a) = s \sqrt{\frac{1}{n} + \frac{\overline{x}^2}{\sum\limits_{i=1}^{n} (x_i - \overline{x})^2}} = 0.005486 \times \sqrt{\frac{1}{15} + \frac{0.5^2}{1.2}} = 0.002877$$

同样，在 $p = 95\%$（显著性水平 $\alpha = 0.05$），查 t 分布表，查 t 分布表，自由度 $v = n-2 = 13$，得 $t_{95}(13) = 2.16$，用式（10-22）计算截距 a 的扩展不确定度 $U_p(a)$

$$U_{95}(a) = t_p(13)s(a) = 2.16 \times 0.002877 = 0.62\%。$$

10.4 由标准曲线求得的分析结果的不确定度评定

如果用已知 x_i（例如已知含量的标准物质）求得标准曲线的斜率 b 和截距 a，则可由实验测得的 y_0 值用式（10-5）计算相应的被测值 x_0（例如被测物的含量）。现对被测物含量 x_0 进行测量不确定度的评定。

10.4.1 计算被测物含量 x_0 的标准偏差估计值 $s(x_0)$

$$s(x_0) = \frac{s}{b} \sqrt{1 + \frac{1}{n} + \frac{(y_0 - \overline{y})^2}{b^2 \sum\limits_{i=1}^{n} (x_i - \overline{x})^2}} \tag{10-23}$$

式中，s 是式（10-16）给出的残余标准差（或称为回归的标准偏差），$\overline{y}$ 是绘制标准曲线所用全部 y_i 值的平均值；$\overline{x}$ 是全部 x_i 值的平均值。

式（10-23）是对被测物含量 x_0 进行一次测量，得到一个对应的 y_0 值的标准偏差估计值 $s(x_0)$ 的表示式。如果对同一被测物平行测量 m 次，得到 m 个对应的 y_0 值和 x_0 值，然后再取 y_0 的平均值 $\overline{y}_0$，并将 $\overline{y}_0$ 值代入式（10-5）计算相应的被测物含量 x_0。此时被测物含量 x_0 的标准偏差估计值 $s(x_0)$ 用下式计算：

$$s(x_0) = \frac{s}{b} \sqrt{\frac{1}{m} + \frac{1}{n} + \frac{(y_0 - \overline{y})^2}{b^2 \sum\limits_{i=1}^{n} (x_i - \overline{x})^2}} \tag{10-24}$$

10.4.2 被测量 x_0 的扩展不确定度 $U(x_0)$

$$U_p(X_0) = t_p s(x_0) \tag{10-25}$$

式中, t_p 是选定包含概率 p (或显著性水平 $\alpha = 1-p$)时,根据自由度 $v = n-2$ 查 t 分布表所得到的 t 值。

由式(10-23)可知,测得值越接近 y 的平均值 $\bar{y}$,计算得到的标准偏差估计值 $s(x_0)$ 越小,因而按式(10-25)计算得到的测量 x_0 值的扩展不确定度 $U(x_0)$ 越小,亦即分析结果越可靠。所以在分析过程中,被测物含量应尽可能接近标准曲线中所对应的标准物质含量(x 值),即应使仪器响应值尽可能接近标准曲线的中心部分所对应的 y 值。

由式(10-23)还可知,为减小测量 x_0 值的标准偏差估计值 $s(x_0)$ 或扩展不确定度 $U(x_0)$,还可以增大 n 值,即增加绘制标准曲线的实验点 (x,y) 。通常, n 至少取 5 或 6。

由式(10-24)可知,为减小测量 x_0 值的标准偏差估计值 $s(x_0)$ 或扩展不确定度 $U(x_0)$,还可以增大 m 值,即最好对被测物平行多测量几次,取相应的仪器响应 y_0 的平均值 $\bar{y}_0$ 计算被测物含量 x_0 值。然而,在式(10-24)中, m 和 $s(x_0)$ 之间并不是一个简单的反比关系,即 m 增加太大时,扩展不确定度 $U(x_0)$ 的改善并不显著,而且要花费较多的人力物力。通常 m 取 3~5 次。

例 10-3 在例 10-1 的镉浓度测量中,在作校准曲线 $\hat{y} = 0.0087 + 0.2410x$ 后,试求对被测样品测定一次和平行测量 2 次的镉浓度的扩展不确定度 $U_p(x_0)$ 。两次测量的仪器响应均为 $y_0 = 0.071$ 。

解:① 只对被测样品进行一次测量的镉浓度 x_0 的扩展不确定度 $U(x_0)$ 评定。

由表 10-1 的数据和例 10-1、例 10-2 得到的数据,应用式(10-23)计算镉浓度 x_0 的标准偏差估计值

$$s(x_0) = \frac{s}{b} \sqrt{1 + \frac{1}{n} + \frac{(y_0 - \bar{y})^2}{b^2 \sum_{i=1}^{n}(x_i - \bar{x})^2}}$$

$$= \frac{0.005486}{0.2410} \sqrt{1 + \frac{1}{15} + \frac{(0.071 - 0.1292)^2}{0.241^2 \times 1.2}} = 0.024$$

选取包含概率 $p = 95\%$ (显著性水平 $\alpha = 0.05$),查 t 分布表,自由度 $v = n-2 = 13$,得 $t_{95}(13) = 2.16$,用式(10-20)计算被测物含量 x_0 的扩展不确定度 $U_p(x_0)$

$$U_{95}(x_0) = t_{95}(13)s(x_0) = 2.16 \times 0.024 = 0.052$$

② 对被测样品进行 2 次测量的镉浓度 x_0 的扩展不确定度 $U(x_0)$ 评定。

由表 10-1 的数据和例 10-1、例 10-2 得到的数据,应用式(10-24)计算镉浓度 x_0 的标准偏差估计值

$$s(x_0) = \frac{s}{b} \sqrt{\frac{1}{m} + \frac{1}{n} + \frac{(y_0 - \bar{y})^2}{b^2 \sum_{i=1}^{n} (x_i - \bar{x})^2}}$$

$$= \frac{0.005486}{0.2410} \sqrt{\frac{1}{2} + \frac{1}{15} + \frac{(0.071 - 0.1292)^2}{0.241^2 \times 1.2}} = 0.018$$

选取包含概率 $p = 95\%$（显著性水平 $\alpha = 0.05$），查 t 分布表，自由度 $v = n-2 = 13$，得 $t_{95}(13) = 2.16$，用式（10-20）计算被测物含量 x_0 的扩展不确定度 $U_p(x_0)$

$$U_{95}(x_0) = t_{95}(13)s(x_0) = 2.16 \times 0.018 = 0.039$$

10.5 对 Y 的直线回归方程及不确定度评定

以上讨论了在 X 轴上对变量 X 的直线回归，即以 X 为自变量，以 Y 为因变量的直线回归。例如在理化分析中，以被测物含量 X 为自变量，以仪器响应 Y 为因变量。

有时，需要以仪器响应 Y 为自变量，以被测物含量 X 为因变量进行直线回归。实际上就是在进行直线回归时，将变量 X 和 Y 互换。现建立与式（10-1）不同的标准曲线方程

$$x = b_1 y + a_1 \tag{10-26}$$

用下式各式计算斜率 b、截距 a 和相关系数 r

（1）斜率 $\qquad b_1 = \dfrac{\sum\limits_{i=1}^{n}(x_i - \bar{x})(y_i - \bar{y})}{\sum\limits_{i=1}^{n}(y_i - \bar{y})^2}$ $\qquad$ (10-27)

（2）截距 $\qquad a_1 = \bar{x} - b_1\bar{y}$ $\qquad$ (10-28)

（3）相关系数 $\qquad r = \dfrac{l_{xy}}{\sqrt{l_{xx}l_{xy}}}$ $\qquad$ (10-29)

（4）x 对 y 的回归直线

用计算得到的斜率 b_1 和截距 a_1 绘制的直线就是拟合得到的最佳直线，称为 x 对 y 的回归直线。显然，实验中测得的各实验点 (y_i, x_i) 并不完全落在该回归直线上，除非相关系数 $r = 1$。x 对 y 的回归直线可表示为

$$\hat{x} = b_1 y + a_1 \tag{10-30}$$

式中，$\hat{x}$ 表示是从回归直线上取得的与 y_i 对应的 x 计算值。

（5）用式（10-31）计算回归的标准偏差估计值 s_1

$$s_1 = \sqrt{\frac{\sum_{i=1}^{n}(x_i - \hat{x}_i)^2}{n-2}} \tag{10-31}$$

（6）计算被测物含量 x_0 的标准偏差估计值 $s(x_0)$

如果对同一被测物平行测量 m 次

$$s(x_0) = s\sqrt{\frac{1}{m} + \frac{1}{n} + \frac{(y_0 - \bar{y})^2}{\sum_{i=1}^{n}(y_i - \bar{y})^2}} \tag{10-32}$$

式中，$\bar{y}$ 是全部 y_i 的平均值；m 是对被测物品的平行测量次数；n 是确定校准曲线的测量数据组数。

例 10-4 为测定镉浓度，实验室获得一系列如表 10-1 所示数据。

① 试求直线回归方程。

② 对被测样品平行测定 2 次的镉浓度 x_0 的标准偏差 $s(x_0)$。两次平行测量的仪器响应平均值为 $y_0 = 0.071$。

解：① 依据式（10-27）和式（10-28）计算斜率 b_1 和截距 a_1

$$b_1 = \frac{\sum_{i=1}^{n}(x_i - \bar{x})(y_i - \bar{y})}{\sum_{i=1}^{n}(y_i - \bar{y})^2} = \frac{0.2892}{0.0700884} = 4.1262$$

$$a_1 = \bar{x} - b_1\bar{y} = 0.5 - 4.1262 \times 0.1290 = -0.3311$$

$$\hat{x} = b_1 y + a_1 = -0.3311 + 4.1262y$$

根据仪器响应值求镉浓度

$$\hat{x} = b_1 y + a_1 = -0.3311 + 4.1262 \times 0.071 = 0.260 \text{mg/L}$$

② 计算回归的标准偏差估计值 s_1

$$s_1 = \sqrt{\frac{\sum_{i=1}^{n}(x_i - \hat{x}_i)^2}{n-2}} = \sqrt{\frac{6699.857 \times 10^{-6}}{13}} = 0.0227$$

用式（10-32）计算标准偏差估计值 $s(x_0)$

$$s(x_0) = s\sqrt{\frac{1}{m} + \frac{1}{n} + \frac{(y_0 - \bar{y})^2}{\sum_{i=1}^{n}(y_i - \bar{y})^2}}$$

$$= 0.0227 \times \sqrt{\frac{1}{2} + \frac{1}{15} + \frac{(0.071 - 0.1292)^2}{0.0701}} = 0.018$$

这是与例 10-3 的计算结果相一致的。

10.6 评定举例

例 10-5 HPLC-UV 法测定某药物的含量,取不同浓度的对照品,各平行 2 次注入色谱仪,得到表 10-3 所示的结果。试用统计方法绘制标准曲线,并评定标准曲线斜率和截距的扩展不确定度。

表 10-3 HPLC-UV 法测定某药物的线性实验结果

浓度值 $x(\mu g/ml)$	0.200	0.400	0.600	0.800	1.000	1.200
色谱响应值 $y(A)$	82 452	164 927	254 690	328 042	412 943	488 912
	82 413	164 843	250 708	327 896	412 897	489878
平均响应值 A	82 432.5	164 885	252 699	327 969	412 920	489 395

解: 本题分别测定 6 个不同浓度值 x,同一浓度值平行进样 2 次,测定不等的色谱响应值 $y(A)$。采取用全部 y 值进行计算的方法。

(1)求标准曲线

① 用全部实验点求 $\bar{x}$ 和 $\bar{y}$ 值

$$\bar{x} = \frac{0.200 \times 2 + 0.400 \times 2 + 0.600 \times 2 + 0.800 \times 2 + 1.000 \times 2 + 1.200 \times 2}{12} = 0.7000$$

$$\bar{y} = \frac{\sum\limits_{i=1}^{12} y_i}{12} = 288\ 383.4$$

② 计算各平方和

$$\sum_{i=1}^{12} (x_i - \bar{x})^2 = \sum_{i=1}^{12} x_i^2 - \frac{\left(\sum\limits_{i=1}^{12} x_i\right)^2}{12} = 7.28 - 5.88 = 1.4$$

$$\sum_{i=1}^{12} (y_i - \bar{y})^2 = \sum_{i=1}^{12} y_i^2 - \frac{\left(\sum\limits_{i=1}^{12} y_i\right)^2}{12} = 1\ 230\ 834\ 455\ 281 - 997\ 979\ 824\ 746.7$$
$$= 232\ 854\ 630\ 534.3$$

$$\sum_{i=1}^{12} (x_i - \bar{x})(y_i - \bar{y}) = \sum_{i=1}^{12} x_i y_i - \frac{\sum_{i=1}^{12} x_i \sum_{i=1}^{12} y_i}{12} = 2\ 993\ 258.2 - 2\ 422\ 420.56$$

$$= 570\ 837.84$$

③ 用式(10-4)计算相关系数 r

$$r = \frac{\sum_{i=1}^{n} (x_i - \bar{x})(y_i - \bar{y})}{\sqrt{\left[\sum_{i=1}^{n} (x_i - \bar{x})^2\right]\left[\sum_{i=1}^{n} (y_i - \bar{y})^2\right]}} = \frac{570\ 837.84}{\sqrt{1.4 \times 232\ 854\ 630\ 534.3}} = 0.9998$$

由求得的相关系数 r 值可看出，x 和 y 是显著的线性相关。

④ 用式(10-2)计算回归直线的斜率 b

$$b = \frac{\sum_{i=1}^{n} (x_i - \bar{x})(y_i - \bar{y})}{\sum_{i=1}^{n} (x_i - \bar{x})^2} = \frac{570\ 837.84}{1.4} = 407\ 741.31$$

⑤ 用式(10-3)计算回归直线的截距 a

$$a = \bar{y} - b\bar{x} = 288\ 383.4 - 407\ 741.31 \times 0.7000 = 2\ 964.48$$

⑥ 求回归直线(标准曲线)

$$\hat{y} = 407\ 741.31\bar{x} + 2964.48$$

（2）标准曲线斜率和截距扩展不确定度评定

为了便于计算，将测量值 x_i、y_i 和 $\hat{y}$ 的计算值列于表 10-4 中。

表 10-4　HPLC-UV 法测定某药物的线性实验结果(续)

浓度值 $x(\mu g/ml)$	0.200	0.400	0.600	0.800	1.000	1.200
色谱响应值 $y(A)$	82 452	164 927	254 690	328 042	412 943	488 912
	82 413	164 843	250 708	327 896	412 897	489 878
$\hat{y}_i$	84 512.7	166 061	247 609	329 157.6	410 705.8	492 254
$y_i - \hat{y}_i$	−2060.7	−1134	7081	−1115.6	2237.2	−3342
	−2099.7	−1218	3099	−1261.6	2191.2	−2376

① 回归的标准偏差 s

由表 10-4 的数据和式(10-16)计算得

$$s = \sqrt{\frac{\sum_{i=1}^{12} (y_i - \hat{y}_i)^2}{12 - 2}} = 3172.16$$

② 斜率 b 的标准偏差 $s(b)$

由表 10-4 的数据和式(10-19)计算得

$$s(b) = \frac{s}{\sqrt{\sum_{i=1}^{n}(x_i - \bar{x})^2}} = \frac{3172.16}{\sqrt{1.4}} = 2680.96$$

③ 斜率 b 的扩展不确定度 $U_p(b)$

通常选取包含概率 $p = 95\%$(显著性水平 $\alpha = 0.05$),查 t 分布表,自由度 $v = n-2 = 10$,得 $t_{95}(10) = 2.23$,用式(10-20)计算斜率 b 的扩展不确定度 $U_p(b)$

$$U_{95}(b) = t_{95}(10)s(b) = 2.23 \times 2680.96 = 5978.54$$

斜率 b 的包含区间为

$$b \pm U_{95}(b) = 407\ 741.31 \pm 5978.54$$

④ 截距 a 的标准偏差 $s(a)$

用式(10-21)计算截距 a 的标准偏差 $s(a)$

$$s(a) = s\sqrt{\frac{\sum_{i=1}^{n} x_i^2}{n\sum_{i=1}^{n}(x_i - \bar{x})^2}} = s \times \sqrt{\frac{7.28}{12 \times 1.4}} = 3172.16 \times 0.6583 = 2088.17$$

⑤ 截距 a 的扩展不确定度 $U_p(a)$

同前查得 $t_{95}(10) = 2.23$,用式(10-22)计算截距 a 的扩展不确定度 $U_p(a)$

$$U_{95}(a) = t_{95}(10)s(a) = 2.23 \times 2088.17 = 4656.62$$

截距 a 的包含区间为

$$a \pm U_{95}(a) = 2964.48 \pm 4656.62$$

11

天平和称量的不确定度

11.1 天平基本概念

天平是分析实验室不能缺少的称量设备,是一种利用作用在物体上的重力以平衡原理测定物体质量或确定作为质量函数的其他量值、参数或特性的重要精密仪器。

天平的种类繁多,按用途分类有标准天平(用于计量部门)、分析天平(用于分析实验室)、物理天平(用于物理实验室)、工业天平(用于工厂实验室)以及各种专用天平如液体密度天平、水分测量天平、静水力学天平等,按结构分类有机械天平、扭力天平等;现代使用的电子天平的商品型号更多。

天平还可以根据精度或者工作原理(传感器类型)来分类,精度分类是统一的,但是工作原理却不尽相同,主要视传感器的类型而定。按天平的精度分类,有超微量电子天平[最大称量是 2 至 5g,标尺分度值小于(最大)称量的 10^{-6}]、微量天平[称量一般在 3 至 50g,分度值小于(最大)称量的 10 的 −5 次方]、半微量天平[称量一般在 20 至 100g,其分度值小于(最大)称量的 10 的 −5 次方]、常量天平[最大称量一般在 100 至 200g,其分度值小于(最大)称量的 10 的 −5 次方]等,分析天平是常量天平、半微量天平、微量天平和超微量天平的总称。按工作原理分类,有机械天平和电子天平两大类。根据分析天平的结构分类,分析天平又可细分为如下几种:

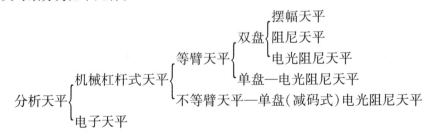

— 144 —

在机械杠杆式天平中,不等臂天平比等臂天平先进,这是由于等臂天平存在不等臂性误差、空载灵敏度与实载灵敏度不同、操作繁琐等固有的缺点,尤其是等臂摆幅天平,其指针摆动不止,因此这种天平已逐渐淘汰。电子天平又比不等臂单盘电光(光学)天平先进。电子天平采用了现代传感器技术、电子技术和微型计算机技术,具有操作简便、称量速度快、自动化程度高、智能化功能强以及使用寿命长等机械天平无可比拟的优越性,且具有多种功能,例如可进行净重、总重、累积、平均值、百分比等的运算与显示等特点。

天平的发展道路很漫长,足有数千年之久。天平的称量原理实际上就是杠杆原理,电子天平虽是基于电磁力补偿平衡原理,但其设计依据仍是杠杆原理。如此悠久的天平发展史,天平不断地改进,遵循着优存劣汰的发展规律。

随着时代的发展和电子技术的日新月异进步,电子天平也不断发展和完善,逐步形成取代机械天平之势。在药品检验工作中,机械分析天平使用已经越来越少,逐渐被电子天平所取代。本章仅讨论电子天平称量及其不确定度关系。

11.2 电子天平及其参数

电子分析天平与机械分析天平称量的区别主要在于称量原理的不同,称量原理的不同导致两者结构有很大差异。电子分析天平的特点就体现在称量原理与结构原理的先进性。

与其他种类的天平不同,电子天平无论采用何种控制方式和电路结构,其称量依据都是电磁力平衡原理。重要特点是在测量被测物体的质量时不用测量砝码的重力,而是采用电磁力与被测物体的重力相平衡的原理来测量的。当称盘上加上或除去被称物时,天平则产生不平衡状态,此时可以通过位置检测器检测到线圈在磁钢中的瞬间位移,经过电磁力自动补偿电路使其电流变化以数字方式显示出被测物体质量。

根据国际法制计量组织(OIML)R76《非自动衡量仪器》国际建议,天平按检定标尺分度值(e)和检定分度数(n),分为四个准确度级别:①特种准确度级(高精密天平),符号为Ⅰ;②高准确度级(高精密天平),符号为Ⅱ;③中准确度级(商用天平),符号为Ⅲ;④普通准确度级(普通天平),符号为Ⅳ(表11-1)。

表 11-1　天平的准确度级别与 e,n 的关系

准确度等级	检定分度值, e	检定分度数 $n=\max/e$		最小秤量 *
		最小	最大	
特种准确度级（Ⅰ）	$0.001g \leqslant e$	50 000	不限制	$100e$
高准确度级（Ⅱ）	$0.001g \leqslant e \leqslant 0.05g$	100	100 000	$20e$
	$0.1g \leqslant e$	5000	100 000	$50e$
中准确度级（Ⅲ）	$0.1g \leqslant e \leqslant 2g$	100	10 000	$20e$
	$5g \leqslant e$	500	10 000	$20e$
普通准确度级（Ⅳ）	$5g \leqslant e$	100	1000	$10e$

＊注:最小秤量与最小称量值不同

电子天平有许多不同于机械天平的重要技术术语,又称之为**参数**。这些参数的优劣高低决定了电子天平称量的准确性及其不确定度大小。

（1）可读性（RD）　天平的可读性是指可在显示屏上读取的两个测量值的最小差别。当使用数字显示屏时,这是指最小的数值增量,又称为"分度值",不同等级天平的标准可读性（standard readabilities）见表 11-2。

表 11-2　不同等级天平的标准可读性

天平等级	超微量天平	微量天平	半微量天平	分析天平	精密天平
可读性	$0.1\mu g$	$1\mu g$	$0.01mg$	$0.1mg$	$1mg \sim 1g$
以 g 表示	$0.0000001g$	$0.000001g$	$0.00001g$	$0.0001g$	$0.001 \sim 1g$

可读性虽是天平的重要参数之一,但是并不反映天平的准确度。因为分度值又分为实际分度值 d 和检定分度值 e,实际分度值代表天平的可读性,检定分度值用于划分天平等级。可读性可被通过电子手段设置成任意值,如可以规定 $e=10d$,也可以规定 $e=5d$,甚至 $e=2d$ 均可成立。一般而言,天平的可读性是 $0.001g(d)$,检定分度值 e 精确到 $0.01g$,即 $e=10d$,通常生产厂家会给出天平的 e 值。不同类型天平的可读性（或分度值）与双量程（dual range）天平具有两种不同类型的可读性。

（2）灵敏度（SE）　灵敏度等于测量仪器的输出变量变化值除以相关输入变量变化值,对于天平而言,为称量值的变化值 ΔW 除以载荷变量 Δm。

$$S = \frac{\Delta W}{\Delta m}$$

灵敏度是天平最为重要的技术参数之一,通常被理解为在标称范围内所测量的全局示值误差(斜率)。

天平的灵敏度取决于温度,通过因环境的温度变化影响所产生的测量值可逆偏差确定。这由灵敏度的温度系数(TC)得出,与每摄氏度的显示质量(或样品质量)偏差百分比一致。例如:某天平的灵敏度的温度数为 0.0001%/℃。即当温度变化1℃时,灵敏度变化 0.0001%或百万分之一。

温度系数的计算方法如下

$$TC = \frac{\Delta S}{\Delta T} = \frac{\dfrac{\Delta R}{m}}{\Delta T} = \frac{\Delta R}{m \Delta T}$$

在该等式中,ΔS 为灵敏度变化值,ΔT 为温度变化值。灵敏度变化值 ΔS 等于结果变化值 ΔR 除以加载值 m 或者去皮重后的样品质量。利用这一信息,可通过重新排列上述等式计算在一定温度变化条件下测量结果的变化值 ΔR。

$$\Delta R = (TC \Delta T) m$$

如果在分析天平上对 100g 的加载值(样品质量)进行称量,并且实验室的环境温度自上一次校准之后变化5℃,则在最差的情况下可得出以下最大结果变化值 ΔR 为 0.5mg(例如某天平的温度系数为 0.0001%/℃),如加载值仅为 100mg,即减小 1000 倍,则最大偏差同样会相应减小,为 0.5μg。

(3)线性(非线性,NL) 线性表示天平在遵循载重 m 与显示值 W(示值误差)之间线性关系方面的能力。通常假定理想曲线为一条位于零与最大荷重之间的直线。相反,非线性定义测量值与理想曲线出现正负偏差所在频带的宽度。

但是,斜率与线性还是有区别的,斜率一般是指两个称量点之间的质量值的连线,这条线应为直线,一般选零点与最大称量点。而线性则是多个称量点之间的质量值的连线,可以是中间的几个点,这条线一般情况下应为折线(曲线),很少情况下为直线。

(4)重复性(RP) 重复性是指在相同的测量条件下,相同测量变量的测量值之间的近似程度。即天平在对一个载荷以及相同载荷进行反复称量时提供相同结果能力的基准。必须由同一名操作人员使用相同的称量方法在相同秤盘上的相同位置、相同的安装位置、恒定的环境条件下不中断地进行一系列测量。一系列测量的标准偏差是表达重复性的测量方式。

尤其是在使用高分辨率天平时,重复性好坏不仅仅取决于天平性能,还受环境条件(通风、温度变化、振动)与样品的影响,以及进行称量操作的人员技能的影响。表 11-3 为在可读性为 0.01mg 的半微量天平上所进行的一系列测量数据,用贝塞尔公式求算出标准偏差,进而确定测量结果与重复性。

表 11-3　天平重复性考察数据(g)

x_1	x_2	x_3	x_4	x_5	平均值 27.51467g
27.51464	27.51466	27.51468	27.51466	27.51465	
x_6	x_7	x_8	x_9	x_{10}	标准偏差 $s = 1.43 \times 10^{-5}$ g
27.51467	27.51467	27.51466	27.51469	27.51467	

视为正态分布,取包含因子 $k = 3$,则测量结果的扩展不确定度 $U = ks$(s 是标准偏差) $= 0.0429$mg,称量结果应表示为 $= 27.51467$g± 0.00004g。因此,表明天平预测该载荷最小值为 27.51463g,最大测量值为 27.51471g。

(5) 偏载(EC)　通过偏离中心(偏心)的加载所得到的测量值的偏差。如果将相同的加载量放置在秤盘的不同部位时显示值依然保持一致,则表明此天平无偏载误差,如果在不同部位时显示值不同,则偏载误差等于不同部位的最大显示值减去最小值。鉴于此,使用高精度的天平时,务必确保样品始终准确位于中间位置。

(6) 最小称量值　如果低于此值,测量结果的相对偏差将会过大,满足不了称量准确度要求。需要使用可读性或准确度更好的天平。许多天平可提供最先进的称量技术,成功应用于极少样品的称量。

(7) 其他术语

① 全自动校准技术(FACT)　根据天平的类型与线性自动调整灵敏度。任何时候当超出既定温度变化值时将触发校准操作。在天平生产过程中,内部砝码通过"初始校准"与国际测量标准进行可追溯性关联。在这一过程中,通过将一个经过认证的砝码放置在天平上并将数值存储在天平中确定内部砝码的质量。"专业级全自动校准技术"的缩略语("proFACT"),表明天平专业自动调节示值误差。

有些分析天平具有两个内置砝码。这意味着在校准期间,天平不仅测试灵敏度,而且测试非线性。

② 可追溯性　是指通过具有指定测量不确定度的一系列不间断比较链测量所得出的测量结果。可追溯至国际或国家适用标准。用于质量测量的常规砝码可追溯至上级标准。

③ 校准与校正　在指定测量条件下确定测量值与测量变量实际值之间的偏差,并应进行调整。

④ 精确度　作为对测量结果平均偏差进行评定的定性术语。在规定的条件下所获得独立测量值之间一致性的接近程度。精确度仅取决于随机误差的分

布,与测量变量的实际值(准确度)无关。

⑤ 准确度　作为对测量结果系统偏差进行评定的定性术语,准确度是对测量结果是否可修正或近似参考值的程度的定义,或简言之,是指天平的显示值接近样品实际质量的程度。

只有当存在多个测量值和一个获得认可的正确参考值时方可对准确度进行评估。

11.3　良好的称量操作

称量过程对于分析结果准确性影响是至关重要的。《中国药典》(2020 年版凡例)对取样量的准确度和试验的精密度均有一定的规定。

(1) 偏离规定称样(量)可允许的范围　试验中供试品(对照品)与试药等"称重"或"量取"的量,均以阿拉伯数码表示,其精密度可根据数值的有效数位来确定,如称取"0.1g"系指称取量可为 0.06~0.14g;称取"2g"系指称取量可为 1.5~2.5g;称取"2.0g"系指称取量可为 1.95~2.05g;称取"2.00g"系指称取量可为 1.995~2.005g。

(2) 精密称定和称定　精密称定系指称取重量应准确至所取重量的千分之一;称定系指称取重量应准确至所取重量的百分之一。

精密称定和准确称量基本意同,英文均译成 accurately weigh 或者 accurately weighed,是指天平的称量准确度。

美国药典天平通则<41>规定必须精密称定时对天平的要求:除另有规定外,当物料必须"精密称定",称量应在一台已通过涵盖使用范围的校准、满足重复性和准确度的天平上完成。对于其他天平应用,天平的重复性和准确度应与其用途相匹配。

(3) 天平的重复性　取同一砝码,以不少于 10 次的称量来评估[注:测试砝码必须在天平操作范围内,但无需校准,因为重复性的结果实际上与天平量程内物品质量大小并无直接联系,不必使用小的测试砝码,因为它不便于操作]。如果 2 倍的称量(值)标准差除以期望的最小净重值(即拟在天平上称量的最小净重)不超过 0.10%,即符合等式:$2×s/m_{min} \leq 0.10\%$(s 为重复性的标准偏差,m_{min} 为最小净重值),则重复性符合要求。如果获得的重复性小于 $0.41d$,这里 d 为显示增量(可读性),可用 $0.41d$ 替代标准偏差。在此情况下,两倍的 $0.41d$ 除以期望的最小净重不超过 0.10%,则重复性符合要求。

（4）天平的准确度　当使用一个（或数个）适当的砝码进行测试,称量结果在测试值的 0.10% 允差范围内,则天平的准确度符合要求。适当的测试砝码是指其名义值在天平量程范围的 5%～100%。测试砝码的最大允许误差（mpe）或其对应的校准不确定度,应不超过应用的准确度测试限值的三分之一。

（5）天平的最小称量值　美国药典通则 <1251> 规定实验室中分析天平的最小称量值可用以下公式表示:

$$m_{\min}=k\times s/称量准确度$$

如:依据精密称定（0.10%）的要求,最小称量值公式就可以表示成

$$m_{\min}=2\times s/0.10\%$$

（6）天平的不确定度　对于分析天平或其他天平应用,天平的准确度应与其用途相匹配。如,对于滴定分析,要使分析物质的称量的有效数字与滴定液浓度的有效数字相对应。

因此,为保证分析称量结果的准确、稳定和可靠,良好的称量操作、使用精度和准确度足够的分析天平、维持天平的稳定、可靠以及合适的称量环境都是十分重要的。

衡器（天平）作为重要的计量器具,在世界大多数国家都属于法制管理的范畴,因此也受到了国际法制计量组织（Interna‒tional Organization of Legal Metrology,OIML）的高度重视,并制订了一系列衡器方面的国际性计量技术法规,如:OIML R76《非自动衡器》国际建议等。但在国际建议 R76 中,仅规定了对非自动衡量仪器的检定方法和判定标准,并未提供用于非自动衡量仪器校准的不确定度评定方法。

根据欧盟认可组织发布的 EUROMET CG‒18（2011 Version 3.0）《非自动衡量仪器校准指南》中提供的测量方法和计算公式,则可以分别推断出不同量程（精度、标尺分度值）的电子天平校准的不确定度。公式可以表示为

$$U_{\mathrm{abs}}\Big|_{k=2}=U_0+C_2\cdot m_{\mathrm{S}}$$

其中,U_0 为零点时的不确定度,C_2 为修正系数,这两个数值是由天平的标称属性（分度值）和可测量属性（重复性、线性、偏载、灵敏度）的测试值计算出的。

分别举例如下。

（1）最大秤量为 200g,标尺分度值为 0.1mg 电子天平的校准不确定度

已知校准时的主要工作条件如表 11‒4。

根据 CG‒18 给出实例,用测试砝码对天平进行测试后,求得绝对称量不确定度,见式（11‒1）

表 11-4　某电子天平主要工作条件

最大秤量/标尺分度值	200g/0.1mg
温度系数	$TC \leqslant 1.5 \times 10^{-6}$/K(见生产手册)
内部调整装置	自动操作为:当 $\Delta T \geqslant 3K$ 时,打开
校准人员进行调整	校准之前进行
校准期间的温度	20.2℃~20.6℃
实验室环境	温度恒定在 21℃±1℃;海拔 $h = 300m$
秤盘	直径 80mm
实验载荷	E_2 等级标准砝码

$$U_{abs}\Big|_{k=2} = U_0 + C_2 \cdot m_S = 0.27mg + 2.88 \times 10^{-6} \cdot m_S \qquad (11-1)$$

（2）最大秤量为 200g,标尺分度值为 0.01mg 电子天平的校准不确定度

用同样的校准方式(CG-18 校准方式),用测试砝码对天平进行测试后,求得绝对称量不确定度,见式(11-2)

$$U_{abs}\Big|_{k=2} = U_0 + C_2 \cdot m_S = 0.02mg + 1.6 \times 10^{-6} \cdot m_S \qquad (11-2)$$

简而言之,准确、可靠的称量结果除取决于良好的称量操作规范(GWP)外,还与如何选择合适的称量设备有关。此外,称量的不确定度大小还与最小称量值具有一定的因果关系。

为更深入理解这种因果关系,以最大秤量为 200g,标尺分度值为 0.01mg 电子天平为例进一步讨论。由式(11-2)绝对称量不确定度 $U_{abs}\Big|_{k=2}$ 的计算式,则相对称量不确定度可用式(11-3)表示

$$U_{rel}\Big|_{k=2} = \frac{U_{abs}\Big|_{k=2}}{m_S} = \frac{0.02mg}{m_S} + 1.6 \times 10^{-6} \qquad (11-3)$$

由式(11-3)可知,对于给定型号的天平,其绝对称量不确定度与样品质量呈线性关系,随样品质量增加线性缓慢增加如图 11-1 虚线所示,且如表 11-5 所示,在一定称量范围内基本不变。但是,如图 11-1 实线所示,随样品质量增大,相对称量不确度随之减少;随样品质量减少,相对称量不确度随之增大;在样品质量比较大时,相对称量不确度随样品质量变化并不明显,但对于非常小的样品质量,相对称量不确定度会变得非常高,称量数据不再可信,见表 11-5。

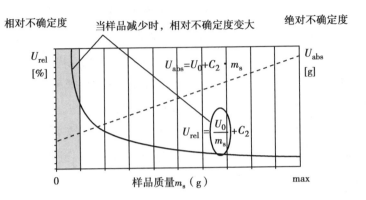

相对不确定度   当样品减少时，相对不确定度变大   绝对不确定度

$$U_{abs} = U_0 + C_2 \cdot m_s$$

$$U_{rel} = \frac{U_0}{m_s} + C_2$$

样品质量 m_s（g）

图 11-1 不确定度与样品质量的关系图

虚线为绝对不确定度；实线为相对不确定度

表 11-5 不同样品质量时不确定度变化数值表

样品质量 m_S	（绝对）称量不确定度 $U_{abs}\big|_{k=2}$	（相对）称量不确定度 $U_{rel}\big|_{k=2}$
0.1mg	0.020mg	20%
1mg	0.020mg	2%
10mg	0.020mg	0.2%
100mg	0.020mg	0.02%
1g	0.022mg	0.0022%
10g	0.036mg	0.00036%
100g	0.180mg	0.00018%

以上结果分析，进一步表明天平的称量不确定度和天平的准确度参数（重复性、线性、偏载、灵敏度）有关，即和校准所发现的不确定度密切相关，并且，也可以通过天平的称量不确定度推算出天平的最小称量值。

电子天平的准确与否直接决定着称量结果的成败，检测结果的准确性。因此，如何根据称量准确度和流程允差的具体要求，选择合适的称量设备至为重要，或者说，根据以上结果，对于选定的天平，可计算出满足称量准确度要求的最小称样量。

例如，Mettler Toledo XPE 205 分析天平，最大量程为 220g，可读性（最小分度值）为 0.01mg，有内置校正程序，校准证书中的最小称量值标示的包含因子 $k = 2$，当要求称量准确度为 0.1%。由式（11-3）

$$U_{\text{rel}}\Big|_{k=2} = \frac{0.02\text{mg}}{m_S} + 1.6\times10^{-6} \leqslant 0.1\%。$$

$$得 \qquad m_S \geqslant \frac{0.02}{(10^{-3}+1.6\times10^{-6})} \approx 20\text{mg}。$$

求得最小称量值应大于 20mg，也就是说，选用 XPE205 天平时，样品质量应为 21mg 才能满足称量准确度 0.1% 的要求。为提高准确度，更严格的要求和典型参数值见表 11-6。

表 11-6　XPE205 分析天平典型参数值

要求/典型值	值（单位）	注释
称量准确度	0.1%	流程要求
最大称量样品量	200g	
要求的最小称量值	50mg	要求和可达到的最小样品量
典型的最小称量值	21mg	
要求的安全因子	2	要求和可达到的安全系数
依照典型最小称量值的安全因子	2.38	
标准和法规	GLP/GMP	需要符合的质量法规
扩展因子 k	2	

当使用 XPE204（最小分度值）为 0.1mg 的天平，且要求称量准确度为 0.1%（$k=2$）时，利用同样的方法，可计算其最小称样量。由式（11-3），有

$$U_{\text{rel}}\Big|_{k=2} = \frac{0.27\text{mg}}{m_S} + 2.88\times10^{-6} \leqslant 0.1\%$$

$$计算得 \qquad m_S \geqslant \frac{0.27}{(10^{-3}+2.88\times10^{-6})} \fallingdotseq 270\text{mg}$$

注意，用 CG18 计算的最小称量值和 USP<41>结果是有差异的。通过大量实验数据发现，天平在小于满量程 10% 段，重复性对称量不确定度起主导作用（2 倍的重复性略小于等于 U_0）。所以，USP 在计算最小称量值时，没有引入 C_2 值，因为此值太小，尤其对于分析天平，此值可以忽略。

然而在 CG18 的计算公式中，引入了 C_2 值，虽然此值很小，仍会产生影响。即其得出的最小称量值会大于 USP 计算出的最小称量值。换句话说，如果使用 CG-18 的最小称量值，也能满足 USP 的要求，但没有必要。

中国药品检验标准操作规范（SOP）在〈分析天平使用与称量〉中规定：根据

称取物质的量和称量精度的要求,选择适宜精度的天平。要求精密称定时,当取样量大于100mg,选用感量为0.1mg的天平,在100~10mg,选用感量为0.01mg的天平,小于10mg,选用感量为0.01mg的天平。

SOP表述值得商榷:①感量是适用机械天平的参数,电子天平对应的参数是可读性;②同样都是可读性0.1mg的天平,称量100mg的样品的准确度可以相差2~5倍。

例如:根据USP<41>,天平的重复性最低不得低于0.41d,那么一台可读性0.01mg的天平,理论上的重复性最小值为0.0041mg。这样,不难算出最小称量值为8.2mg。即在最优情况下也只能做到8.2mg的最小称量值。一般实验室环境下,使用某一系列天平,其最高端的0.01mg可读性天平获得的最小称量值为15~20mg;中端型号的天平重复性为0.015mg,最小称量值为30mg,与最高端相差1倍;而更低端的又比最高端相差2倍。因此,仅根据天平的可读性去确定最小称量值也是不恰当的。

天平在使用过程中,其传感器和电路在工作过程中受温度影响,或传感器随工作时间变化而产生某些参数的变化,以及气流、振动、电磁干扰等环境因素的影响,都会使电子天平产生漂移,造成测量误差。其中,气流、振动、电磁干扰等环境温度的影响可以通过对电子天平的使用条件加以约束,将其影响程度减小到最低限度。而温度漂移主要是来自环境温度的影响和天平内部的自身影响,其形成的原因复杂,产生的漂移大,必须加以抑制。

因此,除了选择合适的天平,为保证称量准确性,应对环境进行控制,并严格执行良好的称量规范。

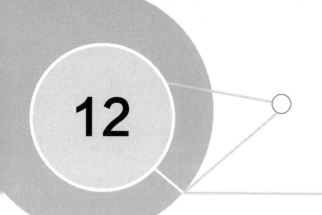

12 滴定液浓度的不确定度

按照《中国药典》及中国药品检验标准操作规范(SOP)规定,药品检验中所用的滴定液的配制方法有间接配制法和直接配制法两种。采用直接配制法时,其溶质应采用"基准试剂",在按规定条件下,经干燥恒重后称取,取用量应精密称定,用一定溶剂稀释制成一定准确浓度的溶液。用间接法配制的滴定液,其准确度需要通过标定求得;标定方法有两种,一种是利用基准物质进行标定;另一种是用一已知准确浓度的溶液比较标定。分别讨论如下。

12.1 直接配制的滴定液浓度的不确定度

采用直接配制法配制的滴定液在《中国药典》中有重铬酸钾滴定液 (0.01667mol/L)和碘酸钾滴定液(0.05mol/L 或 0.01667mol/L)。

例12-1 重铬酸钾滴定液(0.01667mol/L)浓度的不确定度

1 实验部分

1.1 主要仪器

万分之一电子分析天平(精度:0.0001mg),烘箱干燥器,1000ml A 级量瓶。

1.2 重铬酸钾滴定液(0.01667mol/L)的配制

取基准重铬酸钾,在120℃干燥至恒重,称取 4.903g,置1000ml 量瓶中,加水适量使溶解并稀释至刻度,摇匀,即得。

2 不确定度评定

2.1 建立数学模型

$$C_{K_2Cr_2O_7} = \frac{n_{K_2Cr_2O_7}}{V_{K_2Cr_2O_7}} = \frac{m_{K_2Cr_2O_7}}{V_{K_2Cr_2O_7} M_{K_2Cr_2O_7}}$$

式中,$C_{K_2Cr_2O_7}$为重铬酸钾滴定液的浓度(mol/L);$m_{K_2Cr_2O_7}$为基准重铬酸钾的质量(g);$V_{K_2Cr_2O_7}$为配制重铬酸钾滴定液体积(L);$M_{K_2Cr_2O_7}$为重铬酸钾的摩尔质量(在此为分子量)。

2.2 测量不确定度来源

根据配制过程和数学模型分析,重铬酸钾滴定液浓度的不确定度来源,主要由以下几个因素所引起:①称量的准确性;②基准重铬酸钾的纯度;③重铬酸钾分子量的准确性;④量瓶的精度。

2.3 测量不确定度分析

2.3.1 A类不确定度的分析

本例没有重复操作过程,故没有 A 类不确定度。

2.3.2 B类不确定度分析

(1)称量所引入的标准不确定度 称量过程中,消除环境干扰和吸湿等影响,则称量的准确性主要取决于分析天平的精度;由于称样量大(准确称取 4.903g),故采用万分之一电子天平即可,其检定证书中标示称量允差为 $\pm 0.0001g$,视为矩形分布($k = \sqrt{3}$),则 $u(m_1) = \dfrac{0.0001}{\sqrt{3}} = 5.77 \times 10^{-5}g$,又因为称量采用的是减量法,故称量的标准不确定度为 $u(m) = k = \sqrt{2u^2(m_1)} = 8.16 \times 10^{-5}g$,相对标准不确定度 $u_{rel}(m) = \dfrac{u(m)}{m_{K_2Cr_2O_7}} = \dfrac{8.16 \times 10^{-5}}{4.903} = 0.00166\%$。

(2)基准重铬酸钾的纯度 按《中华人民共和国国家标准》GB10731-89 规定,基准重铬酸钾的纯度为 $100\% \pm 0.02\%$,视为矩形分布,纯度的标准不确定度 $u(p) = \dfrac{0.0002}{\sqrt{3}} = 1.15 \times 10^{-4}$,相对标准不确定度 $u_{rel}(p) = 0.0115\%$。

(3)溶液体积的不确定度 $u(V)$,由量瓶体积的不确定度和环境温度对溶液体积的影响引入的不确定度所组成。①直接配制重铬酸钾滴定液时,使用的是 1000ml 量瓶(A 级),按照国家计量检定规程,其允差为 $\pm 0.40ml$,按三角形分布,量瓶体积的标准不确定度 $u(V_1) = \dfrac{0.40}{\sqrt{6}} = 0.163ml$。②温度效应,实验通常保持温度一定,假设室温为20℃±5℃。溶剂水的体积膨胀系数为$2.1×10^{-4}/℃$,依据矩形分布,温度效应使溶液体积变化的标准不确定度 $u(V_2)=\dfrac{5×2.1×10^{-4}}{\sqrt{3}}×1000=$

0.606ml。溶液体积的不确定度 $u(V)=\sqrt{u^2(V_1)+u^2(V_2)}=\sqrt{0.163^2+0.606^2}=$

0.628ml,相对不确定度 $u_{rel}(V)=\dfrac{0.628\text{ml}}{1000\text{ml}}×100\%=0.0628\%$。

（4）基准重铬酸钾摩尔质量的标准不确定度 $u(M)$　重铬酸钾的分子式为$K_2Cr_2O_7$,分子的摩尔质量的不确定度可以通过合成各组成元素原子量的不确定度得到。根据IUPAC最新版的原子量表中查得$K_2Cr_2O_7$中各元素的原子量和不确定度(表12-1)。

表12-1　$K_2Cr_2O_7$各元素相对原子质量及不确定度

元素	相对原子量	扩展不确定度	标准不确定度	标准不确定度分量
K	39.0983	±0.0001	0.0000577	0.000115
Cr	51.9961	±0.0006	0.000346	0.000693
O	15.9994	±0.0003	0.000173	0.00121

由表12-1得出重铬酸钾分子量(即摩尔质量)

$$M_{K_2Cr_2O_7}=39.0983×2+51.9961×2+15.9994×7=294.1846$$

对于每一个元素来说,标准不确定度是将IUPAC所列不确定度作为矩形分布计算得到的。因此相应的标准不确定度等于扩展不确定度之值除以$\sqrt{3}$。各元素对摩尔质量的不确定度分量等于单元素标准不确定度乘以各元素数量,结果见表12-1。

上式为各元素独立数值之和,因此基准重铬酸钾摩尔质量 $M_{K_2Cr_2O_7}$的标准不确定度 $u(M)$等于各标准不确定度分量平方和的平方根

$$u(M)=\sqrt{0.000115^2+0.000693^2+0.00121^2}=0.00140\text{g/mol}$$

相对不确定度 $u_{rel}(M)=0.00140/294.18=0.000476\%$。

2.4　合成标准不确定度

2.4.1　灵敏系数

根据不确定度分量分析,考虑基准重铬酸钾的纯度,前述的数学模型改写为

$$C_{K_2Cr_2O_7}=\frac{m_{K_2Cr_2O_7}p_{K_2Cr_2O_7}}{V_{K_2Cr_2O_7}M_{K_2Cr_2O_7}}$$

其中,$m_{K_2Cr_2O_7}=4.903\text{g}$；$V_{K_2Cr_2O_7}=1000\text{ml}$；$M_{K_2Cr_2O_7}=294.19\text{g/mol}$,$P_{K_2Cr_2O_7}=1$。

由于没有 A 类不确定度,故直接用偏导数求得 B 类不确定度的灵敏系数分别为

$$c_m = \frac{\partial C}{\partial m} = \frac{p_{K_2Cr_2O_7}}{V_{K_2Cr_2O_7}M_{K_2Cr_2O_7}} = \frac{1}{1000 \times 294.19}\mathrm{ml}^{-1} \cdot \mathrm{g}^{-1} \cdot \mathrm{mol}$$

$$c_p = \frac{\partial C}{\partial p} = \frac{m_{K_2Cr_2O_7}}{V_{K_2Cr_2O_7}M_{K_2Cr_2O_7}} = \frac{4.9303}{1000 \times 294.19}\mathrm{ml}^{-1} \cdot \mathrm{mol}$$

$$c_V = \frac{\partial C}{\partial V} = -\frac{m_{K_2Cr_2O_7}p_{K_2Cr_2O_7}}{V^2_{K_2Cr_2O_7}M_{K_2Cr_2O_7}} = -\frac{4.9303}{1000^2 \times 294.19}\mathrm{ml}^{-2} \cdot \mathrm{mol}$$

$$c_M = \frac{\partial C}{\partial M} = -\frac{m_{K_2Cr_2O_7}}{V_{K_2Cr_2O_7}M^2_{K_2Cr_2O_7}} = -\frac{4.9303}{1000 \times 294.19^2}\mathrm{ml}^{-1} \cdot \mathrm{g}^{-1} \cdot \mathrm{mol}^2$$

$$u(V) = 0.628\mathrm{ml}, u(M_{K_2Cr_2O_7}) = 0.00140\mathrm{g/mol}$$

2.4.2 输入量的标准不确定度分量汇总表

输入量的标准不确定度汇总见表 12-2。

表 12-2 标准不确定度汇总

u_i	不确定度来源	不确定度分量	灵敏系数 c_i	$|c_i| \cdot u_i$
$u(m)$	称量误差引入	8.16×10^{-5}g	$\frac{1}{1000 \times 294.19}\mathrm{ml}^{-1} \cdot \mathrm{g}^{-1} \cdot \mathrm{mol}$	$2.77 \times 10^{-10}\mathrm{mol} \cdot \mathrm{ml}^{-1}$
$u(p)$	基准物不纯引入	1.15×10^{-4}	$\frac{4.9303}{1000 \times 294.19}\mathrm{ml}^{-1} \cdot \mathrm{mol}$	$1.93 \times 10^{-9}\mathrm{mol} \cdot \mathrm{ml}^{-1}$
$u(V)$	量瓶允差和温变	0.628ml	$-\frac{4.9303}{1000^2 \times 294.19}\mathrm{ml}^{-2} \cdot \mathrm{mol}$	$1.059 \times 10^{-8}\mathrm{mol} \cdot \mathrm{ml}^{-1}$
$u(M)$	基准物摩尔质量	0.00140g/mol	$-\frac{4.9303}{1000 \times 294.19^2}\mathrm{ml}^{-1} \cdot \mathrm{g}^{-1} \cdot \mathrm{mol}^2$	$7.98 \times 10^{-11}\mathrm{mol} \cdot \mathrm{ml}^{-1}$

2.4.3 合成标准不确定度的计算

各输入量互不相关,基准重铬酸钾纯度、天平称量、溶液体积和重铬酸钾摩尔质量等不确定度相互独立。根据"不确定度传播律"(式 7-1),合成标准不确定按下式得到

$$u_c = \sqrt{\sum_{i=1}^{4}(c_iu_i)^2} = \sqrt{0.0277^2 + 0.193^2 + 1.05^2 + 0.00798^2} \times 10^{-8}$$

$$= 1.07 \times 10^{-8}\mathrm{mol/ml} = 1.07 \times 10^{-5}\mathrm{mol/L}$$

由已计算出各输入分量的相对不确定度,合成相对标准不确定度还可由各分量的相对标准不确定度按下式合成

$$u_{c(\mathrm{rel})}(C_{\mathrm{K_2Cr_2O_7}}) = \sqrt{u_{\mathrm{rel}}^2(m)+u_{\mathrm{rel}}^2(p)+u_{\mathrm{rel}}^2(V)+u_{\mathrm{rel}}^2(M)}$$
$$= \sqrt{0.00166^2+0.0115^2+0.0628^2+0.000476^2} \times$$
$$= 0.0638\%$$

由此得到合成标准不确定度

$$u_c(C_{\mathrm{K_2Cr_2O_7}}) = u_{c(\mathrm{rel})}(C_{\mathrm{K_2Cr_2O_7}}) \times C_{\mathrm{K_2Cr_2O_7}} = 0.0638\% \times 0.01667\mathrm{mol/L}$$
$$= 1.06\times10^{-5}\mathrm{mol/L}$$

计算结果表明,对合成不确定度的主要贡献来源于溶液体积的不确定度分量,基准重铬酸钾纯度、天平称量和重铬酸钾摩尔质量等不确定度分量相对较小可忽略,而基准重铬酸钾摩尔质量的不确定度分量又比其他分量更小得多,完全可忽略不计。

2.5 扩展不确定度

根据 CNAS-GL05《测量不确定度要求的实施指南》规定:如果可以确定合成不确定度包含的分量中较多分量或占支配地位的分量的概率分布不是正态分布(如矩形分布、三角分布),则合成不确定度的概率分布就不能估计为正态分布,而是接近于其他分布,应按占支配地位的分量的概率分布进行计算。本例中,溶液体积的不确定度分量占支配地位,其概率分布为矩形分布,取包含因子 $k=\sqrt{3}$(置信概率约95%),求得扩展不确定度 $U(C_{\mathrm{K_2Cr_2O_7}})$ 为

$$U(C_{\mathrm{K_2Cr_2O_7}}) = k \times u_c(C_{\mathrm{K_2Cr_2O_7}}) = 1.06\times10^{-5}\times\sqrt{3} = 1.8\times10^{-5}\mathrm{mol/L}$$

扩展不确定度的有效数字一般取2位有效数字。

2.6 重铬酸钾滴定液浓度结果的表示

重铬酸钾滴定液(0.01667mol/L)的浓度应表示为:$0.01667\pm0.000018\mathrm{mol/L}$($k=\sqrt{3}$)。

3 讨论和总结

3.1 根据对各不确定度分量的分析,表明量瓶溶液体积的变化是影响配制该滴定液浓度准确性的最大因素。因此,在实际工作,应在选择精度合适的天平,控制称量环境的变化,使用符合纯度要求的基准物的基础上,重点关注量瓶体积的准确性和环境温度对溶液体积的影响,应使用经严格检定合格的 A 级量瓶,并要求滴定液配制时和使用时温度能够一致,或在较小范围内变化。

3.2 在本例中,分别采用求偏导数灵敏系数法和相对不确定度法,用两种方法得到的合成标准不确定度结果一致。求偏导数方法较为严谨,相对不确定度法的过程则较为简便,当各输入量 X_i 彼此独立或不相关时,这两种方法求得的

合成不确定度是一致的。

因此,基于各输入量彼此独立或不相关,本文中的大多数实例是采用先计算相对不确定度再求得合成不确定度的方法。

注:对于玻璃量器(容量器具)示值误差,我国以前大多采用均匀分布计算标准不确定度。按目前的共识,在本文以下应用实例中,多采用三角分布处理,但有少数原先的实例仍使用均匀分布。特此说明。

12.2 用基准物质标定滴定液浓度的不确定度

《中国药典》采用基准物质标定滴定液种类较多,有乙二胺四醋酸二钠滴定液(0.05mol/L)、甲醇钠滴定液(0.1mol/L)、甲醇锂滴定液(0.1mol/L)、亚硝酸钠滴定液(0.1mol/L)、氢氧化四丁基铵滴定液(0.1mol/L)、氢氧化四甲基铵滴定液(0.1mol/L)、氢氧化钠滴定液(1mol/L、0.5mol/L 或 0.1mol/L)、烃铵盐滴定液(0.01mol/L)、盐酸滴定液(1mol/L、0.5mol/L、0.2mol/L 或 0.1mol/L)、高氯酸滴定液(0.1mol/L)、高锰酸钾滴定液(0.02mol/L)、硝酸汞滴定液(0.02mol/L 或 0.05mol/L)、硝酸银滴定液(0.1mol/L)、硫代硫酸钠滴定液(0.1mol/L)、硫酸滴定液(0.5mol/L、0.25mol/L、0.1mol/L 或 0.05mol/L)、硫酸铈滴定液(0.1mol/L)等。

在以上滴定液中,酸碱滴定液最为常用。它们都是由强酸或强碱配成。用来配制酸滴定液的有盐酸、硫酸等。盐酸的优点是中和产生的盐酸盐往往比硫酸盐更易溶,不致析出干扰终点观察;而热溶液的滴定,或须用酸滴定液与供试品液共同煮沸时,因硫酸的挥发性比盐酸小,故较为适用。配制碱滴定液的有氢氧化钠、氢氧化钾等,氢氧化钠比较经济,且钠盐往往较钾盐更易溶而更常用。

由于氯化氢挥发性,浓盐酸液的浓度不确定等原因,不可能通过准确量取浓盐酸溶液直接配制盐酸滴定液。实际上是取浓盐酸,加水稀释配制成所需的浓度,再用基准碳酸钠标定,标定值的准确性直接影响药品检验结果。根据药典通则中收载的盐酸滴定液的配制和标定过程,以盐酸滴定液(1mol/L)为例,对采用基准物标定滴定液浓度的不确定度评估如下。

例 12-2   盐酸滴定液(1mol/L)浓度的不确定度

1   实验部分

1.1   主要仪器

万分之一电子分析天平(精度:0.0001mg),50ml A 级酸式滴定管。

1.2   盐酸滴定液(1mol/L)的配制

取盐酸 90ml,加水适量使成 1000ml,摇匀。

1.3   盐酸滴定液(1mol/L)的标定

取在 270~300℃ 干燥至恒重的基准无水碳酸钠约 1.5g,精密称定,加水 50ml 使溶解,加甲基红-溴甲酚绿混合指示剂 10 滴,用本液[盐酸滴定液(1mol/L)]滴定至溶液由绿色转变为紫红色时,煮沸 2 分钟,冷却至室温,继续滴定至溶液由绿色变为暗紫色。

每 1ml 盐酸滴定液(1mol/L)相当于 53.00mg 的无水碳酸钠。根据本液的消耗量与无水碳酸钠的取用量,算出本液的浓度,即得。

2   不确定度评定

2.1   建立数学模型

$$C_{HCl} = \frac{m_{Na_2CO_3}}{V_{HCl} \times M_{\frac{1}{2}Na_2CO_3}} \times 1000$$

式中,C_{HCl} 为盐酸滴定液的浓度(mol/L);$m_{Na_2CO_3}$ 为基准无水碳酸钠的质量(g);V_{HCl} 为本液(盐酸滴定液)的消耗量(ml);$M_{\frac{1}{2}Na_2CO_3}$ 是标定盐酸时的特定基本单元无水碳酸钠的摩尔质量,其值等于 $\frac{1}{2}$ 碳酸钠的分子量。

2.2   测量不确定度来源

根据标定操作和数学模型分析,标定盐酸滴定液的不确定度主要来源,应有以下几个方面:①标定的重复性(A 类不确定度);②基准无水碳酸钠的纯度;③碳酸钠分子量的准确性;④电子分析天平和滴定管的精度;⑤其他相关常数。

2.3   测量不确定度分析

2.3.1   A 类不确定度的分析

为保证盐酸滴定液标定浓度的准确、可靠,减少由于指示剂终点判断和读数误差等影响,按照中国药品检验标准操作规范(SOP)对滴定液标定的规定:

标定应由初标者和复标者在相同条件下各平行标定 3 份;各项原始数据经校正后,根据计算公式分别进行计算,3 份平行试验结果的相对平均偏差,除另有规定外,不得大于 0.1%;初标平均值和复标平均值的相对偏差也不得大于 0.1%;标定结果按初、复标的平均值计算,取 4 位有效数字。具体标定结果见表 12-3。

为获得盐酸滴定液平行标定结果的测量不确定度分量,取表 12-3 中的数据,按照 A 类不确定度评定,用标准差表示的不确定度称为标准不确定度。

表 12-3　盐酸滴定液(1mol/L)重复标定结果及不确定度

序号	A1	A2	A3	B1	B2	B3
基准物取量(g)	1.3004	1.3012	1.3015	1.2975	1.2984	1.2963
本液消耗量(ml)	24.35	24.38	24.39	24.39	24.41	24.38
标定浓度(mol/L)	1.008	1.007	1.007	1.004	1.004	1.003
平均值/标准差(mol/L)	1.007/0.000707			1.004/0.000707		
样本合并值(mol/L)	1.005/0.000408					

在重复性条件下进行规范化测量,标定浓度是在重复条件下 $n=3$ 次测量,得到 x_1, x_2, x_3,其平均值为 $\bar{x}$,实验标准偏差为 s,自由度 $v=n-1$。初标和复标定可视为 $m=2$ 组平行测量,合并样本标准差的自由度 $v=m(n-1)=2(3-1)=4$。

初标者为第一组(A),标准数据的平均值 $\bar{x}_A$

$$\bar{x}_A = \frac{1.008+1.007+1.007}{3} = 1.007 \, \text{mol/L}$$

平均值标准差 $s_A(\bar{x})$ 为

$$s_j = s_A(\bar{x}) = \sqrt{\frac{(1.008-1.007)^2+(1.007-1.007)^2+(1.007-1.007)^2}{3-1}}$$

$$= 0.000707 \, \text{mol/L}$$

同法计算复标者第二组(B)数据,得平均值 $\bar{x}_B$ 和平均值标准差 $s_B(\bar{x})$(见表 12-3)。由式(5-12)得合并样本标准差 s_p

$$s_p = \sqrt{\frac{\sum_{j=1}^{m} s_j^2}{m}} = \sqrt{\frac{(0.000707)^2+(0.000707)^2}{2}} = 0.000707 \, \text{mol/L}$$

此为二组平行标定的重复性引起的标准不确定度 $u(x)$,由合并平均值 $\bar{x}_{AB} =$

1.005mol/L,得相对标准不确定度 $u_{rel}(x) = \dfrac{u(x)}{\overline{x}_{AB}} = 0.0703\%$

2.3.2 B类不确定度分析

（1）基准无水碳酸钠的纯度 基准碳酸钠的纯度为 $100\% \pm 0.05\%$，视为矩形分布，由基准无水碳酸钠的纯度引入的标准不确定度 $u(p) = \dfrac{0.0005}{\sqrt{3}} = 0.000289$，相对不确定度 $u_{rel}(p) = 0.0289\%$。

（2）天平称量所引入的标准不确定度

基准物无水碳酸钠称样量 1.2963g（取表 12-3 中最低者），称量操作基本和前一节基准重铬酸钾称量相同，仍采用万分之一电子天平和减量法。因此，称量的标准不确定度为 $u(m) = 8.16 \times 10^{-5}$ g，相对标准不确定度 $u_{rel}(m) = \dfrac{u(m)}{m_{Na_2CO_3}} = \dfrac{8.16 \times 10^{-5}}{1.2963} = 0.00629\%$。

（3）标定体积的不确定度

① 滴定管体积精度引入的不确定度 滴定中使用 50ml 酸式滴定管（A 级），按照国家计量检定规程，其最大允差为 ±0.05ml，则相对允差为 ±0.1%，按三角形分布，滴定管体积的相对标准不确定度 $u_{rel}(V_1) = \dfrac{0.1\%}{\sqrt{6}} = 0.0408\%$。

② 环境温度变化对滴定液体积的影响引入的不确定度 实验通常保持温度一定，假设室温为 $20℃ \pm 5℃$。由此得温度效应使溶液体积变化的标准不确定度 $u(V_2) = \dfrac{5 \times 2.1 \times 10^{-4}}{\sqrt{3}} \times 24.48 = 1.48 \times 10^{-2}$ ml，相对标准不确定度 $u_{rel}(V_2) = 0.0606\%$。

③ 滴定终点判断读数误差引入的不确定度 一般常用的滴定管规格为50ml，最小刻度为 ±0.1ml，读数可估计到 0.01ml，有 ±0.02ml 的读数误差（约为 1滴）。按半宽均匀分布计算，读数误差引入的标准不确定度 $u(V_3) = \dfrac{0.5 \times 0.02}{\sqrt{3}} = 0.00577$ ml，相对标准不确定度 $u_{rel}(V_3) = \dfrac{0.00577}{24.38} = 0.0237\%$。

因此，标定溶液体积的相对标准不确定度 $u_{rel}(V) = \sqrt{u_{rel}^2(V_1) + u_{rel}^2(V_2) + u_{rel}^2(V_3)} = \sqrt{0.0408^2 + 0.0606^2 + 0.0237^2}\ \% = 0.0768\%$。

（4）其他常数 基准无水碳酸钠摩尔质量引起的标准不确定度很小，可以忽略。

2.4 合成标准不确定度

标定测量的重复性、基准无水碳酸钠的纯度、天平称量、标定体积等的不确定度相互独立,由此,合成相对标准不确定度由各分量的不确定度按下式合成

$$u_{c(rel)}(C_{HCl}) = \sqrt{u_{rel}^2(x) + u_{rel}^2(m) + u_{rel}^2(p) + u_{rel}^2(V)}$$

$$= \sqrt{(0.0703)^2 + (0.00629)^2 + (0.0289)^2 + (0.0768)^2} \times \%$$

$$= 0.108\%$$

实验测得盐酸滴定液浓度为 1.005mol/L,则测量结果的合成标准不确定度

$$u_c(C_{HCl}) = u_{c(rel)}(C_{HCl}) \times C_{HCl} = 0.108\% \times 1.005mol/L$$

$$= 1.09 \times 10^{-3} mol/L$$

计算结果表明,对合成不确定度的主要贡献来源于标定过程的不确定度分量,基准无水碳酸钠纯度、天平称量和碳酸钠摩尔质量等不确定度分量相对较小,但是不可忽视。

2.5 扩展不确定度

在影响盐酸滴定液浓度的不确定度分量中,标定溶液体积和重复性的不确定度分量占支配地位,按正态分布,取包含因子 $k = \sqrt{2}$(置信概率约 95%),求得扩展不确定度 $U(C_{HCl})$ 为

$$U(C_{HCl}) = k \times u_c(C_{HCl}) = 1.09 \times 10^{-3} \times \sqrt{2} = 2.18 \times 10^{-3} mol/L$$

扩展不确定度的有效数字一般取 2 位有效数字。

2.6 盐酸滴定液浓度结果的表示

盐酸滴定液(1.005mol/L)的浓度应表示为:$1.005 \pm 0.002mol/L$($k = \sqrt{2}$)。

3 讨论和总结

同样,根据对各不确定度分量的分析,虽然基准无水碳酸钠纯度、天平称量、和碳酸钠摩尔质量等不确定度分量对合成不确定度贡献不容忽视,但是标定溶液体积的变化和重复性是影响该滴定液浓度准确性的最大因素。因此,控制标定体积不确定度对浓度的影响是提高标定浓度准确度的关键。

经对温度效应进一步分析,如果将配制时和使用时室温设为 $20\text{℃} \pm 2\text{℃}$。则温度效应使标定溶液体积的标准不确定度 $u(V_2) = \dfrac{2 \times 2.1 \times 10^{-4}}{\sqrt{3}} \times 1000 = 0.242ml$,得到此时的 $u_{rel}(V) = 3.34 \times 10^{-2}\%$,比假设室温为 $20\text{℃} \pm 5\text{℃}$ 时的 $u_{rel}(V) = 0.0768\%$ 更小。

另外,如果需要不同浓度的盐酸滴定液,可按药典规定进行配制和标定。

12.3 比较标定的滴定液浓度的不确定度

在《中国药典》中,还有很多的滴定液浓度是用已知准确浓度的滴定液比较标定的,这些滴定液有乙醇制氢氧化钾滴定液(0.5mol/L 或 0.1mol/L)、四苯硼钠滴定液(0.02mol/L)、甲醇制氢氧化钾滴定液(0.1mol/L)、草酸滴定液(0.05mol/L)、高氯酸钡滴定液(0.05mol/L)、硝酸铋滴定液(O.01mol/L)、硫氰酸铵滴定液(0.1mol/L)、硫酸亚铁铵滴定液(0.1mol/L)、氯化钡滴定液(0.1mol/L)、锌滴定液(0.05mol/L)、碘滴定液(0.05mol/L)、溴滴定液(0.05mol/L)、溴酸钾滴定液(0.01667mol/L)、醋酸钠滴定液(0.1mol/L)等。

本节以碘滴定液(0.05mol/L)的标化过程为例,讨论比较标定的滴定液浓度的表述及其不确定度。

例 12-3 碘滴定液(0.05mol/L)浓度的不确定度

1 实验部分

1.1 主要仪器
20ml A 级移液管,50ml A 级酸式滴定管。

1.2 碘滴定液(0.05mol/L)的配制
取碘 13.0g,加碘化钾 36g 与水 50ml 溶解后,加盐酸 3 滴与水适量使成 1000ml,摇匀,用垂熔玻璃滤器滤过。取滤液作为碘滴定液。

1.3 碘滴定液(0.05mol/L)的标定
精密量取碘滴定液 25ml,置碘瓶中,加水 100ml 与盐酸溶液(9→100)1ml,轻摇混匀,用硫代硫酸钠滴定液(0.1mol/L)滴定至近终点时,加淀粉指示液 2ml,继续滴定至蓝色消失。根据硫代硫酸钠滴定液(0.1mol/L)的消耗量,算出碘滴定液的浓度,即得。

2 不确定度评定

2.1 建立数学模型

$$C_{I_2} = \frac{C_{Na_2S_2O_3} V_{Na_2S_2O_3}}{2V_{I_2}}$$

式中,C_{I_2} 为待标定的碘滴定液的浓度(mol/L);$C_{Na_2S_2O_3}$ 为硫代硫酸钠滴定液的浓度(0.1mol/L);$V_{Na_2S_2O_3}$ 为消耗的硫代硫酸钠滴定液体积(ml);V_{I_2} 为碘滴定液体积(ml)。

2.2 测量不确定度来源

根据配制、标定过程和数学模型分析,碘滴定液浓度的不确定度来源,应由以下几个因素所引起:①标定重复性引入的标准差;②硫代硫酸钠滴定液浓度(0.1mol/L)的不确定度;③硫代硫酸钠滴定液体积的不准确性;④碘滴定液量取体积的不准确性。

2.3 测量不确定度分析

2.3.1 A类不确定度的分析

为提高标定滴定液浓度的准确性,减少指示剂终点判断和读数误差等影响,按照标定滴定液的 SOP 要求,由初标者和复标者在相同条件下,各平行标定 3 份,3 份平行试验结果及初标平均值和复标平均值的标准差(通常以平均偏差计)应不得大于 0.1%。标定结果按初、复标的平均值计算,取 4 位有效数字。具体标定结果见表 12-4。

表 12-4　碘滴定液(0.05mol/L)的标定浓度及不确定度

序号	A1	A2	A3	B1	B2	B3
$C_{Na_2S_2O_3}$(mol/L)			0.1014±0.0002			
$V_{Na_2S_2O_3}$(ml)			25.00			
V_{I_2}(ml)	24.63ml	24.59ml	24.58ml	24.59ml	24.60ml	24.61ml
C_{I_2}(mol/L)	0.05146	0.05155	0.05157	0.05155	0.05152	0.05150
平均值/标准差		0.05153/0.0000339mol/L			0.05152/0.0000145mol/L	
合并结果			0.05153/0.0000261mol/L			

为获得碘滴定液平行标定结果的测量不确定度分量,取表 12-4 中的数据,按照 A 类不确定度评定,求得标准差作为标准不确定度。

初标和复标分成两组,每组 3 次标定的平均值 $\bar{x}$ 的实验标准差 $s(\bar{x})$ 按贝塞尔公式计算,结果分别见表 12-4。

初标和复标定可视为 $m=2$ 组平行测量,合并样本标准差的自由度 $v=m(n-1)=2(3-1)=4$。两组测量的合并样本标准差 $s_p(x_k)$ 按式(5-12),结果见表 12-4。

$$s_p(x_2) = \sqrt{\frac{\sum_{j=1}^{m} s_j^2}{m}} = \sqrt{\frac{(0.0000339)^2 + (0.0000145)^2}{2}} = 0.0000261\text{mol/L}$$

上述结果为二组平行标定的重复性引起的标准不确定度 $u(x)$，由合并平均值 $\bar{x}_{AB} = 0.05153\text{mol/L}$，得相对标准不确定度 $u_{rel}(x) = \dfrac{u(x)}{\bar{x}_{AB}} = 0.0507\%$

2.3.2　B 类不确定度分析

在标定本液中，不使用基准物标定，因此也没有称量过程，B 类不确定度分别与硫代硫酸钠滴定液的浓度和消耗体积以及碘滴定液量取体积的准确与否相联系。

（1）硫代硫酸钠滴定液浓度的不确定度　硫代硫酸钠滴定液已另行标定，假定硫代硫酸钠滴定液（0.1mol/L）的浓度为 $0.1016 \pm 0.0003\text{mol/L}, k = \sqrt{3}$），则由硫代硫酸钠浓度引入的标准不确定度为，则 $u(C_{Na_2S_2O_3}) = \dfrac{0.0003}{\sqrt{3}} = 1.73 \times 10^{-4}\text{mol/L}$，相对标准不确定度 $u_{rel}(C_{Na_2S_2O_3}) = \dfrac{u(C_{Na_2S_2O_3})}{C_{Na_2S_2O_3}} = 0.170\%$。

（2）碘滴定液量取体积的不确定度　标定中，准确量取本液（碘滴定液）25ml，量取时使用的是 25ml 移液管，碘滴定液体积的不确定度 $u(V_{I_2})$ 主要由移液管体积的不确定度所决定。按照国家计量检定规程，25ml 滴定管的允差为 $\pm 0.03\text{ml}$，按照三角形分布，移液管体积的标准不确定度 $u(V_{I_2}) = \dfrac{0.03}{\sqrt{6}} = 0.0122\text{ml}$，相对标准不确定度 $u_{rel}(V_{I_2}) = \dfrac{u(V_{I_2})}{25} = 0.0490\%$。

（3）硫代硫酸钠滴定液体积的不确定度 $u(V_{Na_2S_2O_3})$

① 滴定管体积精度引入的不确定度　按照国家计量检定规程，滴定中使用 50ml 酸式滴定管（A 级），其最大允差为 $\pm 0.05\text{ml}$，则相对允差为 $\pm 0.1\%$，按照三角形分布，则滴定管体积的相对标准不确定度 $u_{rel}(V_1) = \dfrac{0.1\%}{\sqrt{6}} = 0.0408\%$。

② 环境温度变化对滴定液体积的影响引入的不确定度　实验通常保持温度一定，假设室温为 $20\text{℃} \pm 5\text{℃}$。由此得温度效应使溶液体积变化的标准不确定度 $u(V_2) = \dfrac{5 \times 2.1 \times 10^{-4}}{\sqrt{3}} \times 24.58 = 1.49 \times 10^{-2}\text{ml}$，相对标准不确定度 $u_{rel}(V_2) = 0.0606\%$。

③ 滴定终点判断读数误差引入的不确定度　一般常用的滴定管规格为50ml，最小刻度为±0.1ml，读数可估计到 0.01ml，有±0.02ml 的读数误差（约为 1 滴）。按半宽均匀分布计算，读数误差引入的标准不确定度 $u(V_3) = \dfrac{\frac{1}{2} \times 0.02}{\sqrt{3}} = 0.00577$ml，相对标准不确定度 $u_{rel}(V_3) = \dfrac{0.00577}{24.59} = 0.0235\%$。

因此，硫代硫酸钠滴定液体积的相对标准不确定度

$$u_{rel}(V_{Na_2S_2O_3}) = \sqrt{u_{rel}^2(V_1) + u_{rel}^2(V_2) + u_{rel}^2(V_3)}$$
$$= \sqrt{0.0408^2 + 0.0606^2 + 0.0235^2}\%$$
$$= 0.0767\%$$

2.4　合成标准不确定度

标定碘滴定液中，标定测量的重复性、碘滴定液量取体积、硫代硫酸钠的浓度和消耗体积等不确定度相互独立，由此，碘滴定液的合成相对标准不确定度由各分量的不确定度按下式合成而成：

$$u_{c(rel)}(C_{I_2}) = \sqrt{u_{rel}^2(x) + u_{rel}^2(C_{Na_2S_2O_3}) + u_{rel}^2(V_{I_2}) + u_{rel}^2(V_{Na_2S_2O_3})}$$
$$= \sqrt{0.0507^2 + 0.170^2 + 0.0490^2 + 0.0767^2}\% = 0.199\%$$

实验测得盐酸滴定液浓度为 0.05153mol/L，则测量结果的合成标准不确定度

$$u_c(C_{I_2}) = u_{c(rel)}(C_{I_2}) \times C_{I_2}$$
$$= 0.199\% \times 0.05153mol/L = 1.03 \times 10^{-4} mol/L$$

计算结果表明，对合成不确定度的贡献最大是硫代硫酸钠滴定浓度的不确定度分量，其次是硫代硫酸钠滴定液体积的不确定度，而碘滴定液量取体积和重复性标定的不确定度相对较小，但也是不可忽视的。

2.5　扩展不确定度

在影响盐酸滴定液浓度的不确定度分量中，各影响因素均有一定的作用，按正态分布，取包含因子 $k = \sqrt{2}$（置信概率约 95%），求得扩展不确定度 $U(C_{HCl})$ 为

$$U(C_{I_2}) = k \times u_c(C_{I_2}) = 1.03 \times 10^{-4} \times \sqrt{2} = 2.1 \times 10^{-4} mol/L$$

扩展不确定度的有效数字一般取 2 位有效数字。

2.6　碘滴定液浓度结果的表示

盐酸滴定液（0.05mol/L）的浓度应表示为：$0.05153 \pm 0.00021 mol/L$（$k = \sqrt{2}$）。

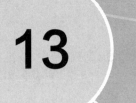

13

卡尔-费休水分
测定法的不确定度

卡尔-费休(Karl Fischer)氏法,简称费休氏法,又称卡氏法、碘硫溶液法,是非水溶液中的氧化还原滴定法之一,在《中国药典》中作为水分测定第一法。此法1935年由Karl Fischer建立,所以,测定用的标准溶液被称为费休氏试剂或卡氏试剂,该法方便、快速、准确,对水的作用特效性高,因而应用于多个领域包括药品检测中的水分测定。

对卡尔-费休氏水分测定法的不确定度评价已有一定的报道,例如王君等曾根据中国药品检验标准操作规范(SOP),详细地评定了药品检验中的费休氏水分测定法的不确定度。通过建立评价水分测定不确定度的计算模型,对水分测定中的各影响因素进行了考察,计算各分量的不确定度,合成各不确定度分量,取$k=2$(置信概率95%)得到扩展不确定度;根据结果,讨论了费休氏水分测定法的适用范围,结果表明,滴定的水分量越小,结果的偏差越大;实验中被测样品中的含水量至少在10mg以上,才能得到可靠的结果。

本章结合采用卡氏水分滴定仪测定药物水分的实际过程,对卡氏-费休氏法测定水分的不确定度进行评估。

例13-1 注射用培美曲塞二钠含水量测定结果的不确定度

1 实验部分

1.1 仪器与试剂

Mettler DL V20水分测定仪;Mettler240分析天平;卡氏试剂和甲醇为分析纯;水为重蒸水;培美曲塞二钠作为供试品由某制药有限公司提供。

1.2 测定法

根据《中国药典》(2020年版)通则(0832)水分测定法,测定注射用培美曲塞二钠水分的过程可描述如下。

（1）卡氏试剂标定　精密量取无水甲醇 20ml,置干燥的具塞玻璃瓶中,取纯化水约 10mg,精密称定,置此干燥的具塞玻璃瓶中,密闭以避免空气中水分侵入,用 Mettler DL V20 水分测定仪,在不断搅拌下,用卡氏试剂滴定,电化学法指示终点,记录滴定体积,另以无水甲醇为空白试验;平行标定 3 份,按下式计算卡氏试剂滴定度

$$F = \frac{m_{水}}{V_{水} - V_0}$$

（2）供试品的含水量测定　取注射用培美曲塞二钠约 0.1g,精密称定,在同一温度、湿度等环境条件下,加无水甲醇 20ml,密闭以避免空气中水分侵入,用 Mettler DL V20 水分测定仪,在不断搅拌下,用已标定浓度的卡氏试剂滴定,电化学法指示终点,记录滴定体积,另以无水甲醇为空白试验;平行滴定样品 3 份,根据滴定的体积和卡氏试剂浓度,计算供试品的平均含水量。

$$供试品中水分含量(\%) = \frac{(V_{样} - V_0)F}{m_{样}} \times 100\%$$

2　不确定度评定

2.1　建立数学模型

$$含水量(100\%) = \frac{m_{水}(V_{样} - V_0)}{m_{样}(V_{水} - V_0)} \times 100\%$$

式中,$m_{水}$ 为纯化水的称取量;$m_{样}$ 为供试品的称取量;$V_{样}$ 为供试品消耗的卡氏试剂量;$V_{水}$ 为纯化水消耗的卡氏试剂量;V_0 为以无水甲醇为溶剂空白消耗的卡氏试剂量。

2.2　测量不确定度来源

根据标定、测定过程和数学模型,卡氏容量法水分测定的不确定度与数学模型计算公式中各参数有关,所有参数都是影响测定结果的潜在不确定度源。但是一些不出现在表达式中的其他因素,如实验温度、湿度等环境因素也是影响测定结果的潜在不确定度源。因此,主要有:①纯化水的称取量准确性;②标定滴定液浓度的精密度(A 类不确定度);②供试品的称取量准确性;③滴定供试品水分的精密度;④滴定甲醇空白的精密度;⑤其他环境影响因素。

采用全自动水分滴定仪测定水分含量时,实际操作步骤与药典规定或操作规程(SOP)的步骤略有差异。具体步骤如下:先取甲醇溶剂一定量,作为空白加入密闭容器中,用卡氏滴定液先滴去甲醇溶剂的水分,消耗滴定液为 V_0,随之仪器平衡清零作为基线;再定量加入纯化水 10ml,输入精密称定纯水量值,用卡氏

滴定液滴定,消耗量记为 $V_水$,根据纯水的量和标定水消耗滴定液体积,仪器自动给出卡氏滴定液浓度;最后加入准确称量的供试品,输入精密称定的供试品量值,用卡氏滴定液滴定,消耗滴定液为 $V_样$,由此自动计算出供试品含水量。由于滴定空白甲醇溶剂后,仪器平衡为基线,通常不报告 V_0,可给出 $V_水$ 和 $V_样$ 值,或直接报告卡氏试剂滴定度和供试品含水量。因此,通过标定和滴定平行结果的重复性来评价其不确定度。由于卡氏试剂对水的敏感性,环境的温度与湿度也会对终点的判断造成影响。由此,加入温度与湿度校正因子 f,得到最终的因果关系图(图 13-1)。

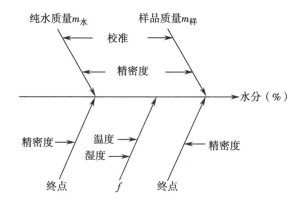

图 13-1　水分测定的因果关系图

2.3　测量不确定度分析

2.3.1　A 类不确定度的分析

如前所述,仪器不报告 V_0、$V_水$ 和 $V_样$ 值,而是直接报告标定或测定样品水分含量结果。因此,只能通过结果的重复性来评价标定或滴定的 A 类不确定度。

(1)标定滴定液终点偏差引起的不确定度　用纯水标定滴定液浓度,可不考虑纯水样品的不均匀性。取纯化水 $10\mu l$,精密称定(10mg),平行重复标定 3 份,结果见表 13-1。

表 13-1　滴定液浓度及其不确定度

纯化水(mg)	10.07	10.01	10.02
消耗卡氏滴定液 $V_水$		$V_水$、V_0 不显示	
标定值(mg/mg)	3.118356	3.135237	3.120852
平均值(mg/mg)		3.125	
标准偏差(mg/mg)		0.00911	

用水 3 份平行标定卡氏滴定液浓度(对水滴定度)均值为 3.125(mg/mg),标准偏差 $s=0.00911(mg/mg)(n=3)$,以此代表标定终点偏差,平均值的不确定度 $u(c_{Cal})=\dfrac{s}{\sqrt{3}}=0.00526(mg/mg)$,相对不确定度 $u_{rel}(c_{Cal})=\dfrac{0.00526}{3.125}=0.168\%$。

(2) 滴定供试品终点偏差引起的不确定度　不考虑供试品中含水量可能存在的不均匀性,取供试品约 0.1g,精密称定,平行重复测定 3 份,结果见表 13-2。

表 13-2　测定供试品含水量结果及其不确定度

供试品量(g)	0.12172	0.12384	0.12351
消耗卡氏试剂 $V_{样}$		$V_{样}$、V_0 不显示	
含水量(%)	9.103176	9.138435	9.159201
平均值(%)		9.13	
标准偏差		0.0283	

平行滴定 3 份供试品的含水量均值为 9.13%,标准偏差 $s=0.0283\%(n=3)$,以此代表滴定供试品的终点偏差,平均值的不确定度 $u(t_{end})=\dfrac{s}{\sqrt{3}}=0.0163\%$,相对不确定度 $u_{rel}(t_{end})=\dfrac{0.0163}{9.134}=0.178\%$。

2.3.2　B 类不确定度的分析

(1) 纯水质量 $m_{水}$ 的不确定度　称量的准确性主要取决于分析天平的精度;称取纯化水的质量为 10mg,故采用十万分之一天平,检定证书中标示称量允差为 $\pm0.00001g$,视为矩形分布($k=\sqrt{3}$),则 $u_1(m_{水})=\dfrac{0.00001}{\sqrt{3}}=5.77\times10^{-6}g$,因为称量采用的是减量法,故称量的标准不确定度为 $u(m_{水})=\sqrt{2u_1^2(m_{水})}=8.16\times10^{-6}g$,相对标准不确定度 $u_{rel}(m_{水})=\dfrac{u(m_{水})}{m_{水}}=\dfrac{8.16\times10^{-6}}{0.0100}=0.0816\%$。

(2) 样品质量 $m_{样}$ 的不确定度　样品称量约 0.1g,可采用万分之一天平称量,实际工作中,与称量纯化水使用的是同一天平,即十万分之一天平;检定证书中标示称量允差为 $\pm0.00001g$,视为矩形分布($k=\sqrt{3}$),则 $u_1(m_{样})=\dfrac{0.00001}{\sqrt{3}}=$

$5.77\times10^{-6}g$,也采用减量法称量,故称量的标准不确定度为 $u(m_{样})=\sqrt{2u_1^2(m_{样})}=$

8.16×10^{-6}g,相对标准不确定度 $u_{rel}(m_样) = \dfrac{u(m_样)}{m_样} = \dfrac{8.16 \times 10^{-6}}{0.1000} = 0.00816\%$。

环境的温度与湿度对滴定液浓度和测定结果会造成一定的影响。但在实际工作中,除少数实验室受条件限制外,对环境温度和湿度也严格地控制,采用全自动水分滴定仪时,操作是在密闭器皿中进行,且通常标定和测定也几乎是同步完成。所以,温度与湿度对滴定结果影响可以忽略不计。

2.4　合成标准不确定度

卡氏水分测定过程中,标定用纯化水称量、标定滴定液浓度终点精度、供试品的称量和滴定供试品水分终点精度等不确定度相互独立,由此卡氏测定水分的合成相对标准不确定度由各分量的不确定度按下式合成

$$u_{c(rel)}(ts) = \sqrt{u_{rel}^2(c_{Cal}) + u_{rel}^2(t_{end}) + u_{rel}^2(m_水) + u_{rel}^2(m_样)}$$
$$= \sqrt{0.168^2 + 0.178^2 + 0.0816^2 + 0.00816^2}\%$$
$$= 0.258\%$$

计算结果表明,对合成不确定度的贡献最大是标定和滴定的终点偏差。但是,供试品水分不均匀性在许多情况下也是不可忽视的,为了保证结果的可靠性和准确性,建议供试品在测定前应充分混匀。

2.5　扩展不确定度

在影响卡氏水分测定结果的不确定度分量中,各影响因素均有一定的作用,按正态分布,取包含因子 $k = \sqrt{2}$(置信概率约 95%),求得扩展不确定度 U(C_{HCl})为

$$U_{rel}(ts) = k \times u_{c(rel)}(ts) = 0.258\% \times \sqrt{2} = 0.52\%$$

扩展不确定度的有效数字一般取 2 位有效数字。

2.6　卡氏水分测定结果的表示

卡氏水分测定结果应表示为:培美曲塞二钠水分% = 9.13%±0.52%($k = \sqrt{2}$)。

评估测定过程的不确定度可从不同角度出发,本例评估卡氏水分测定结果的不确定度的思路不同于文献所述,更多地结合了测定过程的实际情况,便于操作者接受和应用。但是,不论从何种角度出发,都应避免任何对重要影响因素的忽略不计或不必要的重复评估。

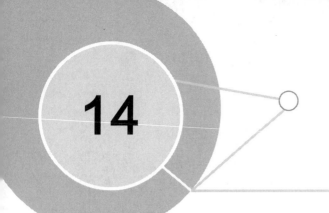

14

滴定分析法的不确定度

滴定法是化学定量分析中重要的方法之一,因其准确度高,操作简便、快速等优点广泛应用于药品检验,该方法的不确定度来源很多,如取样量、容量器具、滴定液标定等。已有很多有关滴定法的不确定度评估实例。

本章根据滴定方式的不同,分别对直接滴定法、间接滴定法和电位滴定法的测量不确定度进行讨论,建立不同滴定方式的不确定度评估方法,以对滴定法测量数据和结果的准确性和可靠性进行评价。

14.1 直接滴定法的不确定度

例 14-1 酸碱滴定法测定阿司匹林含量的不确定度

1 实验部分

1.1 仪器与试药

电子天平(Mettler AE240,0.1mg);碱式滴定管(50ml,A 级);基准邻苯二甲酸氢钾(江苏常州某公司,纯度:99.8%);阿司匹林(某药业有限公司提供);氢氧化钠滴定液由实验室按《中国药典》(2020 年版)通则规定配制和标定;中性乙醇和酚酞指示液由实验室按规定配制。中性乙醇是指对酚酞指示液显中性。

1.2 测定方法与结果

测定法:取本品(阿司匹林 $C_9H_8O_4$)约 0.4g,精密称定,加中性乙醇(对酚酞指示液显中性)20ml 溶解后,加酚酞指示液 3 滴,用氢氧化钠液(0.1mol/L)滴定。每 1ml 氢氧化钠液(0.1mol/L)相当于 18.02mg 的 $C_9H_8O_4$。

按下式计算阿司匹林含量

$$C_9H_8O_4\% = \frac{F_{\text{NaOH}} V_{\text{NaOH}} \times 0.01802}{m_{\text{供试品}}} \times 100\%$$

测定数据与结果见表14-1。

表 14-1　滴定数据与结果

氢氧化钠液浓度(mol/L)	供试品量(g)	滴定液消耗 体积(ml)	含量(%)	平均含量 (%)	标准偏差 (s,%)
$0.1203\pm0.0002(k=\sqrt{3})$	0.4183	19.28	99.92	99.89	0.03055
	0.4176	19.24	99.88		
	0.4205	19.37	99.86		

2　不确定度评定

2.1　建立数学模型

直接采用阿司匹林含量计算公式作为数学模型,式中 $C_9H_8O_4\%$ 为阿司匹林百分含量;F_{NaOH} 为氢氧化钠液浓度校正因子;V_{NaOH} 为氢氧化钠液滴定消耗的体积(ml);0.01802 为氢氧化钠液对阿司匹林的滴定度,即每 1ml 氢氧化钠液(0.1mol/L)相当于 18.02mg(0.01802g/ml)的阿司匹林($C_9H_8O_4$),是根据滴定度计算公式和阿司匹林摩尔质量 $M_{C_9H_8O_4}$ 计算所得;$m_{供试品}$ 为供试品称样量(g)。

2.2　测量不确定度来源

根据测定过程和数学模型分析,测定阿司匹林含量的不确定度来源,主要由以下几个因素所引起:①供试品称量的不确定度;②氢氧化钠液的浓度不确定度;③滴定体积的不确定度;④重复滴定引入的不确定度;⑤计算滴定度引入的不确定度,由阿司匹林摩尔质量 $M_{C_9H_8O_4}$ 不确定度所决定。

2.3　测量不确定度分析

2.3.1　A 类不确定度的分析

重复滴定引入的标准不确定度 $u(A)$,即为平行滴定的平均值标准差,属于 A 类不确定度。采用 A 类方法进行评定,根据表 14-1 中测定结果,其相对标准不确定度为:$u_{rel}(A)=\dfrac{s}{\sqrt{n}}=\dfrac{0.03055}{\sqrt{3}}\times100\%=0.0176\%$。

2.3.2　B 类不确定度的分析

(1)氢氧化钠液浓度的不确定度　氢氧化钠滴定液用基准邻苯二甲酸氢钾标定,标定后的浓度见表 14-1,由此可知,滴定液浓度的扩展不确定度为 0.0002 ($k=\sqrt{3}$),则其标准不确定度 $u(C)=\dfrac{0.0002}{\sqrt{3}}=0.000115$,相对标准不确定度

$$u_{rel}(C) = \frac{u(C)}{C_{NaOH}} = \frac{0.000115}{0.1203} = 0.0960\%。$$

（2）滴定度引入的不确定度 根据滴定度计算公式,可知滴定度引入的不确定度是由阿司匹林摩尔质量 $M_{C_9H_8O_4}$ 不确定度所决定。如前所述,摩尔质量引起的不确定度相对较小,在此忽略不计。

（3）滴定体积的标准不确定度 $u(V)$ 滴定体积不确定度 $u(V)$ 与很多影响因素相关,主要如下。①滴定管读数误差:50ml 碱式滴定管的最大允差为±0.05ml,按三角形分布评定,其标准不确定度 $u(V_1) = \frac{0.05}{\sqrt{6}} = 0.0204ml$,相对标准不确定度 $u_{rel}(V_1) = \frac{0.0204}{50} = 0.0408\%$。②终点检测不确定度:影响滴定终点判断的因素很多,如指示剂确定的终点与滴定的计量点的不一致,操作者对指示剂颜色变化敏锐性的差异等。假定该滴定反应的计量点与指示剂指示终点一致,则终点不确定度主要由操作者对终点判断引入的不确定度。肉眼判断的标准不确定度 $u(V_2)$ 约为 0.03ml,相对标准不确定度 $u_{rel}(V_2) = \frac{u(V_2)}{V_{NaOH}} = \frac{0.03}{19.24} = 0.156\%$,此处 19.24ml 是 3 次平行滴定体积最小值。③滴定时的温度与标定时的温度以及滴定管校准的温度的不同可引入滴定液体积不确定度,这种不一致通常在滴定液标定时已经考虑,因此,在滴定时,可忽略温度差异带来的不确定度。因此,滴定体积的相对标准不确定度 $u_{rel}(V) = \sqrt{u_{rel}^2(V_1) + u_{rel}^2(V_2)} = \sqrt{0.0408^2 + 0.156^2}\% = 0.161\%$。

（4）供试品称量所引入的标准不确定度 如前所述,称量的准确性主要取决于分析天平的精度;已规定称样量约 0.4g,故采用万分之一电子天平,其检定证书中标示称量允差为±0.0001g,视为矩形分布 $(k = \sqrt{3})$,则 $u(m_1) = \frac{0.0001}{\sqrt{3}} = 5.77 \times 10^{-5}g$,又因为称量采用的是减量法,故称量的标准不确定度为 $u(m) = \sqrt{2u^2(m_1)} = 8.16 \times 10^{-5}g$,相对标准不确定度 $u_{rel}(m) = \frac{u(m)}{m_{供试品}} = \frac{8.16 \times 10^{-5}}{0.4} = 0.0204\%$。

2.4 合成标准不确定度

供试品称量、氢氧化钠液浓度、滴定体积和重复滴定的不确定度相互独立,因此,阿司匹林滴定结果的合成相对标准不确定度由各分量的相对标准不确定度按下式合成:

$$u_{c(rel)}(含量\%) = \sqrt{u_{rel}^2(A) + u_{rel}^2(V) + u_{rel}^2(m) + u_{rel}^2(c)}$$

$$= \sqrt{0.0176^2 + 0.161^2 + 0.0204^2 + 0.0960^2}\ \%$$
$$= 0.189\%$$

合成标准不确定度

$$u_{c}(\text{含量}\%) = u_{c(\text{rel})}(\text{含量}\%) \times \text{含量}\%$$
$$= 0.189\% \times 99.89\% = 0.189\%$$

计算结果表明,对合成不确定度的主要贡献来源于溶液体积的不确定度分量,而供试品称量、氢氧化钠液浓度和重复滴定等不确定度分量相对较小可忽略。

2.5 扩展不确定度

本例中,溶液体积的不确定度分量占支配地位,按正态分布,取包含因子 $k = \sqrt{2}$(置信概率约 95%),求得扩展不确定度 U(含量%)为

$$U(\text{含量}\%) = k \times u_{c}(\text{含量}\%) = 0.189\% \times \sqrt{2} = 0.38\%$$

扩展不确定度的有效数字一般取 2 位有效数字。

2.6 滴定法测定阿司匹林含量结果的表示

滴定法测定阿司匹林含量结果应表示为:含量% = 99.89% ± 0.38%($k = \sqrt{2}$)。

3 讨论和总结

各不确定度分量的分析表明,溶液体积是影响滴定分析结果准确性的最大因素。因此,在实际工作,应使用经严格检定合格的 A 级滴定管,滴定温度与标定滴定液的温度及滴定管检定温度力求一致,并注意终点颜色观察、准确读数,以控制终点判断的误差。

14.2 间接滴定法的不确定度

间接滴定法又分为剩余滴定法、置换滴定法。

当反应较慢或反应物难溶于水时,加入等量的标准溶液后,反应不能立即完成。此时可加入过量的标准溶液,待反应完成时,再用另一种标准溶液滴定剩余的标准溶液,这种滴定方式,称为剩余滴定法或称回滴定法。

有些物质不能直接滴定时,可以通过它与另一种物质起反应,置换出一定量能被滴定的物质,然后用适当的标准溶液进行滴定。这种滴定方式称为置换滴定法。例如,某些离解度很小的弱酸、弱碱以及某些盐类,或是其他物质不能选用适当的指示剂进行中和滴定时,可找寻这些物质的特殊化学反应,若在反应中

能生成酸或碱者,就可进行置换滴定。

在置换滴定中,产生置换反应的试剂必须是过量的,且应不干扰后续的滴定,和滴定结果的准确与否通常无直接相关性,评估置换滴定的不确定度时,应考虑的影响因素和直接滴定法一样。因此,本节仅举例讨论剩余滴定法的不确定度。

例 14-2 氯贝丁酯含量测定的不确定度

1 实验部分

1.1 仪器与试药

电子天平(Mettler AE240,0.1mg);酸式滴定管(25ml,A 级);氯贝丁酯(某药业有限公司提供);盐酸滴定液(0.5mol/L)、氢氧化钠滴定液(0.5mol/L)由实验室按《中国药典》(2020 年版)通则规定配制和标定;中性乙醇和酚酞指示液由实验室按规定配制。

1.2 测定方法与结果

(1) 测定法 取本品(氯贝丁酯)2g,精密称定,置锥形瓶中,加中性乙醇(对酚酞指示液显中性)10ml 与酚酞指示液数滴,滴加氢氧化钠滴定液(0.1mol/L)至显粉红色,再精密加氢氧化钠液(0.5mol/L)20ml,加热回流数小时至油珠完全消失,放冷,用新沸过的冷水洗涤冷凝管,洗液并入锥形瓶中,加酚酞指示液数滴,用盐酸液(0.5mol/L)滴定,并将滴定的结果用空白试验校正。每 1ml 氢氧化钠液(0.5mol/L)相当于 121.4mg 的 $C_{12}H_{15}ClO_3$。

(2) 讨论

① 原理 酯在过量碱存在下发生水解反应,用酸滴定过量碱。

反应式如下:

$$Cl-\text{<benzene>}-O-\underset{\underset{CH_3}{|}}{\overset{\overset{CH_3}{|}}{C}}-COOC_2H_5 + NaOH \longrightarrow \text{<benzene>}-O-C-COONa + C_2H_5OH$$

$$\underset{(\text{剩余})}{NaOH} + HCl \longrightarrow NaCl + H_2O$$

其摩尔质量等于分子量,滴定度 $T_{NaOH/C_{12}H_{15}ClO_3} = C_{NaOH} \times M_{C_{12}H_{15}ClO_3} = 0.5 \times 242.8/1000 = 121.4$ mg/ml。

② 计算 $\quad C_{12}H_{15}ClO\% = \dfrac{F_{HCl}(V_0 - V_{HCl}) \times 0.1214}{m_{供试品}} \times 100\%$

测定数据与结果见表 14-2。

表 14-2　滴定数据与结果

盐酸液浓度(mol/L)	空白消耗体积(ml)	供试品量(g)	滴定消耗体积(ml)	含量(%)	平均含量(%)	极差(%)
$0.5183 \pm 0.0006(k = \sqrt{3})$	21.63	1.9356	6.28	99.86	99.83	0.030
	21.65	1.9547	6.14	99.79		

2　不确定度评定

2.1　建立数学模型

测定过程中,滴定的结果用空白试验校正,空白试验和供试品滴定的步骤相同,影响定量结果的是加氢氧化钠液(0.5mol/L)20ml 和用盐酸液(0.5mol/L)滴定两个操作,由此可建立数学模型如下:

$$C_{12}H_{15}ClO\% = \frac{\left[(F_{NaOH}V_{NaOH} - F_{HCl}V_{HCl}) - (F_{NaOH}V_{NaOH} - F_{HCl}V_0)\right] \times 0.1214}{m_{供试品}} \times 100\%$$

式中,$C_{12}H_{15}ClO\%$ 为氯贝丁酯百分含量;F_{NaOH} 为氢氧化钠液浓度校正因子;V_{NaOH} 为滴定前加入的氢氧化钠液的体积(20ml);F_{HCl} 为盐酸液浓度校正因子;V_{HCl} 为滴定供试品消耗的盐酸液体积(ml);V_0 为滴定空白消耗的盐酸液体积(ml);0.1214 为氢氧化钠液对氯贝丁酯的滴定度,即每 1ml 氢氧化钠液(0.5mol/L)相当于 121.4mg(0.1214g/ml)的氯贝丁酯($C_{12}H_{15}ClO$),是根据滴定度计算公式和氯贝丁酯摩尔质量计算所得;$m_{供试品}$ 为供试品称样量(g)。

2.2　测量不确定度来源

根据测定过程和数学模型分析,测定氯贝丁酯含量的不确定度来源,应包括以下几个方面:①供试品称量的准确性;②氢氧化钠液浓度的准确性;③氢氧化钠液加入体积的准确性;④盐酸液浓度的准确性,⑤盐酸液滴定体积的不确定度;⑥平行试验的重复滴定引入的不确定度;⑦计算滴定度引入的不确定度,主要取决于氯贝丁酯摩尔质量不确定度。

2.3　测量不确定度分析

2.3.1　A 类不确定度的分析

平行试验的引入的标准不确定度 u_A 属于 A 类不确定度,采用 A 类方法进行评定。实际工作中,一般都采用 2 次平行滴定实验的结果(前述的 3 次平行滴定,也是可能出现的情况),由于测量次数较少,可采用计算极差的方法估算不确定度。根据表 14-2 中测定结果,平行空白试验的极差 $R = 21.65 - 21.63 = 0.02ml$,由表 5-3,得标准不确定度 $u(A1) = \dfrac{R}{C} = \dfrac{0.02}{1.13} = 0.0177ml$,相对标准不确定度 $u_{rel}(A1) = \dfrac{0.0177}{21.64} = 0.0818\%$;供试品平行滴定的极差 $R = 99.86\% - 99.79\% = 0.03\%$,相对标准不确定度 $u_{rel}(A2) = \dfrac{0.03\%}{1.13} = 0.0265\%$。

$$A 类不确定度\ u_{A(rel)} = \sqrt{u_{rel}^2(A1) + u_{rel}^2(A2)}$$
$$= \sqrt{0.0818^2 + 0.0265^2}\,\% = 0.0860\%$$

2.3.2　B 类不确定度的分析

(1) 氢氧化钠液浓度的不确定度　为使氯贝丁酯的碱水解反应完全,加入的氢氧化钠液应过量,为使滴定结果准确,加入量也应准确。然而,由于采用空白试验校正,加入同一氢氧化钠液,只要体积准确,滴定结果与氢氧化钠液的浓度准确与否是无关的,这从含量计算公式中无该浓度项可得到证明。

(2) 氢氧化钠液体积的不确定度 $u(V_{NaOH})$　过量的氢氧化钠液是用移液管加入的,因此使用移液管的操作误差和移液管的读数误差是影响氢氧化钠液体积准确性的主要因素,假定操作者非常专业、熟练,操作认真、仔细,操作误差引入的不确定度可忽略不计,矛盾主要方面就是滴定管读数允差。20ml A 级移液管的最大允差为 ±0.03ml,按三角形分布评定,标准不确定度 $u(V_{移液管}) = \dfrac{0.03}{\sqrt{6}} = 0.0122ml$,每份测定,空白校正和供试品滴定各加氢氧化钠液 1 次,氢氧化钠液体积的标准不确定度 $u(V_{NaOH}) = \sqrt{2u^2(V_{移液管})} = \sqrt{2\,(0.0122)^2} = 0.0173ml$,相对标准不确定度 $u_{rel}(V_{NaOH}) = \dfrac{u(V_{NaOH})}{V_{NaOH}} = \dfrac{0.0173}{20} = 0.0865\%$。

(3) 盐酸液浓度的不确定度 $u(c_{HCl})$　盐酸液用基准碳酸钠标定,标定后的浓度见表 14-2,由此可知,滴定液浓度的扩展不确定度为 $0.0006(k = \sqrt{3})$,则其标准不确定度 $u(c) = \dfrac{0.0006}{\sqrt{3}} = 0.000346$,相对标准不确定度 $u_{rel}(c_{HCl}) = \dfrac{u(c_{HCl})}{c_{HCl}} = \dfrac{0.000346}{0.5183} = 0.0668\%$。

(4) 滴定液体积的不确定度 $u(V)$　滴定体积不确定度 $u(V)$ 与很多影响因素相关,主要有如下几方面①滴定管读数误差:25ml 酸式滴定管的最大允差为

±0.04ml,按三角形分布评定,其标准不确定度 $u(V_1) = \dfrac{0.05}{\sqrt{6}} = 0.0204$ml,相对标

准不确定度 $u_{rel}(V_1) = \dfrac{0.0204}{25} = 0.0816\%$;②终点检测不确定度:终点判断引入

的不确定度 $u(V_2)$。已知肉眼判断的标准不确定度约为 0.03ml,空白校正和

供试品滴定各进行一次终点判断,空白校正终点检测的相对标准不确定度

$u_{rel}(V_{2-1}) = \dfrac{0.03}{21.63} = 0.139\%$(21.63ml 是空白校正二次平行滴定体积最小值)。

供试品滴定终点检测的相对标准不确定度 $u_{rel}(V_{2-2}) = \dfrac{0.03}{6.14} = 0.489\%$(6.14ml 是

供试品二次平行滴定体积最小值)。则终点判断的引入的相对标准不确定度

$u_{rel}(V_2) = \sqrt{u_{rel}^2(V_{2-1}) + u_{rel}^2(V_{2-2})} = \sqrt{(0.139)^2 + (0.489)^2}\% = 0.508\%$。忽略滴定管

校准的温度和使用温度的不同可引入滴定液体积不确定度,则滴定体积的相对标

准不确定度 $u_{rel}(V) = \sqrt{u_{rel}^2(V_1) + u_{rel}^2(V_2)} = \sqrt{(0.0816)^2 + (0.508)^2}\% = 0.515\%$。

(5)供试品称量所引入的标准不确定度　如前所述,称量的准确性主要取

决于分析天平的精度;已规定称样量约 2g,故采用万分之一电子天平,其检定证

书中标示称量允差为±0.0001g,视为矩形分布($k = \sqrt{3}$),则 $u(m_1) = \dfrac{0.0001}{\sqrt{3}} = $

5.77×10^{-5}g,又因为称量采用的是减量法,故称量的标准不确定度为 $u(m) = $

$\sqrt{2u^2(m_1)} = 8.16 \times 10^{-5}$g,相对标准不确定度 $u_{rel}(m) = \dfrac{u(m)}{m_{供试品}} = \dfrac{8.16 \times 10^{-5}}{1.9356} = 0.00422\%$

(1.9356g 是平行两份供试品称量的较小值)。

(6)滴定度引入的不确定度　根据滴定度计算公式,可知滴定度引入的不

确定度是由氯贝丁酯摩尔质量不确定度所决定。如前所述,摩尔质量引起的不

确定度相对较小,在此忽略不计。

2.4　合成标准不确定度

供试品称量、氢氧化钠液浓度、滴定体积和重复滴定的不确定度相互独立,

因此,氯贝丁酯滴定结果的合成相对标准不确定度由各分量的相对标准不确定

度按下式合成:

$$u_{c(rel)}(含量\%) = \sqrt{u_A^2 + u_{rel}^2(V_{NaOH}) + u_{rel}^2(c_{HCl}) + u_{rel}^2(V) + u_{rel}^2(m)}$$
$$= \sqrt{0.0860^2 + 0.122^2 + 0.0668^2 + 0.515^2 + 0.00422^2}\%$$
$$= 0.541\%$$

合成标准不确定度

$$u_c(含量\%) = u_{c(rel)}(含量\%) \times 含量\%$$
$$= 0.540\% \times 99.83\% = 0.540\%$$

计算结果表明,对合成不确定度的主要贡献来源于盐酸滴定液体积的不确定度分量,而供试品称量、氢氧化钠液加入量准确性、盐酸液浓度准确性和重复滴定等不确定度分量相对较小可忽略。

2.5　扩展不确定度

本例中,滴定液体积的不确定度分量占支配地位,按正态分布,取包含因子 $k=\sqrt{2}$(置信概率约95%),求得扩展不确定度 U(含量%)为

$$U(含量\%) = k \times u_c(含量\%) = 0.540\% \times \sqrt{2} = 1.08\%。$$

扩展不确定度的有效数字一般取2位有效数字。

2.6　滴定法测定氯贝丁酯含量结果的表示

滴定法测定氯贝丁酯含量结果应表示为:含量%=99.89%±1.08%($k=\sqrt{2}$)。

3　讨论和总结

各不确定度分量的分析表明,滴定液体积是影响滴定分析结果准确性的最大因素。因此,在实际工作,应使用经严格检定合格的 A 级滴定管,本例中,由于返滴定时盐酸液消耗体积较少,读数误差不变的情况下,相对不确定度增大到较大数值而成为矛盾的主要方面,为提高结果的准确性,减少读数误差引起的不确定度,应使用读数允差更小的滴定管或采用电位指示终点法。同时,应使滴定温度与标定滴定液的温度及滴定管检定温度力求一致,并注意终点颜色观察、准确读数,以控制终点判断的误差。

14.3　电位法指示终点的滴定不确定度

电位滴定法是滴加能与待测物质进行化学反应的一定浓度的试剂,根据滴定过程中指示电极的电位变化来确定滴定终点的一种方法,其准确度与一般滴定分析相当。电位法确定滴定终点的方法主要有:$E-V$ 曲线法、$\Delta E/\Delta V-\overline{V}$ 曲线法(一级微商法)、$\Delta^2 E/\Delta V^2-V$ 曲线法(二级微商法)和二级微商计算法。由于终点的判断是由仪器完成和通过计算得到,减少了指示剂法人为观察终点的误差,提高了滴定的准确度。

例 14-3　苯巴比妥含量测定的不确定度

1　实验部分

1.1　仪器与试药

电子天平（Mettler AE240，0.1mg）；棕色酸式滴定管（25ml，A 级）；848 Titrino plus 自动电位滴定仪（主要技术参数：滴定管分辨率为 1/10 000）；基准氯化钠（某试剂公司，纯度：99.9%）；苯巴比妥（某制药公司提供）；硝酸银滴定液（0.1mol/L）由实验室按《中国药典》（2020 年版）通则规定配制和标定；甲醇、3% 无水碳酸钠溶液由实验室按规定配制。

1.2　测定方法与结果

（1）测定法　取本品（苯巴比妥）0.2g，精密称定，加甲醇 40ml 使溶解，再加新配制的 3% 无水碳酸钠溶液 15ml，照电位滴定法，用硝酸银滴定液（0.1mol/L）滴定。每 1ml 硝酸银滴定液（0.1mol/L）相当于 23.22mg 的苯巴比妥（$C_{12}H_{12}N_2O_3$）。

（2）讨论

① 原理

终点前

终点时

从以上反应式知摩尔质量即为分子量，$T_{AgNO_3/C_{12}H_{12}N_2O_3} = 23.22 \text{mg/ml}$。

② 计算

$$C_{12}H_{12}N_2O_3\% = \frac{F_{AgNO_3} V_{AgNO_3} \times 0.02322}{m_{供试品}} \times 100\%$$

测定数据与结果见表 14-3。

表 14-3　电位滴定数据与结果

硝酸银液浓度（mol/L）	供试品量（g）	滴定液消耗体积（ml）	含量（%）	平均含量（%）	标准偏差（s,%）
$0.1146 \pm 0.0003(k=\sqrt{3})$	0.2406	11.37	99.76	99.86	0.08505
	0.2419	11.45	99.92		
	0.2408	11.39	99.89		

2　不确定度评定

2.1　建立数学模型

前述的含量计算公式可直接作为电位法测定苯巴比妥的数学模型,式中 $C_{12}H_{12}N_2O_3\%$ 为苯巴比妥百分含量;F_{AgNO_3} 为硝酸银液浓度校正因子;V_{AgNO_3} 为硝酸银液滴定消耗的体积(ml);0.02322 为硝酸银液对苯巴比妥的滴定度,即每 1ml 硝酸银液(0.1mol/L)相当于 23.22mg(0.02322g/ml)的苯巴比妥($C_{12}H_{12}N_2O_3$),是根据滴定度计算公式和苯巴比妥摩尔质量 $M_{C_{12}H_{12}N_2O_3}$ 计算所得;$m_{供试品}$ 为供试品称样量(g)。

2.2　测量不确定度来源

根据测定过程和数学模型分析,测定苯巴比妥含量的不确定度来源,主要由以下几个因素所引起:①供试品称量的不确定度;②硝酸银液浓度的不确定度;③硝酸银滴定体积的不确定度;④重复滴定引入的不确定度;⑤计算滴定度引入的不确定度,由苯巴比妥摩尔质量 $M_{C_{12}H_{12}N_2O_3}$ 不确定度所决定。

2.3　测量不确定度分析

2.3.1　A 类不确定度的分析

重复滴定引入的标准不确定度 u_A,即为平行滴定的平均值标准差,属于 A 类不确定度。采用 A 类方法进行评定,根据表 14-3 中测定结果,其相对标准不确定度为:$u_{rel}(A) = \dfrac{s}{\sqrt{n}} = \dfrac{0.08505}{\sqrt{3}} = 0.0491\%$。

2.3.2　B 类不确定度的分析

（1）硝酸银液浓度的不确定度　硝酸银（滴定）液用基准碳酸钠标定,标定后的浓度见表 14-3,由此可知,滴定液浓度的扩展不确定度为 0.0003($k=\sqrt{3}$),则其标准不确定度 $u(c) = \dfrac{0.0003}{\sqrt{3}} = 0.000173$,相对标准不确定度 $u_{rel}(c) = \dfrac{u(c)}{c_{AgNO_3}} =$

$$\frac{0.000173}{0.1146}=0.151\%。$$

（2）滴定体积的标准不确定度 $u(V)$　　滴定体积不确定度 $u(V)$ 与很多影响因素相关,一般主要和滴定管读数误差及终点误差有关。在电位滴定中,确定滴定终点是根据仪器读数绘制的 $E-V$ 曲线和计算读数来完成的,减少了人为对终点判断的误差,仪器读数误差表现为示值误差,已经综合体现在重复滴定的标准差之中,可不必重复计算。因此,滴定体积的不确定度主要决定于滴定管校正的准确与否。已知 25ml 酸式滴定管的最大允差为±0.04ml,按三角形分布评定,则滴定体积的标准不确定度其标准不确定度 $u(V)=\dfrac{0.04}{\sqrt{6}}=0.0163\mathrm{ml}$,相对标准不确定度

$$u_{\mathrm{rel}}(V)=\frac{0.0163}{25}=0.0653\%。$$

（3）供试品称量引入的标准不确定度　　如前所述,称量的准确性主要取决于分析天平的精度;规定称样量约 0.2g,故采用万分之一电子天平,其检定证书中标示称量允差为±0.0001g,视为矩形分布 $(k=\sqrt{3})$,则 $u(m_1)=\dfrac{0.0001}{\sqrt{3}}=5.77\times$

10^{-5}g,又因为称量采用的是减量法,故称量的标准不确定度为 $u(m)=\sqrt{2u^2(m_1)}=$

8.16×10^{-5}g,相对标准不确定度 $u_{\mathrm{rel}}(m)=\dfrac{u(m)}{m_{供试品}}=\dfrac{8.16\times10^{-5}}{0.2406}=0.0339\%$。（0.2406g

中平行 3 份供试品称量的最小值）

（4）滴定度引入的不确定度　　根据滴定度计算公式,可知滴定度引入的不确定度是由苯巴比妥摩尔质量 $M_{C_{12}H_{12}N_2O_3}$ 不确定度所决定。如前所述,摩尔质量引起的不确定度相对较小,在此忽略不计。

2.4　合成标准不确定度

供试品称量、硝酸银液浓度、滴定体积和重复滴定的不确定度相互独立,因此,苯巴比妥滴定结果的合成相对标准不确定度由各分量的相对标准不确定度按下式合成

$$u_{\mathrm{c(rel)}}(含量\%)=\sqrt{u_{\mathrm{rel}}^2(A)+u_{\mathrm{rel}}^2(c)+u_{\mathrm{rel}}^2(V)+u_{\mathrm{rel}}^2(m)}$$
$$=\sqrt{0.0491^2+0.151^2+0.0653^2+0.0339^2}\%$$
$$=0.175\%$$

合成标准不确定度
$$u_{\mathrm{c}}(含量\%)=u_{\mathrm{c(rel)}}(含量\%)\times含量\%$$
$$=0.175\%\times99.86\%=0.175\%$$

计算结果表明,对合成不确定度的主要贡献来源于硝酸银液浓度和溶液体积的不确定度分量,而供试品称量和重复滴定等不确定度分量相对较小可忽略。

2.5 扩展不确定度

本例中,溶液体积的不确定度分量占支配地位,按正态分布,取包含因子 $k = \sqrt{2}$(置信概率约 95%),求得扩展不确定度 U(含量%)为

$$U(含量\%) = k \times u_c(含量\%) = 0.175\% \times \sqrt{2} = 0.35\%$$

2.6 滴定法测定苯巴比妥含量结果的表示

滴定法测定苯巴比妥含量结果应表示为:含量% = 99.86% ± 0.35%($k = \sqrt{2}$)。

3 讨论和总结

各不确定度分量的分析表明,硝酸银浓度和溶液体积是影响滴定分析结果准确性的最大因素。因此,在实际工作,标定的硝酸银浓度应准确,滴定温度与标定滴定液的温度及滴定管检定温度力求一致,并使用经严格检定合格的 A 级滴定管。

15

重量法的不确定度

重量法是将供试品中欲测定成分以单质或化合物状态分离出来,根据单质或化合物的重量及供试品的重量计算该成分含量的定量分析方法。重量法在药品的干燥失重、炽灼残渣、中草药灰分或挥发性成分及某些药物的含量测定等有广泛的应用。

由于供试品中被测组分性质的不同,采用的分离方法各异,重量法可以分为挥发法、萃取法(提取)和沉淀法等。本章分别讨论这些方法的不确定度。

15.1 挥发重量法的不确定度

若被测成分具有挥发性,或者可转变为可挥发性的气体,可采用挥发方法进行定量。下面以甲紫溶液含量测定为例进行讨论。

例 15-1 甲紫溶液含量测定的不确定度

1 实验部分

1.1 主要仪器与试药

AE240 万分之一电子分析天平(精度:0.1mg);电热恒温水浴锅;普通干燥箱 101-3;甲紫溶液(某药业公司);10ml A 级移液管,经实验室内部校准后使用。

1.2 测定方法与结果

(1)测定法 精密量取本品 10ml,置 105℃恒重的蒸发皿中,置水浴上蒸干,在 105℃干燥至恒重,计算,即得。

(2)讨论

① 原理　本品为甲紫的稀乙醇溶液,没有其他药物,乙醇、水易于挥发,经挥发溶剂后,残留固形物即为甲紫。

② 计算公式

$$甲紫\% = \frac{W_1 - W_0}{V_{供试品}} \times 100\% \, (g/ml)$$

式中,W_1 为加热干燥恒重后供试品+蒸发皿的重量(g);W_0 为加热干燥恒重后蒸发皿的净重(g);$V_{供试品}$ 为供试品液的量取体积(ml)。

（3）测定结果

实际工作中,以两份平行测定平均值作为测定结果,具体数据与结果见表 15-1。

表 15-1　挥发重量法测定数据与结果

供试品编号	$V_{供试品}$	W_0	W_1	含量%（g/ml）	平均含量（%）	极差（%）
1#	10ml	4.7423	4.8421	0.998	0.996	0.004
2#	10ml	4.7391	4.8385	0.994		

注:供试品 10ml 为精密量取;称量的均为恒重后的重量。

2　不确定度评定

2.1　建立数学模型

本例直接用含量计算公式作为数学模型。

2.2　测量不确定度来源

根据测定过程和数学模型分析,测定结果的不确定度来源归属于以下两个操作要素:①称量过程;②供试品液的量取体积。

2.3　测量不确定度分析

2.3.1　A 类不确定度的分析

平行试验引入的标准不确定度 u_A 属于 A 类不确定度,采用 A 类方法进行评定。供试品含量取 2 份平行测定结果的平均值,由于测量次数较少,可采用计算极差的方法估算不确定度。根据表 15-1 测定数据,平行供试品含量的极差 $R = 0.998\% - 0.994\% = 0.004\%$,由表 5-3,标准不确定度 $u(A) = \dfrac{R}{C} = \dfrac{0.004\%}{1.13} = 0.00354\%$,相对标准不确定度 $u_{rel}(A) = \dfrac{0.00354}{0.996} = 0.355\%$。

2.3.2　B 类不确定度的分析

（1）供试品体积的不确定度 $u(V_{供试品})$ 移液管用于量取供试品,假定移液操作误差引入的不确定度可忽略不计,移液管的读数误差则是量取体积误差的主要因素。10ml A 级移液管（单标线吸量管）的最大允差为±0.02ml,按三角形分布评定,标准不确定度 $u(V_{供试品}) = \dfrac{0.02}{\sqrt{6}} = 0.00816$ml,相对标准不确定度 u_{rel}

$(V_{供试品}) = \dfrac{u(V_{供试品})}{V_{供试品}} = \dfrac{0.00816}{10} = 0.0816\%$。

（2）称量的引入的不确定度 如前所述,称量的准确性主要取决于分析天平的精度;已知本例中的称量为二个步骤,一是空蒸发皿称重,二是加入供试品后经加热蒸干后称重,蒸发皿自重约 4.8g 左右,加热残渣净含量很少,约 10ml 的 1%,即 0.1g 左右,故采用万分之一电子天平,其检定证书中标示称量允差为±0.0001g,视为矩形分布（ $k = \sqrt{3}$ ）,则 $u(m_1) = \dfrac{0.0001}{\sqrt{3}} = 5.77 \times 10^{-5}$g,供试品称量分为两步,由此得标准不确定度为 $u(m) = \sqrt{2u^2(m_1)} = 8.16 \times 10^{-5}$g,相对标准不确定度 $u_{rel}(m) = \dfrac{u(m)}{m_{供试品}} = \dfrac{8.16 \times 10^{-5}}{4.7391} = 0.172\%$（4.7391g 是平行两份 4 次称量的最小值）。

2.4 合成标准不确定度

供试品称量、重复平行测定的不确定度相互独立,因此,甲紫溶液含量结果的不确定度的合成相对标准不确定度由各个分量的相对标准不确定度按下式合成:

$$u_{c(rel)}(含量\%) = \sqrt{u_{rel}^2(A) + u_{rel}^2(V_{供试品}) + u_{rel}^2(m)}$$
$$= \sqrt{0.355^2 + 0.0816^2 + 0.172^2}\%$$
$$= 0.403\%$$

合成标准不确定度

$$u_c(含量\%) = u_{c(rel)}(含量\%) \times 含量\%$$
$$= 0.403\% \times 0.996\% = 0.00401\%$$

计算结果表明,对合成不确定度的主要贡献来源于平行测定误差引入的不确定度,而供试品量取体积和称量引入的不确定度分量相对较小,但是仍不可忽略。

2.5 扩展不确定度

本例中,平行测定的不确定度分量占支配地位,其概率分布为正态分布,取包含因子 $k = 2$（置信概率约 95%）,求得扩展不确定度 $U(含量\%)$ 为

$$U(含量\%) = k \times u_c(含量\%) = 0.00401\% \times 2 = 0.008\%。$$

2.6 挥发重量法测定甲紫溶液含量结果的表示

甲紫溶液含量测定结果 应表示为:含量(%) = 0.996% ± 0.008%(k = 2)。

3 讨论和总结

各不确定度分量的分析表明,重复测定引入的不确定度是影响平均值准确性的最大因素;此外,称量和量取体积的操作也是不可忽视的影响因素。由于甲紫含量较低,测定误差会较大,为提高结果的准确性,应由经验丰富者认真、仔细操作完成。

15.2 萃取重量法的不确定度

利用被测成分在两种互不相溶的溶剂中溶解度的不同,使其从原来的溶剂中定量地转入作为萃取剂的另一溶剂中,然后将萃取剂蒸干,称量干燥萃取物的重量,据此计算被测成分的含量的方法,称为萃取重量法。

例15-2 二甲硅油片中二甲硅油含量测定的不确定度

1 实验部分

1.1 主要仪器

AE240万分之一电子分析天平(精度:0.1mg);电热恒温水浴锅;普通干燥箱101-3;二甲硅油片(某药业公司提供,50mg规格,平均片重730mg);G4垂熔漏斗;三氯甲烷为分析纯。

1.2 测定方法与结果

(1)测定法 取本品20片(50mg规格)或40片(25mg规格),精密称定,研细,精密称取适量(约相当于二甲硅油0.2g),用三氯甲烷提取8次,每次15ml,合并三氯甲烷液,用G4垂熔漏斗滤过,滤渣与滤器用三氯甲烷洗涤,合并三氯甲烷液,滤液置110℃干燥至恒重的蒸发皿中,在水浴上蒸干,并在110℃干燥至恒重,精密称定,即得供试品中含二甲硅油的重量。

(2)讨论

① 原理 本品为二甲硅油、氢氧化铝和葡萄糖制成的片剂,氢氧化铝、葡萄

糖不溶于三氯甲烷,二甲硅油用三氯甲烷提取,提取液在水浴上蒸干三氯甲烷,残留物即为二甲硅油。

② 计算公式

$$二甲硅油标示量\% = \frac{W_1 - W_0}{W_{供试品} \times \frac{50}{730}} \times 100\%(g/g)$$

式中,W_1 为加热干燥恒重后供试品+蒸发皿的重量(g);W_0 为加热干燥恒重后蒸发皿的净重(g);$W_{供试品}$ 为供试品的称样量(g);50 为每片理论标示含量(mg),730 为平均片重(mg),根据精密称定 20 片结果计算。

(3)测定结果 实际工作中,以两份平行测定平均值作为测定结果,具体数据与结果见表 15-2。

表 15-2 萃取重量法测定数据与结果

供试品编号	$W_{供试品}$	W_0	W_1	标示量(%)	平均值(%)	极差(%)
1#	1.9736	4.7423	4.8751	98.24	98.30	0.12
2#	1.9074	4.7342	4.8627	98.36		

注:称量的均为恒重后的重量。

2 不确定度评定

2.1 建立数学模型

本例直接用含量计算公式作为数学模型。

2.2 测量不确定度来源

根据测定过程和数学模型分析,测定结果的不确定度来源归属于以下两个操作要素:①称量的准确与否;②提取操作可能引入的误差。

2.3 测量不确定度分析

2.3.1 A 类不确定度的分析

提取操作引入的误差可能是测量不确定主要来源,其影响是不可忽略的。但是,由于无法简单地直接量化提取操作的误差大小,仅根据重复测定的结果进行估计。重复平行次数越多,得到的操作误差越可信。平行试验的引入的标准不确定度 u_A 属于 A 类不确定度,采用 A 类方法进行评定。如前所述,测定结果取 2 次平行试验的平均值,由于测量次数较少,可采用计算极差的方法估算不确定度。根据表 15-2 中测定数据,平行供试品含量的极差 $R = 98.36\% - 98.24\% = 0.12\%$,由表 5-3,标准不确定度 $u(A) = \dfrac{R}{C} = \dfrac{0.12\%}{1.13} = 0.106\%$,相对标准不确定度

$$u_{rel}(A) = \frac{0.106}{98.30} = 0.108\%。$$

2.3.2 B 类不确定度的分析

称量的引入的不确定度属于 B 类不确定度。

如前所述,称量的准确性主要取决于分析天平的精度。测定过程的称量实际上应分为阶段,第一阶段是求算平均片重,取 20 片精密称定,取平均值,由于称样量较大,假定引入的不确定度可忽略不计。第二阶段分为三个步骤:一是样品取样称重,二是空蒸发皿称重,三是供试品后经提取、蒸干后称重,称样量均以 g 计,故采用万分之一电子天平,其检定证书中标示称量允差为 ± 0.0001g,视为矩形分布($k=\sqrt{3}$),则 $u(m_1) = \dfrac{0.0001}{\sqrt{3}} = 5.77 \times 10^{-5}$g,每份供试品称量过程分为三步,由此得标准不确定度为 $u(m) = \sqrt{3u^2(m_1)} = 9.99 \times 10^{-5}$g,相对标准不确定度 $u_{rel}(m) = \dfrac{u(m)}{m_{供试品}} = \dfrac{9.99 \times 10^{-5}}{1.9074} = 0.524\%$(1.9074g 是平行两份 6 次称量的最小值)。

2.4 合成标准不确定度

供试品称量、重复平行测定的不确定度相互独立,因此,二氧化硅片含量结果的不确定度的合成相对标准不确定度由各个分量的相对标准不确定度按下式合成

$$\begin{aligned} u_{c(rel)}(含量\%) &= \sqrt{u_{rel}^2(A) + u_{rel}^2(m)} \\ &= \sqrt{0.108^2 + 0.524^2}\% \\ &= 0.535\% \end{aligned}$$

合成标准不确定度

$$\begin{aligned} u_c(含量\%) &= u_{c(rel)}(含量\%) \times 含量\% \\ &= 0.535\% \times 98.30\% = 0.526\% \end{aligned}$$

计算结果表明,对合成不确定度的主要贡献来源于称量误差引入的不确定度,表面上看,重复平行试验标准差引入的不确定度分量相对较小。应特别注意的是,由于提取过程对结果的准确性和精密度均有一定的影响,虽然重复平行试验的结果并没有反映出这一潜在影响,但是仍不可忽视。

2.5 扩展不确定度

本例中,称量的不确定度分量占支配地位,其概率分布为矩形分布,取包含因子 $k=\sqrt{3}$(置信概率约 95%),求得扩展不确定度 $U(含量\%)$ 为

$$U(含量\%) = k \times u_c(含量\%) = 0.736\% \times \sqrt{3} = 0.91\%$$

2.6 提取重量法测定二氧化硅片含量结果的表示

二氧化硅片含量结果 应表示为：含量% = 98.30%±0.91%（$k = \sqrt{3}$）

3 讨论和总结

本例以理论平均片重730mg作为实际测量平均值，是假定由于称样量很大，称量误差很小，该过程引入的不确定度忽略不计，但是，对各不确定度分量的分析表明，称量引入的不确定度是影响平均值准确性的最大因素；此外，提取操作也是不可忽视的影响因素。

15.3 沉淀重量法的不确定度

沉淀法通常是使待测成分以难溶化合物的形式沉淀下来，经过分离，然后称定沉淀重量，据此计算该成分在供试品中的含量。近年来，采用这种重量法测定含量的例子已越来越少，但在《中国药典》中，仍有一些含量测定项目采用重量法，本节以复方氯化钠注射液中氯化钾测定为例讨论。

例15-3 复方氯化钠注射液中氯化钾含量测定的不确定度

1 实验部分

1.1 主要仪器

AE240十万分之一电子分析天平（精度：0.01mg），100ml A级移液管，经实验室内部校准后使用；G4垂熔漏斗；电热恒温水浴锅；普通干燥箱101-3；复方氯化钠注射液（某药业公司提供，规格为100ml，含氯化钾应为0.028%～0.032%（g/ml））；四苯硼钠滴定液（0.02mol/L）、四苯硼钠饱和溶液按《中国药典》（2020年版）通则规定制备。

1.2 测定方法与结果

（1）测定法 取四苯硼钠滴定液（0.02mol/L）60ml，置烧杯中，加冰醋酸1ml与水25ml，准确加入本品100ml，置50～55℃水浴中保温30分钟，冷却，再在冰浴中放置30分钟，用105℃恒重的4号垂熔玻璃坩埚滤过，沉淀用澄清的四苯硼钠饱和溶液20ml分4次洗涤，再用少量水洗，在105℃干燥至恒重，精密称定，所得沉淀重量与0.2081相乘，即得供试品中含有KCl的重量。

（2）讨论

① 原理　本品为氯化钠、氯化钾和氯化钙制成的混合溶液,在酸性条件下,四苯硼钠溶于水,与钾发生沉淀反应,生成白色四苯硼钾沉淀,与钠、钙不发生沉淀反应。为防止生成的四苯硼钾溶解损失,沉淀先用饱和四苯硼钠洗涤,再用水洗涤时量不宜过多。

② 计算公式

$$氯化钾\% = \frac{F \cdot W}{V_{供试品}}100\%（g/ml）$$

式中,W 为称量形式的重量（g）;$V_{供试品}$ 为供试品体积（ml）,F 为换算因数,是被测组分的摩尔质量与称量形式的摩尔质量之比值。

$$F = \frac{M_{KCl}}{M_{KB(C_6H_5)_4}} = \frac{74.55}{358.2} = 0.2081$$

（3）测定结果

实际工作中,以两份平行测定平均值作为测定结果,具体数据与结果见表15-3。

表 15-3　滴定数据与结果

供试品编号	$V_{供试品}$(ml)	W_0(g)	W_1(g)	含量%（g/ml）	平均含量%（g/ml）	极差%
1#	100	22.7423	22.7725	0.0302	0.0303	0.0002
2#	100	22.7385	22.7689	0.0304		

注:称量的均为恒重后的重量。

2　不确定度评定

2.1　建立数学模型

根据含量计算公式得到数学模型如下:

$$氯化钾\% = \frac{0.2081 \times (W_1 - W_0)}{V_{供试品}}100\%（g/ml）$$

2.2　测量不确定度来源

根据测定过程和数学模型分析,测定结果的不确定度来源归属于以下几个操作要素:①样品量取体积的不确定度;②称量的不确定度;③沉淀反应完全与否引入的误差。

2.3　测量不确定度分析

2.3.1　A类不确定度的分析

沉淀反应完全与否对结果准确性影响很大,加入过量的沉淀剂旨在使沉淀反应完全,实际引入误差可能是测量不确定重要来源,其影响不可忽略。由于无法简单地直接量化提取操作的误差大小,仅根据重复测定的结果进行估计。重复平行次数越多,得到的操作误差越可信。平行试验的引入的标准不确定度 u_A 属于 A 类不确定度,采用 A 类方法进行评定。如前所述,测定结果取 2 次平行试验的平均值,由于测量次数较少,可采用计算极差的方法估算不确定度。根据表 15-3 中测定数据,平行供试品含量的极差 $R=0.0304-0.0302=0.02(\%)$,由表 5-3,标准不确定度 $u(A)=\dfrac{R}{C}=\dfrac{0.02\%}{1.13}=0.0177(\%)$,相对标准不确定度 $u_{rel}(A)=$
$\dfrac{0.0177}{0.0303}\%=0.584\%$。

2.3.2 B 类不确定度的分析

（1）供试品体积的不确定度 $u(V_{供试品})$

移液管用于量取供试品,假定移液操作误差引入的不确定度可忽略不计,移液管的读数误差则是量取体积误差的主要因素。100mlA 级移液管（单标线吸量管）的最大允差为 $\pm0.05\text{ml}$[12-1],按三角形分布评定,标准不确定度 $u(V_{供试品})=$
$\dfrac{0.05}{\sqrt{6}}=0.0204\text{ml}$,相对标准不确定度 $u_{rel}(V_{供试品})=\dfrac{u(V_{供试品})}{V_{供试品}}=\dfrac{0.00204}{100}=0.0204\%$。

（2）称量的引入的不确定度

如前所述,称量的准确性主要取决于分析天平的精度;本例的称量为二个步骤,一是空垂熔玻璃坩埚,蒸发皿自重约 22g 左右,二是加入供试品后经加热蒸干后称重,加热残渣净含量很少,约 0.03g 左右,最小称样量较小,故采用十万分之一电子天平,其检定证书中标示称量允差为 $\pm0.00001\text{g}$,视为矩形分布（$k=\sqrt{3}$）,则 $u(m_1)=\dfrac{0.00001}{\sqrt{3}}=5.77\times10^{-6}\text{g}$,每份供试品称量分为 2 次,由此得标准不确定度为 $u(m)=\sqrt{2u^2(m_1)}=8.16\times10^{-6}\text{g}$,相对标准不确定度 $u_{rel}(m)=\dfrac{u(m)}{m_{供试品}}=$
$\dfrac{8.16\times10^{-4}}{22.7385}\%=0.00004\%$（22.7385g 是平行两份 4 次称量的最小值）。

2.4 合成标准不确定度

供试品称量、重复平行测定的不确定度相互独立,因此,氯化钾含量结果的不确定度的合成相对标准不确定度由各个分量的相对标准不确定度按下式合成

$$u_{c(rel)}(含量\%)=\sqrt{u_{rel}^2(A)+u_{rel}^2(V_{供试品})+u_{rel}^2(m)}$$
$$=\sqrt{0.548^2+0.0204^2+0.00004^2}\,\%$$
$$=0.548\%$$

合成标准不确定度

$$u_c(含量\%) = u_{c(rel)}(含量\%) \times 含量\%$$
$$= 0.548\% \times 0.0303\% = 0.000166\%$$

计算结果表明,对合成不确定度的主要贡献来源于平行测定误差引入的不确定度,而供试品量取体积和称量引入的不确定度分量相对较小,几乎可忽略。

2.5 扩展不确定度

本例中,平行测定的不确定度分量占支配地位,其概率分布为正态分布,取包含因子 $k = 2$(置信概率约95%),求得扩展不确定度 $U(含量\%)$ 为

$$U(含量\%) = k \times u_c(含量\%) = 0.000166\% \times 2 = 0.0003\%。$$

2.6 重量法测定氯化钾含量结果的表示

含量%应表示为:$0.0303\% \pm 0.0003\%, (k = 2)$。

3 讨论和总结

各不确定度分量的分析表明,重复测定引入的不确定度是影响平均值准确性的最大因素;而称量和量取体积的操作也是不可忽视的影响因素。由于复方氯化钠注射液中氯化钾含量较低,操作过程较为复杂,因此,为保证沉淀完全,操作结果准确性,应由经验丰富人员操作。

16

紫外-可见分光光度法
的不确定度

紫外-可见分光光度法适用于微量和痕量组分分析,测定灵敏度可达到 $10^{-4} \sim 10^{-7}$ g/ml 或更低范围,相对误差小于 1%;使用设备简单,操作简便;在药物分析中有着较为广泛的应用。

《中国药典》(2020 年版四部)收载了紫外-可见分光光度法几种常用的定量方法,分别为对照品比较法、吸收系数法、计算分光光度法和比色法。计算分光光度法在药品标准中很少使用,比色法除增加显色操作外,其过程和对照品比较法基本一致。因此本章仅讨论对照品比较法和吸收系数法的不确定度。

16.1 对照品比较法的不确定度

对照品比较法简称对照法或比较法。是在相同条件下配制样品溶液和标准品溶液,在所选波长处同时测定吸光度,按下式计算样品的浓度。

$$c_{样} = \frac{A_{样} \, c_{对}}{A_{对}} \qquad (16-1)$$

然后根据样品的称量及稀释情况计算得样品的百分含量。为了减少误差,比较法配制标准液的浓度一般要求与样品液浓度相接近。

例 16-1 尼美舒利胶囊含量测定的不确定度

1 实验部分

1.1 仪器与试药

电子天平(METTLER TOLEDO XP56 微量天平, 0.001mg);电子天平(METTLER AE240,0.1mg);紫外-可见分光光度计(UV-2450PC);尼美舒利对照品

(中国食品药品检定研究院,供含量测定用,无纯度标示);尼美舒利胶囊(某药业有限公司提供,规格 50mg:1g);0.05mol/L 氢氧化钠液按《中国药典》(2020 年版)四部通则规定配制。10ml、100ml 量瓶,3ml 单标线吸量管,均为 A 级,并经过计量校正,符合规定。

1.2　测定方法与结果

(1) 测定法　取装量差异项下内容物,混合均匀,精密称取适量(约相当于尼美舒利 30mg),置 100ml 量瓶中,加 0.05mol/L 氢氧化钠液适量,振摇 10 分钟,使尼美舒利溶解,再用 0.05mol/L 氢氧化钠液稀释至刻度,摇匀,滤过,精密量取续滤液 3ml 置 100ml 量瓶中,加 0.05mol/L 氢氧化钠液稀释至刻度,摇匀,作为供试品溶液;另取尼美舒利对照品适量(约 10mg),精密称定,加 0.05mol/L 氢氧化钠液适量使溶解,再定容为 100ml,精密量取 10ml,置 100ml 量瓶中,用 0.05mol/L 氢氧化钠液稀释制成每 1ml 中约含尼美舒利 0.010mg 的溶液,照紫外-可见分光光度法(《中国药典》(2020 年版)四部通则 0401,在 393nm 波长处分别测定吸光度,计算,即得。

(2) 讨论

① 原理　尼美舒利在碱性溶液中,有最大吸收在 393nm 波长处,可用紫外法测定。

② 计算

由公式 $f = \dfrac{c_{对}}{A_{对}} = \dfrac{w_{对}}{V_{对1}} \dfrac{V_{对2}}{V_{对3} A_{对}}$ 分别计算出两份平行对照品的校正因子,再计算平均值 $\bar{f} = \dfrac{(f_1 + f_2)}{2}$。

将 $\bar{f}$ 代入下式,由此每份样品的含量

$$含量\% = \dfrac{0.9809 A_{样} \bar{f}}{\dfrac{W_{样}}{V_{样1}} \dfrac{V_{样2}}{V_{样3}} 50 \times 1000} \times 100\%$$

注:式中,0.9809 为平均装量(g),50 为标示量(mg/g),1000 为 g 与 mg 换算量。

测定数据与计算结果分别列于表 16-1 和表 16-2。

表 16-1　校正因子的计算

	$W_{对}$ mg	$A_{对}$	f	$\bar{f}$	极差
1	11.13	0.5087	0.021 879	0.021 866	2.7×10^{-5}
2	11.14	0.5098	0.021 852		

表 16-2　样品测定数据与计算结果

	$W_样$(g)	$A_样$	平均装量(g)	含量(%)	平均含量(%)	极差(%)
1	0.6496	0.4494	0.9809	98.92	98.68	0.49
2	0.6537	0.4500	RSD=0.1%	98.43		

2　不确定度评定

2.1　建立数学模型

前述的含量计算公式可直接作为紫外对照品法测定尼美舒利胶囊含量的数学模型,先算出每份对照品的浓度校正因子 f,求得平均值 $\bar{f}$,用于计算每份供试品的百分含量,再求得平均百分含量。

在计算公式中,$W_对$ 为对照品称样量(mg);$V_{对1}$、$V_{对2}$ 和 $V_{对3}$ 分别为对照品溶液配制时定容和移取溶液体积(ml);$A_对$ 为对照品溶液的吸光度;$W_对$ 为供试品称样量(g);$V_{样1}$、$V_{样2}$ 和 $V_{样3}$ 分别为供试品溶液配制时定容和移取溶液体积(ml);$A_样$ 为供试品溶液的吸光度。其他常数见含量计算公式。

2.2　测量不确定度来源

根据对照品溶液、供试品溶液配制和测定过程,以及数学模型分析,紫外对照品法测定尼美舒利胶囊含量的不确定度来源,主要由以下几个因素所引起。①对照品称量的准确性;②对照品纯度的准确性;③配制对照品溶液时引入的不确定度;④对照品溶液吸光度测定的准确性;⑤供试品称量的准确性;⑥配制供试品溶液时引入的误差;⑦供试品溶液吸光度测定的准确性;⑧平均装量测定的准确性。

2.3　测量不确定度分析

2.3.1　A 类不确定度的分析

为了提高测定准确度,对照品浓度校正因子和样品测定都采用平行试验结果。平行试验引入的标准不确定度 u_A 属于 A 类不确定度,采用 A 类方法进行评定。试验结果取 2 次平行试验的平均值,由于测量次数较少,采用极差法估算不确定度。

根据表 16-1 中数据,平行对照品溶液校正因子的极差 $R=0.021879-0.021852=0.000027$,由表 5-3,标准不确定度 $u(A_1)=\dfrac{R}{C}=\dfrac{0.000027}{1.13}=0.0024\%$,相对标准不确定度 $u_{rel}(A_1)=\dfrac{0.0024}{0.021866}\times100\%=0.109\%$。

同样,平行测定的样品含量的极差 $R=98.92\%-98.43\%=0.49\%$,标准不确定度 $u(A_2)=\dfrac{R}{C}=\dfrac{0.49\%}{1.13}=0.43\%$,相对标准不确定度 $u_{rel}(A_2)=\dfrac{0.43}{98.68}=0.436\%$。

$$u_{rel}(A)=\sqrt{u_{rel}^2(A_1)+u_{rel}^2(A_2)}=\sqrt{0.109^2+0.436^2}\%=0.449\%$$

2.3.2 B 类不确定度分析

(1) 对照品的标准不确定度 $u(对)$

① 称量所引入的标准不确定度 $u(m_{对})$ 如前所述,称量的准确性主要取决于分析天平的精度;由于对照品称样量小,故选择百万分之一电子天平,其检定证书中标示称量允差为 $\pm0.001mg$,视为矩形分布($k=\sqrt{3}$),则 $u(m_1)=\dfrac{0.001}{\sqrt{3}}=$ $5.77\times10^{-4}mg$,又因为称量采用的是减量法,故称量的标准不确定度为 $u(m_{对})=$ $\sqrt{2u^2(m_1)}=8.16\times10^{-4}mg$,相对标准不确定度 $u_{rel}(m_{对})=\dfrac{u(m_{对})}{W_{对}}=\dfrac{8.16\times10^{-4}}{11.13}=$ 0.00733%($11.13mg$ 为对照品平行称量较小者)。对照品称量平行两份,但在此之前已计算平行对照品引入的 A 类不确定度,因此,此处仅考虑单份对照品称量不确定度。

② 对照品纯度 本品供含量测定用,但无纯度标示,假定纯度引入的不确定度忽略不计。

③ 配制对照品溶液时引入的不确定度 $u(V_{对})$ 该不确定度由玻璃量器的不确定度和环境温度对溶液体积的影响引入的不确定度所组成。

配制对照品溶液时,称取对照品适量,置100ml 量瓶中,用 0.05mol/L 氢氧化钠液溶解定容,再量取 5ml,置 50ml 量瓶中,用 0.05mol/L 氢氧化钠液稀释,制成每 1ml 中约含尼美舒利 0.010mg 的溶液。按照规定,100ml 量瓶其允差为 $\pm0.10ml$,5ml 单标线吸量管允差为 $\pm0.015ml$,50ml 量瓶允差为 $\pm0.05ml$。按照三角形分布,100ml 量瓶体积的标准不确定度 $u(V_{对1})=\dfrac{0.10}{\sqrt{6}}ml$,相对标准不确定度 $u_{rel}(V_{对1})=\dfrac{0.10}{100\sqrt{6}}$;5ml 单标线移液管体积的标准不确定度 $u(V_{对2})=\dfrac{0.015}{\sqrt{6}}ml$,相对标准不确定度 $u_{rel}(V_{对2})=\dfrac{0.015}{5\sqrt{6}}$;50ml 量瓶体积的标准不确定度 $u(V_{对3})=\dfrac{0.05}{\sqrt{6}}ml$,相对标准确定度 $u_{rel}(V_{对3})=\dfrac{0.05}{50\sqrt{6}}$。

温度效应可使水溶液体积变化较大,但是,对照品和样品是在同一温度下平行配

制溶液,平行测定吸光度,因此,可以忽略温度对溶液体积影响的不确定度。因而对

照品溶液浓度的相对标准不确定度 $u_{rel}(V_{对}) = \sqrt{\left(\frac{10^{-3}}{\sqrt{6}}\right)^2 + \left(\frac{3\times10^{-3}}{\sqrt{6}}\right)^2 + \left(\frac{10^{-3}}{\sqrt{6}}\right)^2} =$

$\sqrt{\frac{11}{6}} \times 10^{-1}\%$。

④ 对照品溶液吸光度不确定度 $u(A_{对})$ 紫外分光光度计 UV-2450PC 技术指标:在吸光度为 0~0.5 时,吸光度误差为 ±0.002,吸光度为 0.5~1.0 时,吸光度误差为 ±0.004。对照品溶液的吸光度值大于 0.5,因此,视为矩形分布,则对照品溶液吸光度的标准不确定度 $u(A_{对}) = \frac{0.004}{\sqrt{3}}$,相对标准不确定度 $u_{rel}(A_{对}) =$

$\frac{0.004}{0.5087\sqrt{3}} = \frac{7.86\times10^{-1}}{\sqrt{3}}\%$(取对照品溶液吸光度测定值较小者)。

从而得对照品各不确定度分量之和

$$u_{rel}(对) = \sqrt{u_{rel}^2(m_{对}) + u_{rel}^2(V_{对}) + u_{rel}^2(A_{对})}$$

$$= \sqrt{(0.00733)^2 + \left(\sqrt{\frac{11}{6}}\times10^{-1}\right)^2 + \left(\frac{7.86\times10^{-1}}{\sqrt{3}}\right)^2}\% = 0.624\%$$

目前,国际上对紫外-可见分光光度计光度准确度的表示方法主要有两种:一种是吸光度准确度(absorbance accuracy)或吸光度误差(absorbance error),用 AA(或 ΔA)表示;另一种是透射比准确度(transmittance accuracy)或透射比误差,用 TA(或 ΔT)表示。国外的紫外-可见分光光度计制造商,绝大多数都给出吸光度准确度或吸光度误差,并都指出在什么吸光度情况下测量。如美国 Varian 公司的 Cary500、美国 P-E 公司的 Lambda9、Lambda900 等仪器,都给出在 1.0 时,吸光度准确度或吸光度误差为 ±0.003。国外有少数仪器制造商在给出吸光度准确度或吸光度误差 AA(或 ΔA)的同时,还给出透射比准确度或透射比误差;如日本岛津公司的 UV-260、UV-2450PC、UV-2550PC 等仪器,都给出在吸光度为 0~0.5 时,吸光度准确度或吸光度误差为 ±0.002,吸光度为 0.5~1.0 时,吸光度准确度或吸光度误差为 ±0.004。但同时又给出透射比准确度或透射比误差为 ±0.3%。

(2)样品的标准不确定度 $u(样)$

① 样品称量引入的标准不确定度 $u(m_{样})$ 样品称样量约 0.6g,选择采用十万分之一电子天平,检定证书中标示其称量允差为 ±0.00001g,视为矩形分布 $(k=\sqrt{3})$,则 $u(m_2) = \frac{0.00001}{\sqrt{3}} = 5.77\times10^{-6}g$,称量采用减量法,故称量的标准不确

定度为 $u(m_\text{样}) = \sqrt{2u^2(m_2)} = 8.16 \times 10^{-6}\text{g}$，相对标准不确定度 $u_\text{rel}(m_\text{样}) = \dfrac{u(m_\text{样})}{W_\text{样}} = $

$\dfrac{8.16 \times 10^{-6}}{0.6496} = 0.00126\%$（0.6496g 是样品平行称量较小者）。由于已计算平行样品测定结果引入的 A 类不确定度，因此，此处仅考虑单份样品称量不确定度。

② 配制样品溶液引入的不确定度 $u(V_\text{样})$ 和配制对照品溶液一样，配制样品时引入的不确定度的主要因素如下。

玻璃量器体积的不确定度。配制样品溶液时，准确称量样品置 100ml 量瓶中，溶解、稀释、摇匀、定容、滤过，精密量取续滤液 3ml，置 100ml 量瓶中，稀释、摇匀，定容，作为供试品溶液。按照规定，100ml 量瓶其允差为 ±0.10ml，3ml 单标线吸量管允差为 ±0.015ml。按照三角形分布，100ml 量瓶体积的标准不确定度 $u(V_{\text{样}1}) = \dfrac{0.10}{\sqrt{6}}\text{ml}$，相对标准不确定度 $u_\text{rel}(V_{\text{样}1}) = \dfrac{0.10}{100\sqrt{6}}$；3ml 单标线移液管体积的标准不确定度 $u(V_{\text{样}2}) = \dfrac{0.015}{\sqrt{6}}\text{ml}$，相对标准不确定度 $u_\text{rel}(V_{\text{样}2}) = \dfrac{0.015}{3\sqrt{6}}$。温度效应，同前忽略。因而样品溶液浓度的相对标准不确定度 $u_\text{rel}(V_\text{样}) =$

$$\sqrt{2\left(\dfrac{10^{-3}}{\sqrt{6}}\right)^2 + \left(\dfrac{5 \times 10^{-3}}{\sqrt{6}}\right)^2}\% = 0.212\%。$$

③ 样品溶液吸光度不确定度 $u(A_\text{样})$ 样品溶液的吸光度值分别为 0.4494 和 0.4500，吸光度误差为 ±0.002，视为矩形分布，则样品溶液吸光度的标准不确定度 $u(A_\text{样}) = \dfrac{0.002}{\sqrt{3}}$，相对标准不确定度 $u_\text{rel}(A_\text{样}) = \dfrac{0.002}{0.4494\sqrt{3}} = \dfrac{0.445}{\sqrt{3}}\%$（取样品溶液吸光度测定值较小者）。

从而得样品各不确定度分量之和

$$u_\text{rel}(\text{样}) = \sqrt{u_\text{rel}^2(m_\text{样}) + u_\text{rel}^2(V_\text{样}) + u_\text{rel}^2(A_\text{样})}$$

$$= \sqrt{(0.00126)^2 + (0.212)^2 + \left(\dfrac{0.445}{\sqrt{3}}\right)^2}\% = 0.333\%$$

（3）测定胶囊平均装量引入不确定度 $u(W_\text{胶})$ 测定胶囊平均装量引入不确定度有两个可能的分量：①胶囊装量平均值的标准差，由表 16-2 知，其相对标准不确定度 $u_\text{rel}(W_\text{胶}) = 0.1\%$（RSD）；②天平精度引入误差，但由于胶囊重约为 1g，采用万分之一天平称量，按照第十一章"**天平和称量的不确定度**"的描述，在天平精密满足称量要求和称取样品量较大时，称量引入的不确定度是可以忽略不计的。

2.4 合成标准不确定度

上述不确定度分量相互独立,因此,合成相对标准不确定度由上述各分量的相对标准不确定度按下式合成:

$$u_{c\,(rel)}(含量\%) = \sqrt{u_{rel}^2(A) + u_{rel}^2(对) + u_{rel}^2(样) + u_{rel}^2(W_{胶})}$$
$$= \sqrt{0.449^2 + 0.624^2 + 0.333^2 + 0.1^2}\,\% = 0.844\%。$$

合成标准不确定度

$$u_c(含量\%) = u_{c(rel)}(含量\%) \times 含量\%$$
$$= 0.844\% \times 98.68\% = 0.833\%$$

计算结果表明,对合成不确定度的主要贡献来源于对照品溶液和样品溶液吸光度测定引入的不确定度分量,而其他不确定度分量则相对较小,但还不可忽略不计。

2.5 扩展不确定度

本例中,吸光度测定引入的不确定度占支配地位,但其他分量贡献也较大,按正态分布,取包含因子 $k = 2$(置信概率约 95%),求得扩展不确定度 U(含量)为

$$U(含量) = k \times u_c(含量\%) = 0.833\% \times 2 = 1.7\%$$

2.6 紫外法测定尼美舒利胶囊含量测定结果的表示

尼美舒利胶囊含量应表示为:含量% = 98.68% ± 1.7%($k = 2$)。

3 讨论和总结

根据对各不确定度分量的分析,表明平行操作、吸光度测量和溶液制备均是影响该含量结果准确性的因素。在实际工作,现代的紫外-可见分光光度计的精度已经达到小数点后第四位,对测定结果的不确定度应远远低于上述估算值,因此,谨慎、熟悉地操作是非常重要的,则可以保证测定结果的准确度满足要求。

16.2 吸收系数法的不确定度

吸收系数是物质的常数,只要测定条件(溶液浓度与酸度,单色光纯度等)不引起对比尔定律的偏离,如已知某物质的吸收系数,测定该物质溶液的吸光度,可根据式(16-2)求得溶液的浓度。

$$c = \frac{A}{El} \qquad\qquad (16-2)$$

药品检验中,常用于定量的是百分吸收系数 $E_{1cm}^{1\%}$。百分吸收系数 $E_{1cm}^{1\%}$ 按式 (16-3)计算。

$$E_{1cm}^{1\%} = \frac{A}{cl} \qquad\qquad (16-3)$$

应注意用百分吸收系数计算的浓度 c 为百分浓度(g/100ml)。

若用紫外分光光度法测定药物的含量,可先计算 $c_{测} = \frac{A}{E_{1cm}^{1\%}l}$ 或 $E_{1cm测}^{1\%} = \frac{A}{cl}$,再分别按式(16-4)或式(16-5)计算百分含量。

$$含量\% = \frac{c_{测}}{c_{配}} \times 100\% \qquad\qquad (16-4)$$

$$含量\% = \frac{E_{1cm测}^{1\%}}{E_{1cm标}^{1\%}} \times 100\% \qquad\qquad (16-5)$$

例 16-2 更昔洛韦吸收系数的不确定度评估

1 实验部分

1.1 仪器与试药

UV2401 型和 Lambda35 型等紫外分光光度计;AE240 型电子天平;经校正的 A 级的量瓶和移液管;更昔洛韦原料;纯化水。

1.2 测定方法与结果

(1) 测定法 精密称取供试品适量,加水溶解并稀释制成每 1ml 中约含更昔洛韦 10mg 的溶液,在 252nm 的波长处测定吸光度,按干燥品计算吸收系数 ($E_{1cm}^{1\%}$)。

(2) 讨论 根据朗伯-比尔定律,更昔洛韦吸收系数

$$E_{1cm}^{1\%} = A/cl = \frac{A}{W \times (1-Loss) \times \frac{1}{V_1} \times \frac{V_2}{V_3} \times 100 \times l}$$

其中,A 为 252nm 波长处的吸光度,W 为称样量(g),$Loss$ 为干燥失重值(%),V_1 和 V_3 为定容的体积(ml),V_2 为移取溶液的体积(ml),l 为所用比色池的宽度 1cm。

2　不确定度评定

2.1　建立数学模型

前述的系数公式直接作为数学模型。

2.2　测量不确定度来源

由数学模型可知,对吸收系数测量的不确定度有贡献的几个因素:①溶液的配制,包括称量、溶解和稀释过程;②样品干燥失重的测定;③紫外吸光度的测定;④比色池的厚度误差。

供试品的称量、溶解和稀释过程的不确定度来源既有操作的不重复性带来的 A 类不确定度,又有根据所用仪器校准证书得出的 B 类不确定度。

2.3　测量不确定度分析

2.3.1　溶液配制的不确定度

称取 5 份样品,按测定法的操作步骤,分别溶解并稀释制成供试品溶液,用同一台紫外分光光度计在 252nm 处分别连续测定 5 次,取平均吸光度值计算吸收系数($E_{1cm}^{1\%}$),结果如表 16-3:

表 16-3　不同供试品溶液的吸收系数($E_{1cm}^{1\%}$)

	$W(\mathrm{g})$	$\overline{A}$	$E_{1cm}^{1\%}$	$\overline{E_{1cm}^{1\%}}$
1	0.02488	0.5123	528.0	
2	0.02506	0.5191	531.1	
3	0.02532	0.5226	529.2	529.6
4	0.02466	0.5102	530.5	
5	0.02519	0.5198	529.1	

按贝塞尔公式计算,$E_{1cm}^{1\%}$的单次实验标准差 s_1 为

$$s_1 = \sqrt{\frac{\sum(E_i - \overline{E})^2}{n-1}} = 1.22\mathrm{ml} \cdot \mathrm{g}^{-1} \cdot \mathrm{cm}^{-1}$$

实际检验工作中,一般取两份样品平行测定,以算术平均值为测定结果,因此,取平均值的标准差 $s_1' = \dfrac{s_1}{\sqrt{2}} = 0.86\mathrm{ml} \cdot \mathrm{g}^{-1} \cdot \mathrm{cm}^{-1}$ 作为供试品溶液配制的 A 类标准不确定度 u_1。

按照 B 类评定方法,所用天平的校准证书给出的最大允许误差为 0.00005g,假定符合均匀分布,则标准不确定度为 $u_2 = 0.00005/\sqrt{3} = 0.000029\mathrm{g}$。

定容体积 V_1 和 V_3 分别为 100ml 和 250ml,所用量瓶均为 A 级单标线量瓶。

按照规定,A 级 100ml 单标线量瓶其允许误差为±0. 10ml,假定符合均匀分布,V_1 的标准不确定度 $u_3 = 0. 10/\sqrt{3} = 0. 058$ml。A 级 250ml 单标线量瓶其允许误差为 ±0. 15ml,同上可得,V_3 的标准不确定度 $u_4 = 0. 15/\sqrt{3} = 0. 087$ml。A 级 10ml 移液 管的允许误差为±0. 010ml,符合均匀分布,移取体积 V_2 的标准不确定度 $u_5 = 0. 010/\sqrt{3} = 0. 0058$ml。

2.3.2 干燥失重测定的不确定度

本品具有引湿性,质量标准中规定在 105℃ 干燥至恒重,减失重量不得过 6.0%。 实际测得干燥失重为 2.5%,根据文献报道,标准不确定度 u_6 约为 0.00066。

2.3.3 吸光度测定的不确定度

吸光度测定的不确定度可能源于同一台紫外分光光度计的读数误差和不同 仪器的测量不重复性,可采用 A 类方法进行评定。

取上述供试品溶液(1),用同一台紫外分光光度计重复测定 10 次,得吸光度 数据列:0. 5135, 0. 5136, 0. 5137, 0. 5137, 0. 5135, 0. 5131, 0. 5129, 0. 5132, 0. 5128, 0. 5136。

$$\overline{A} = \frac{1}{n} \sum_{i=1}^{n} A_i = 0. 5134$$

单次实验标准差为:

$$s_2 = \sqrt{\frac{\sum_{i=1}^{n} (A_i - \overline{A})^2}{n - 1}} = 0. 000\ 334$$

实际检验工作中如重复测定 3 次,以该 3 次吸光度的算术平均值为测定结 果时,平均值的标准差 $s_2' = \frac{s_2}{\sqrt{3}} = 0. 000193$,则同一台仪器测定吸光度的标准不确 定度 u_{7-1} 为 0. 000193。

取同一份供试品溶液,用 5 台不同型号的紫外分光光度计分别重复测定 10 次,计算平均吸光度 $\overline{A}$,结果如表 16-4 所示。

表 16-4 不同仪器测定的平均吸收度

	$\overline{A}$	$\overline{\overline{A}}$
1	0. 5134	
2	0. 5153	
3	0. 5210	0. 518
4	0. 5240	
5	0. 5180	

计算 5 台不同仪器所得的平均吸光度的标准差,得

$$s_3 = \sqrt{\frac{\sum_{i=1}^{n}(\overline{A}_i - \overline{\overline{A}})}{n-1}} = 0.00421$$

由于实际检验中通常只使用一台仪器测定,仪器测定吸光度的标准不确定度 u_{7-2} 即为 0.004s21。合并 u_{7-1} 和 u_{7-2},得吸光度测定的标准不确定度 $u_7 = \sqrt{u_{7-1}{}^2 + u_{7-2}{}^2} = 0.00421$。

2.3.4 比色池厚度的不确定度

1cm 比色池其厚度的最大允许误差为 ±0.1%。假定符合均匀分布,比色池厚度的不确定度为 $u_8 = 1 \times 0.1\%/\sqrt{3} = 5.8 \times 10^{-4}$cm。

2.4 合成标准不确定度

2.4.1 灵敏系数

数学模型 $E_{1cm}^{1\%} = A/cl = \dfrac{A}{W \times (1-Loss) \times \dfrac{1}{V_1} \times \dfrac{V_2}{V_3} \times 100 \times l}$

其中,$A = 0.518$;$W = 0.025$g;$Loss = 2.5\%$;$V_1 = 100$ml;$V_2 = 10$ml;$V_3 = 250$ml;$l = 1$cm。

由于供试品溶液配制的 A 类标准不确定度 u_1 是通过计算吸收系数($E_{1cm}^{1\%}$)的标准差得到的,其灵敏系数 $c_1 = 1$。

其他标准不确定度的灵敏系数分别为

$$c_2 = \frac{\partial E}{\partial W} = -\frac{A}{W^2(1-Loss) \times \frac{1}{V_1} \times \frac{V_2}{V_3} \times 100 \times l} = -2.13 \times 10^4 \text{ml} \cdot \text{g}^{-2} \cdot \text{cm}^{-1}$$

$$c_3 = \frac{\partial E}{\partial V_1} = \frac{A}{W(1-Loss) \times \frac{V_2}{V_3} \times 100 \times l} = 5.31 \text{g}^{-1} \cdot \text{cm}^{-1}$$

$$c_4 = \frac{\partial E}{\partial V_3} = \frac{A}{W(1-Loss) \times \frac{V_2}{V_1} \times 100 \times l} = 2.13 \text{g}^{-1} \cdot \text{cm}^{-1}$$

$$c_5 = \frac{\partial E}{\partial V_2} = -\frac{A}{W(1-Loss) \times \frac{1}{V_1} \times \frac{1}{V_3} \times 100 \times l \times V_2{}^2} = -53.1 \text{g}^{-1} \cdot \text{cm}^{-1}$$

$$c_6 = \frac{\partial E}{\partial Loss} = \frac{A}{W(Loss-1)^2 \times \frac{1}{V_1} \times \frac{V_2}{V_3} \times 100 \times l} = 545 \mathrm{ml} \cdot \mathrm{g}^{-1} \cdot \mathrm{cm}^{-1}$$

$$c_7 = \frac{\partial E}{\partial A} = \frac{1}{W(1-Loss) \times \frac{1}{V_1} \times \frac{V_2}{V_3} \times 100 \times l} = 1.03 \times 10^3 \mathrm{ml} \cdot \mathrm{g}^{-1} \cdot \mathrm{cm}^{-1}$$

$$c_8 = \frac{\partial E}{\partial L} = -\frac{A}{W(1-Loss) \times \frac{1}{V_1} \times \frac{V_2}{V_3} \times 100 \times l^2} = -531 \mathrm{ml} \cdot \mathrm{g}^{-1} \cdot \mathrm{cm}^{-2}$$

2.4.2　标准不确定度汇总表

输入量的标准不确定度汇总见表 16-5。

表 16-5　标准不确定度汇总表

u_i	不确定度来源	标准不确定度	灵敏系数 c_i	$\lvert c_i \rvert \cdot u_i$
u_1	供试品溶液配制的重复性	$0.86 \mathrm{ml} \cdot \mathrm{g}^{-1} \cdot \mathrm{cm}^{-1}$	1	$0.86 \mathrm{ml} \cdot \mathrm{g}^{-1} \cdot \mathrm{cm}^{-1}$
u_2	天平的最大允许误差	$0.000029 \mathrm{g}$	$-2.13 \times 10^4 \mathrm{ml} \cdot \mathrm{g}^{-2} \cdot \mathrm{cm}^{-1}$	$0.62 \mathrm{ml} \cdot \mathrm{g}^{-1} \cdot \mathrm{cm}^{-1}$
u_3	A 级 100ml 量瓶的最大允许误差	$0.058 \mathrm{ml}$	$5.31 \mathrm{g}^{-1} \cdot \mathrm{cm}^{-1}$	$0.31 \mathrm{ml} \cdot \mathrm{g}^{-1} \cdot \mathrm{cm}^{-1}$
u_4	A 级 250ml 量瓶的最大允许误差	$0.087 \mathrm{ml}$	$2.13 \mathrm{g}^{-1} \cdot \mathrm{cm}^{-1}$	$0.19 \mathrm{ml} \cdot \mathrm{g}^{-1} \cdot \mathrm{cm}^{-1}$
u_5	A 级 10ml 移液管的最大允许误差	$0.0058 \mathrm{ml}$	$-53.1 \mathrm{g}^{-1} \cdot \mathrm{cm}^{-1}$	$0.31 \mathrm{ml} \cdot \mathrm{g}^{-1} \cdot \mathrm{cm}^{-1}$
u_6	干燥失重的不确定度	0.00066	$545 \mathrm{ml} \cdot \mathrm{g}^{-1} \cdot \mathrm{cm}^{-1}$	$0.36 \mathrm{ml} \cdot \mathrm{g}^{-1} \cdot \mathrm{cm}^{-1}$
u_7	吸光度测定的重复性	0.00421	$1.03 \times 10^3 \mathrm{ml} \cdot \mathrm{g}^{-1} \cdot \mathrm{cm}^{-1}$	$4.34 \mathrm{ml} \cdot \mathrm{g}^{-1} \cdot \mathrm{cm}^{-1}$
u_8	比色池的宽度	$5.8 \times 10^{-4} \mathrm{cm}$	$-531 \mathrm{ml} \cdot \mathrm{g}^{-1} \cdot \mathrm{cm}^{-2}$	$0.31 \mathrm{ml} \cdot \mathrm{g}^{-1} \cdot \mathrm{cm}^{-1}$

2.4.3　合成标准不确定度的计算

由于各输入量互不相关,合成标准不确定可按下式得到

$$u_c = \sqrt{\sum_{i=1}^{8}(c_i u_i)^2}$$

$$= \sqrt{0.86^2 + 0.62^2 + 0.31^2 + 0.19^2 + 0.31^2 + 0.36^2 + 4.34^2 + 0.31^2}$$

$$= 5$$

2.5 扩展不确定度

取包含因子 $k=2(p=95\%)$ 计算扩展不确定度 U，得

$$U=u_c\times2=5\times2=10$$

更昔洛韦吸收系数测定结果的不确定度可表示为：$U=10(k=2)$。

2.6 更昔洛韦百分吸收系数表示

更昔洛韦百分吸收系数应表示为：$\overline{E_{1cm}^{1\%}}$（更昔洛韦）$=529.6\pm10(k=2)$

3 讨论

（1）本例吸收系数测定所用的溶剂为水。如需采用有机溶剂，温度对溶剂的挥发和膨胀系数影响较大，在评定不确定度时需考虑温度的影响。

（2）紫外分光光度计的波长偏移对吸光度的测定有影响。为减小波长偏移的影响，以上实验中的吸光度均在最大吸收波长（252nm±2nm）处测得。

（3）根据 A、B 两类不确定度的来源分析可知，提高检测人员的操作技能、增加测定次数和选用高精度的仪器可使测量不确定度减小。

（4）从上述不确定度的评定过程可知，增加取样量、选用较大的定容体积、增加测定次数等都可减小各步骤的不确定度分量，从而减小测定结果的不确定度。

4 总结

在新药标准的制订中确定吸收系数限度时，或当测得的吸收系数值接近限度边缘时，应进行测定结果的不确定度评定，给出分析结果的可信范围。通过不确定度的评定，能够分析出测定过程中影响结果准确性的主要因素，有利于检测结果可信程度和检测质量的提高。

例16-3 维生素 B_{12} 注射液含量测定的不确定度

1 实验部分

1.1 仪器与试药

紫外分光光度计（UV-2450PC）；100ml 量瓶，5ml 单标线吸量管，均为 A 级，并经过计量校正，符合规定。维生素 B_{12} 注射液（某制药股份有限公司）；水为纯化水。

1.2 测定方法与结果

(1) 测定法 精密量取本品(1ml∶0.5mg)5ml,置100ml量瓶中,加水稀释至刻度,摇匀,照紫外-可见分光光度法[《中国药典》(2020年版)四部通则(0401)],在361nm波长处测定吸光度,按维生素B_{12}的吸收系数为207计算,即得(实验室温度:25℃)。测定结果见表16-6。

表16-6 样品测定数据与计算结果

编号	样品量	测定值	含量(%)	含量平均值(%)	RSD%
1	5ml→100ml	0.5071	97.99	98.03	0.04
2	5ml→100ml	0.5075	98.07		
3	5ml→100ml	0.5073	98.03		

(2) 讨论

① 原理 维生素B_{12}水溶液的最大吸收在361nm波长处,吸收系数为207,不需对照品,测得维生素B_{12}样品溶液的吸光度,即可计算含量。

② 计算 由式(16-2)和式(16-4),得含量计算公式

$$标示含量\% = \frac{c_测}{c_配} = \frac{A_样 \times V_2 \times 1000}{E_{1cm}^{1\%} \times 100 \times l \times V_1 \times 0.5} \times 100\%$$

式中,$A_样$是供试品溶液在361nm波长处的吸收度;V_1为供试品取样体积(5ml);V_2为供试品定容的体积(100ml);$E_{1cm}^{1\%}$是维生素B_{12}的百分吸收系数(207);l为所用比色池的厚度(1cm);100单位为毫升;1000是升和毫升的换算关系;0.5是标示量(1ml∶0.5mg)。

2 不确定度评定

2.1 建立数学模型
前述的含量计算公式可作为数学模型。

2.2 测量不确定度来源

根据数学模型和测定过程,分析每一测定步骤的影响因素,绘制因果关系图如图16-1所示。

因此,影响测定结果准确度主要因素有:①供试品取样量准确性(V_1);②供试品溶液稀释定容的准确性(V_2);③比色池的厚度不确定度(l);④吸光度测量时读数不确定度(A);⑤百分吸收系数的准确性($E_{1cm}^{1\%}$);⑥平行重复测定的不确定度。

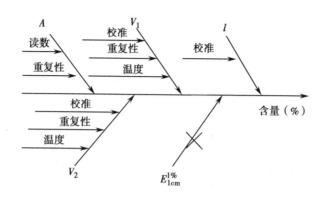

**图16-1　紫外分光光度法测定维生素 B$_{12}$注射液含量
的测量不确定度来源**

2.3　测量不确定度分析

2.3.1　A类不确定度的分析

平行试验引入的不确定度采用A类方法进行评定,如表16-6所示,本例以3份平行试验的平均吸光度计算含量,则标准偏差即为标准不确定度 $u(A) = 0.0004$,相对标准不确定度 $u_{rel}(A) = 0.04\%$。

2.3.2　B类不确定度分析

（1）样品制备引入的溶液体积不确定度 $u(V)$　样品取样体积 V_1 为5ml,按照三角形分布,5ml单标线移液管体积校准允差为±0.015ml,即校准误差引入的标准不确定度 $u(V_1) = \dfrac{0.015}{\sqrt{6}}ml = 0.006127ml$,相对标准不确定度 $u_{rel}(V_1) = \dfrac{0.015}{5\sqrt{6}} =$ 1.22×10^{-3};样品定容体积 V_2 为100ml,100ml量瓶允差为±0.10ml,则其标准不确定度 $u(V_2) = \dfrac{0.10}{\sqrt{6}}ml = 0.0408ml$,相对标准不确定度 $u_{rel}(V_2) = \dfrac{0.10}{100\sqrt{6}}ml = \dfrac{10^{-3}}{\sqrt{6}}$。

环境温度变化对溶液体积的影响引入的不确定度:玻璃器皿在20℃校准,测定时实验室温度为25℃,在20℃±5℃范围内变化。水的膨胀系数为2.1×10^{-4},由于温度效应,5ml移液管体积变化的标准不确定度 $u(V_3) = \dfrac{5\times2.1\times10^{-4}}{\sqrt{3}}\times$ 5.00ml,相对标准不确定度 $u_{rel}(V_3) = \dfrac{5\times2.1\times10^{-4}}{\sqrt{3}}$;100ml量瓶因温度变化引入的溶液体积的标准不确定度 $u(V_4) = \dfrac{5\times2.1\times10^{-4}}{\sqrt{3}}\times100.00ml$,相对标准不确定

度 $u_{rel}(V_4) = \dfrac{5 \times 2.1 \times 10^{-4}}{\sqrt{3}}$。

因此,样品体积的相对不确定度 $u_{rel}(V)$ 为

$$u_{rel}(V) = \sqrt{u_{rel}^2(V_1) + u_{re;}^2(V_2) + u_{rel}^2(V_3) + u_{rel}^2(V_4)}$$

$$= \sqrt{1.5 \times 10^{-6} + \frac{1}{6} \times 10^{-6} + 2\left(\frac{2.1 \times 5 \times 10^{-4}}{\sqrt{3}}\right)^2} = 0.155\%$$

实际上,因温度变化引入的溶液体积的标准不确定度可忽略不计。

(2) 比色池厚度校准不确定度 $u(l)$ 比色池的厚度的校准偏差应在 0.005cm 之内,按矩形分布计算,其标准不确定度为 $u(l) = \dfrac{0.005}{\sqrt{3}} = 2.9 \times 10^{-3}$ cm。

试验所用比色池的标识厚度为 1cm,则其相对标准不确定度 $u_{rel}(l) = 0.29\%$。

注:国家检定规程中规定比色池间的偏差不得超过 0.5%。

(3) 百分吸收系数 $E_{1cm}^{1\%}$ 的不确定度   在例 16-2 中,给出了百分吸收系数的不确定度,分析结果表明其对不确定度的贡献主要来自于吸光度测定的重复性,即平行测定的精密度。本例中维生素 B_{12} 的百分吸收系数 $E_{1cm}^{1\%} = 207$ 来自于药典标准,是由多次实验室经多次重复、精密测量的平均值,其准确性和精密度应符合定量测定的要求。但目前药典并没有给出其百分吸收系数相应的不确定度(其他百分系数也是如此),在此假定其值可忽略不计,不估算其不确定度分量。

(4) 样品溶液吸光度读数误差不确定度 $u(A_样)$ 样品溶液的吸光度值分别为 0.5071、0.5075 和 0.5073,吸光度误差为 ±0.004,视为矩形分布,则样品溶液吸光度的标准不确定度 $u(A_样) = \dfrac{0.004}{\sqrt{3}} = 0.00231$,相对标准不确定度 $u_{rel}(A_样) =$

$\dfrac{0.004}{0.5071\sqrt{3}} = 0.45\%$(取样品溶液吸光度测定值较小者计算)。

2.4 合成标准不确定度

2.4.1 灵敏系数法

由数学模型

$$标示含量(Q)\% = \frac{A_样 \times V_2 \times 1000}{E_{1cm}^{1\%} \times 100 \times l \times V_1 \times 0.5} 100\%$$

其中,$A_样 = 0.5073$(平均值);$l = 1$cm;$V_1 = 5$ml;$V_2 = 100$ml;$E_{1cm}^{1\%} = 207$ml · g^{-1} · cm^{-1}。

根据分析知,百分吸收系数准确性引入的不确定度分量和温度变化引入的溶液体积的不确定度分量忽略不计。

由于 A 类标准不确定度 $u(A)$ 是由平行取样,平行试验引入的,根据重复性测定结果得到的标准差,其灵敏系数 $c_A = 1$。

其他标准不确定度的灵敏系数分别为

$$c_{V_1} = \frac{\partial Q}{\partial V_1} = \frac{-A_{样} \times V_2 \times 1000}{E_{1cm}^{1\%} \times 100 \times l \times V_1^2 \times 0.5} = -0.196 \text{ml}^{-1}$$

$$c_{V_2} = \frac{\partial Q}{\partial V_2} = \frac{A_{样} \times 1000}{E_{1cm}^{1\%} \times 100 \times l \times V_1 \times 0.5} = 0.0098 \text{ml}^{-1}$$

$$c_{A_{样}} = \frac{\partial Q}{\partial A_{样}} = \frac{V_2 \times 1000}{E_{1cm}^{1\%} \times 100 \times l \times V_1 \times 0.5} = 1.93$$

$$c_l = \frac{\partial Q}{\partial L} = \frac{-A_{样} \times V_2 \times 1000}{E_{1cm}^{1\%} \times 100 \times l^2 \times V_1 \times 0.5} = -0.98 \text{cm}^{-1}$$

2.4.2 标准不确定度汇总表

输入量的标准不确定度汇总见表 16-7。

表 16-7 标准不确定度汇总表

u_i	不确定度来源	标准不确定度	灵敏系数 c_i	$\lvert c_i \rvert \cdot u_i$
$u(A)$	平行测定的标准偏差	0.0004	1	0.0004
$u(V_1)$	A 级 5ml 移液管最大允差	0.00612ml	-0.196ml^{-1}	0.0017
$u(V_2)$	A 级 100mL 容量瓶最大允差	0.0408ml	0.0098ml^{-1}	0.000 57
$u(A_{样})$	吸光度读数误差	0.00231	1.93	0.0045
$u(l)$	比色池厚度校准	0.0029cm	-0.98cm^{-1}	0.0028

2.4.3 合成标准不确定度的计算

由于各输入量互不相关,合成标准不确定可按下式得到

$$u_c = \sqrt{\sum_{i=1}^{8} (c_i u_i)^2}$$

$$= \sqrt{0.00040^2 + 0.0012^2 + 0.0004^2 + 0.0045^2 + 0.0028^2}$$

$$= 0.00548$$

由已计算出各输入分量的相对不确定度,合成相对标准不确定度还可由各分量的相对标准不确定度按下式合成:

$$u_{c\ (rel)}(含量\%) = \sqrt{u_{rel}^2(A) + u_{rel}^2(V) + u_{rel}^2(l) + u_{rel}^2(A_{样})}$$

$$= \sqrt{0.04^2 + 0.155^2 + 0.29^2 + 0.45^2}\% = 0.558\%。$$

合成标准不确定度

$$u_c(含量\%) = u_{c(rel)}(含量\%) \times 含量\%$$
$$= 0.558\% \times 98.03\% = 0.548\%$$

用求偏导数灵敏系数法和相对不确定度法得到的合成标准不确定度结果一致。

计算结果表明,对合成不确定度的主要贡献来源于样品溶液吸光度测定引入的不确定度分量,而其他不确定度分量则相对较小,但不可以忽略不计。

2.5　扩展不确定度

本例中,吸光度测定引入的不确定度占支配地位,按正态分布,取包含因子 $k = 2$(置信概率约 95%),求得扩展不确定度 $U(含量)$ 为

$$U(含量) = k \times u_c(含量\%) = 0.548 \times 2 = 1.1\%$$

扩展不确定度的有效数字一般取 2 位有效数字。

2.6　紫外法测定维生素 B$_{12}$ 注射液含量结果的表示

维生素 B$_{12}$ 注射液含量应表示为:含量% = 98.03% ± 1.1%($k = 2$)。

3　讨论

(1) 通过以上实例发现,影响紫外法测定结果准确度主要因素有:玻璃量器校准精度和紫外分光光度计读数精度引起的不确定度分量对合成不确定度有较大的贡献。因此,为提高紫外法测定结果的准确性,应使用尽可能精密的紫外分光光度计和经过精密校准的玻璃量器,并加强对仪器的校正和检定,减少不确定度的来源。

(2) 温度对溶液的体积影响较大,尽可能在规定的温度范围内测定。

(3) 增加测定次数、增加取样量、选用高精度的仪器、选择较大的定容体积等,可减少各环节的不确定度分量。

(4) 虽然,药典中还没有各相关药品的百分吸收系数 $E_{1cm}^{1\%}$ 的相应不确定度,但各吸收系数 $E_{1cm}^{1\%}$ 的不确定度分量是客观存在的。本例没有讨论百分吸收系数对结果的影响,是一种权益之计。在需对测定结果进行深入分析时,应充分考虑这一影响因素。应加强药典科研工作,适时提供各吸收系数的不确定度,以提高测定结果表述的准确性和科学性。

17

色谱分析法的不确定度

现代色谱分析法是利用分离技术,结合适当的检测手段,对多组分混合物进行分析测定的最常用方法之一。在药物分析中应用较为广泛的有薄层色谱法、气相色谱法、高效液相色谱法、高效毛细管电泳法及其联用检测技术。其中,高效液相色谱法(High Performance Liquid Chromatography, HPLC)在药物分析中占有最为重要的地位,据估计,70%以上的药品标准中的含量测定采用 HPLC 方法。此外,在体内药物分析、药品生产过程、新产品研发等方面,HPLC 法也是主要的分析手段。

《中国药典》收载了色谱法几种常用的定量方法,分别为内标法、外标法、加校正因子的主成分自身对照法、不加校正因子的主成分自身对照法和面积归一化法。本章分别讨论这些方法在含量测定中的不确定度实例。

17.1 内标法测定含量的不确定度

内标标准曲线法是选择内标物质,以相同的浓度 c_S,加入到待测组分系列浓度 c_i 的对照溶液和被测试样溶液中;先测定内标物与待测组分系列浓度对照溶液的色谱面积 A_S、A_i,并用 A_i/A_S 对 c_i 作图,得内标标准曲线,再由测得的内标物与未知试样待测组分的色谱峰面积 A_S、A_x,由 A_x/A_S,根据内标标准曲线计算未知样中待测组分的含量。内标法中,进样量变化以及样品前处理等实验条件变化而引起的误差将会由测得的相对峰面积 A_i/A_S 而抵消。内标的定量关系式由式(17-1)导出

$$\frac{f'_i A_i}{f'_S A_S} = \frac{c_i}{c_S} \tag{17-1}$$

得

$$\frac{A_i}{A_S} = \frac{f'_S c_i}{f'_i c_S} = k_i \cdot c_i \tag{17-2}$$

式中，k_i 为标准曲线的斜率。此法不必测出校正因子，也不需严格定量进样，适合于液体试样的常规分析。

当被测试样各组分浓度变化不大且截距较小时，可按药典规定采用内标法单点校准法。即以相同的浓度 c_S，加入到浓度为 c_R 待测组分对照溶液和被测试样溶液中；先测定内标物与待测组分对照溶液的色谱面积 A_S、A_R，按下式计算校正因子

$$f = \frac{A_S/c_S}{A_R/c_R} \qquad (17-3)$$

求出校正因子后，再取含有内标物的供试品（含待测组分的试样），注入色谱仪，测量供试品中待测组分 A_X 和内标物的峰面积或峰高 A'_S，按下式计算含量

$$c_X = f \cdot \frac{A_X}{A'_S/c'_S} \qquad (17-4)$$

在实际检验工作中，常以同一浓度或不同浓度的溶液平行试验，以此求出平均校正因子 $\bar{f} = \sum f_i$，再以平均值 $\bar{f}$ 计算供试品（试样中待测组分）的量，以供试品平行数据的平均值作为结果，同时对平行测定的精密度提出要求。

例17-1　毛细管气相色谱法测定十滴水中乙醇量的不确定度

《中国药典》（2010 年版）对采用气相色谱测定乙醇量的方法进行了改进，增加了毛细管气相色谱法。本例对新建的毛细管气相色谱法的测定结果进行了不确定度评价，分析测定中主要的不确定度来源，以评估新建立的乙醇量测定法的可靠性和测量结果的准确性。

1　实验部分

1.1　仪器与试剂

HP-6890N 气相色谱仪；氢火焰离子化检测器（FID）和色谱工作站；以无水乙醇作为对照品，正丙醇为内标物质，十滴水供试品由市场购买，水为纯化水；100ml 量瓶，1ml、4ml、5ml、6ml 单标线吸量管，均为 A 级，并经过计量校正，符合规定。

1.2　色谱条件与系统适用性研究

采用 HP-INNOWAX 毛细管柱（30.0m×0.53mm×1.0μm）；柱温：程序升温，起始温度为 50℃，保持 7 分钟，然后以每分钟 10℃速率升温至 110℃，进样口温度 190℃；检测器（FID）温度 220℃；分流进样，分流比为 5∶1；载气：N_2，流速

5.0ml/min;尾吹(N_2):30ml/min。

1.3 校正因子

精密量取恒温至 20℃的无水乙醇 4ml、5ml、6ml,分别置 100ml 量瓶中,均精密加入恒温至 20℃的正丙醇 5ml,加水稀释至刻度,摇匀,精密量取上述各溶液 1ml,分别置 100ml 量瓶中,加水稀释至刻度,摇匀,作为对照品溶液。取上述 3 种溶液各适量,注入气相色谱仪,分别连续进样 3 次,测定峰面积,计算校正因子。

1.4 测定法

精密量取恒温至 20℃的供试品适量(相当于乙醇约 5ml),置 100ml 量瓶中,精密加入恒温至 20℃的正丙醇 5ml,加水稀释至刻度,摇匀,精密量取该溶液 1ml,置 100ml 量瓶中,加水稀释至刻度,摇匀(必要时可进一步稀释),作为供试品溶液。取 1μl 注入气相色谱仪,测定。

1.5 含量计算公式

$$X\% = \bar{f}\,\frac{A_X c_S V_1 V_3}{A_S V_X V_2} \times 100\%$$

式中,$X\%$ 为样品中乙醇百分含量(ml/ml),A_X 为供试品液中乙醇色谱峰面积;A_S 为供试品液中内标正丙醇色谱峰面积;c_S 为供试品液中内标正丙醇的体积浓度(ml/ml),$c_S = \frac{V_S}{V_1} \times \frac{V_2}{V_3}$,其中 V_S 为内标正丙醇取样量(ml);V_X 为供试品取样量(ml);V_1 为初次定容体积(ml);V_2 为稀释时移液管取样体积(ml);V_3 为最后定容体积(ml);$\bar{f}$ 为气相色谱法校正因子(ml/ml),$\bar{f} = \frac{1}{n}\sum_{i=1}^{n} f_i = \frac{1}{n}\sum_{i=1}^{n} \frac{A_S/c_S}{A_{Ri}/C_{Ri}} = \frac{A_S}{nc_s}\sum_{i=1}^{n} \frac{C_{Ri}}{A_{Ri}}$,$c_{Ri} = \frac{aV_{Ri}}{V_1} \times \frac{V_2}{V_3}$,其中 a 为对照品的纯度,V_{Ri} 为对照品取样量(ml)($i = 4,5,6$),A_{Ri} 为对照品液中乙醇的色谱峰面积。

2 不确定度评定

2.1 建立数学模型

数学模型由合并、整理上述计算公式得到,式中各量均需分别计入。

2.2 测量不确定度来源

根据对照品溶液及校正因子测定和计算,供试品溶液配制和测定过程,以及数学模型分析,可将十滴水中乙醇含量测定的不确定度来源归纳为以下两个主要因素:①校正因子测定的不确定度;②供试品含量测定的不确定度。这两个不确定度分量,又分别与对照品纯度、配制对照品溶液、供试品称量的准确性、配制供试品溶液,以及进样测定因素相联系。由于影响测定过程的因素过于复杂,因此用因果图(图17-1)表示如下。

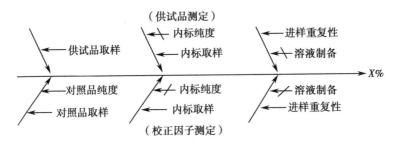

图 17-1 十滴水中乙醇含量测定不确定度来源

2.3 各分量的不确定度

2.3.1 校正因子 $\bar{f}$ 的标准不确定度 $u(\bar{f})$ 的评定

输入量 $\bar{f}$ 的标准不确定度来源于对照品取样误差,稀释定容体积的误差和色谱峰测量的不确定性等。这些误差引起的不确定度分述如下。

(1) 对照品溶液浓度的标准不确定度 $u(c_R)$ 对照品质量不确定度由取样量和乙醇纯度的不确定度组成:分析纯的无水乙醇纯度≥99.7%,纯度标准偏差约为0.3%,按矩形分布,取包含因子 $k=\sqrt{3}$,无水乙醇纯度的标准不确定度 $u(a_R)=0.3\%/k=0.173\%$,相对标准不确定度 $u_{rel}(a_R)=0.173\%/99.7\%=0.173\%$。精密量取4ml、5ml、6ml的移液管为10ml分度吸管,A级分度吸管允许偏差为±0.05ml,认为服从三角形分布,取包含因子 $k=\sqrt{6}$,则取样4ml时体积标准不确定度 $u(V_{R(4ml)})=0.05/k=0.0204$ml,相对标准不确定度 $u_{rel}(V_{R(4ml)})=0.0204/4.00=0.510\%$。

内标正丙醇质量标准不确定度也由取样量和纯度的不确定度组成:但是在对照品溶液和供试品溶液均加入等量的内标,则内标的纯度对测定结果并无影响,因此内标质量的不确定度主要取决于取样量准确与否。精密量取内标5ml,A级5ml移液管允许偏差为±0.05ml,认为服从三角形分布,取包含因子 $k=\sqrt{6}$,则内标加入量的标准不确定度 $u(V_S)=0.05/k=0.0204$ml,相对标准不确定度 $u_{rel}(V_S)=0.0204/5.00=0.408\%$。

对照品和内标的溶液需分步定容、稀释,由于定容和稀释是同步进行的,校正因子可以进一步简化为 $\bar{f}=\dfrac{A_S}{nV_S}\displaystyle\sum_{i=1}^{n}\dfrac{aV_{Ri}}{A_{Ri}}$,因为对照品与内标的比值不会因定容、稀释和进样的变化而改变。

取对照品乙醇 4ml 时,校正因子测定用对照品溶液相对标准不确定

$$u_{rel}(c_{R(4ml)/S}) = \sqrt{u_{rel}^2(a_R) + u_{rel}^2(V_{R(4ml)}) + u_{rel}^2(V_S)} = \sqrt{(0.172)^2 + (0.510)^2 + (0.408)^2}\% =$$

0.675%。假定取样 5ml、6ml 时体积相对不确定度 $u(V_{R(5ml)})$ 和 $u(V_{R(6ml)})$ 不高于

4ml 时体积相对标准不确定度 $u(V_{R(4ml)}) = 0.510\%$。则校正因子测定用溶液总

平均值的相对标准不确定度 $u_{rel}(c_R) = \sqrt{3u_{rel}^2(c_{R(4ml)})} = 1.17\%$。

(2)色谱峰面积的标准不确定度 $u(A_R)$ 从理论上讲,重复进样的溶液

中对照品与内标物浓度比值是不变的,色谱响应不会因重复进样而不同,即 A_S

和 A_{Ri} 比值应固定不变。但是,重复进样仪器实际给出的比值仍有一定的差异,

由此引入实际测量比值的不确定度。因此,A_S 和 A_{Ri} 的不确定度 $u(A_S)$ 和 $u(A_{Ri})$

是由重复进样引起,由仪器给出进样峰面积标准偏差是随机测量,属 A 类不确

定度。

校正因子测定时,分别取对照品无水乙醇 4ml 、5ml、6ml,均加入内标正丙醇

5ml,制成 3 种溶液,平行进样 3 次,记录对照品峰面积和内标峰面积结果

见表 17-1。

表 17-1   乙醇测定校正因子值

对照品量	对照品峰面积	内标峰面积	比值	校正因子	平均值
4ml	1026.29	1612.95	0.6363	1.2573	1.2566
	1034.94	1623.88	0.6373	1.2552	
	1052.27	1653.75	0.6363	1.2573	
5ml	1283.59	1612.09	0.7962	1.2559	1.2556
	1281.29	1608.05	0.7968	1.2550	
	1279.40	1606.82	0.7962	1.2559	
6ml	1510.10	1575.13	0.9587	1.2517	1.2528
	1413.52	1481.08	0.9544	1.2573	
	1548.74	1612.48	0.9605	1.2493	

平行进样的不确定度计算如下:4ml 时平均校正因子为 1.2566,3 次平行进

样的极差为 1.2573-1.2552=0.0021,由表 5-3,取 $n=3$ 时的极差系数 $C=1.69$,

用极差法计算出标准不确定度 $u(A_{4ml}) = \dfrac{R}{C} = 0.00124$,相对标准不确定度

$u_{rel}(A_{4ml}) = 0.00124/1.2566 = 0.099\%$。5ml 时平均校正因子为 1.2556,平行进样的极差为 0.0009,同法求出标准不确定度 $u(A_{5ml}) = \dfrac{R}{C} = 0.000533$,相对标准不确定度 $u_{rel}(A_{5ml}) = 0.042\%$。6ml 时平均校正因子为 1.2528,平行进样的极差为 0.008,求出标准不确定度 $u(A_{6ml}) = \dfrac{R}{C} = 0.00473$,相对标准不确定度 $u_{rel}(A_{6ml}) = 0.38\%$。

由对照品乙醇加入量分别为 4ml、5ml、6ml 时校正因子平均值,求得平行对照品的校正因子总平均值为 1.255,不同加入量的校正因子平均值间极差为 0.0038,则对照品溶液平行校正因子的不确定度 $u(A_R) = \dfrac{R}{C} = 0.00224$,相对标准不确定度 $u_{rel}(A_R) = 0.18\%$。

综合以上分析,校正因子 $\bar{f}$ 的标准合成不确定度 $u_c(\bar{f})$ 应为平行进样引入校正因子测定的不确定度分量,对照品质量和内标质量分量的合成。因此,$u(\bar{f})$ 的相对标准不确定度 $u_{rel}(\bar{f}) = \sqrt{u_{rel}^2(c_R) + u_{rel}^2(A_R)} = \sqrt{(1.17)^2 + (0.18)^2}\% = 1.18\%$。

2.3.2 供试品含量测定的不确定度 $u(X)$

(1) 供试品溶液浓度的不确定度 $u(c_X)$　供试品溶液浓度的不确定度 $u(c_X)$ 由供试品质量的不确定度 $u(V_X)$ 和供试品溶液定容、稀释引起的不确定度所组成。

供试品质量的不确定度来源于取样引起的标准不确定度 $u(V_X)$。精密量取供试品(相当于乙醇约 5ml),供试品的实际取样量为 10ml,移液管取样 10ml 的相对标准不确定度 $u_{rel}(V_X) = 0.05/10.00k = 0.204\%$。

供试品置 100ml 量瓶,100ml 量瓶的相对标准不确定度 $u_{rel}(V_1) = 0.10/100.00k = 0.0408\%$。

精密量取 1ml,1ml 移液管的相对标准不确定度 $u_{rel}(V_2) = 0.010/1.00k = 0.408\%$。

供试品再置 100ml 量瓶中,则 $u_{rel}(V_3) = 0.0408\%$。

如前所述,供试品中内标质量标准不确定度即为内标加入量的不确定度 $u_{rel}(V_S) = 0.408\%$。

则供试品液浓度的相对标准不确定度 $u_{rel}^2(c_X) =$

$$\sqrt{u_{rel}^2(V_X) + u_{rel}^2(V_1) + u_{rel}^2(V_2) + u_{rel}^2(V_3) + u_{rel}^2(V_S)} =$$

$$\sqrt{(0.204)^2 + (0.0408)^2 + (0.408)^2 + (0.0408)^2 + (0.408)^2}\% = 0.615\%$$

(2) 供试品液色谱峰面积的不确定度 $u(A_X)$　加入内标的供试品溶液也要

分步定容、稀释,由于定容和稀释是同步进行的,含量测定公式可以进一步简化为,$X\% = \bar{f}\dfrac{A_X V_S}{A_S V_X}$,因为内标和被测物的比值不会因定容、稀释和进样的变化而改变,即定容和稀释对内标和供试品的浓度影响相互抵消。

以一批十滴水测定结果为例,平行重复进样的溶液中供试品与内标物色谱峰比值 A_X/A_S 分别为 1433.88/1421.48 = 1.0087,1443.13/1431.06 = 1.0084,1468.36/1456.93 = 1.0078,不确定度计算如下:平均比值为 1.008,极差为 1.0087 - 1.0078 = 0.0009,由表 5-3,取 $n = 3$ 时的极差系数 $C = 1.69$,用极差法计算标准不确定度 $u(A_X) = \dfrac{R}{C} = 0.000533$,相对标准不确定度 $u_{\mathrm{rel}}(A_X) = 0.000533/1.008 = 0.053\%$。

$$u(X) = \sqrt{u_{\mathrm{rel}}^2(c_X) + u_{\mathrm{rel}}^2(A_X)} = \sqrt{(0.615)^2 + (0.053)^2}\% = 0.617\%。$$

2.4　合成不确定度

气相色谱法测定中药制剂中乙醇量的过程中,对照品和供试品的称量、溶液制备以及进样测定等步骤分别进行,各不确定度分量相互独立。因此,含量测定结果的合成相对标准不确定度可由各不确定度分量按下式合成而成

$$u_{\mathrm{c(rel)}}(X\%) = \sqrt{u_{\mathrm{rel}}^2(\bar{f}) + u_{\mathrm{rel}}^2(X)} = \sqrt{1.18^2 + 0.617^2}\% = 1.33\%。$$

计算结果表明,对不确定度的贡献最大是对照品溶液和供试品溶液移取溶液时引入的不确定分量。为了提高测定结果的可靠性和准确性,可适当增大溶液移取体积。

2.5　扩展不确定度

取包含因子 $k = 2$(置信概率约 95%),求扩展不确定度 $U(X\%)$ 为
$$U_{\mathrm{rel}}(X\%) = k \times u_{\mathrm{c(rel)}}(X\%) = 2 \times 1.33\% = 2.7\%$$

2.6　测定结果表示

根据供试品与内标物色谱峰比值 A_X/A_S 和校正因子值,可计算 3 次重复进样的含量分别为 $X\% = \bar{f}\dfrac{A_X V_S}{A_S V_X} = 1.255\dfrac{A_X V_S}{A_S V_X} \times 100\%$,即 63.30%、63.28%、63.24%,含量平均值为 63.28%。

由此,毛细管气相色谱法测定十滴水中乙醇量的结果可表示为
$$X\% = 63.3\% \pm 2.7\%\ (k = 2)。$$

3　结论

通过对不确定度分量的分析可知,对测定结果不确定度主要贡献是对照品

纯度,对照品、供试品溶液和内标液的取样,以及配制中移取溶液引入的误差。

17.2 外标法测定含量的不确定度

根据已知浓度标样的个数不同,外标法分单(或多)点校准外标法和校准曲线法。标准曲线法较简单,不需要已知校正因子,但适用于进样量较大的气体分析和痕量组分的分析,主要用于日常控制分析和大量同类样品的分析,以及薄层色谱扫描定量,本节不作详细讨论。

当被测试样各组分浓度变化不大时,药典中规定可采用单点校准外标法,其计算公式为

$$c_x = \frac{A_x}{A_S} c_S \qquad (17-5)$$

式中,c_x、A_x 分别为试样中待测组分的浓度和色谱峰面积;c_S、A_S 分别为该组分标准物(或对照品)的浓度和峰面积。

实际药品检验工作中,单点校准常要求进行标准物(对照品)浓度和峰面积比值平行测定,以平均值计算供试品中待测组分的量;并以供试品平行测定的平均值作为结果。同时对平行测定的精密度提出要求。为保证进样的准确性,采用外标法测定时,应以定量环或自动进样器进样。近年来,随着自动进样器应用不断普及,许多必须采用内标法才能精确定量的测定逐步为外标法所代替。

例 17-2　HPLC 法测定非那雄胺片含量的不确定度

非那雄胺是新一类 5α-还原酶特异抑制剂,能不可逆地抵制睾酮代谢,为更强效的雄激素双氢睾酮,片剂规定的每片标示含量约为 5mg。本例对高效液相色谱法外标法测定非那雄胺片含量的测量不确定度进行分析,找出影响不确定度的因素并对各个不确定度分量进行评估,最终给出测量结果的置信区间和置信水平,建立适用于评估高效液相色谱外标法测定含量的不确定度的方法,以期提高对 HPLC 法测定含量的数据分析和结果的准确性和可信度的认识。

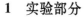

1   实验部分

1.1   仪器与试剂

Waters 2487 高效液相色谱仪,配紫外检测器;TG332 电光分析天平(十万分之一精度);化学试剂均为分析纯,非那雄胺对照品经色谱分析确认纯度为 99.90%。

1.2   实验方法

(1)色谱条件   以 Lichrospher C_{18}(250mm×4.6mm,5μm)柱为色谱柱,乙腈-水(50:50)为流动相,检测波长为 220nm。

(2)测定法   取非那雄胺对照品约 25mg,精密称定,置 25ml 量瓶中,加流动相溶解,定容;精密移取 1ml,置 100ml 量瓶,加流动相制成每 1ml 含非那雄胺 0.01mg 的溶液,作为对照品液。

取供试品 20 片,精密称定,研细,精密称取粉末适量(约相当于非那雄胺 5mg),置 50ml 量瓶中,加流动相溶解并稀释至刻度,摇匀,滤过,精密移取续滤液 5ml,置 50ml 量瓶中,加流动相稀释至刻度,摇匀,作为供试品液。

精密量取上述溶液各 20μl,分别注入高效液相色谱仪,记录色谱图,按外标法以峰面积计算。

1.3   实验数据与结果

取非那雄胺对照品约 25mg,精密称定,按前述方法,溶解、定容、稀释、定容,制成对照品溶液,平行进样 5 次,取 5 次平均值计算浓度校正因子(表 17-2);同前制备供试品溶液,平行制备两份,各份平行进样两次,由供试品中该组分的色谱峰面积和浓度校正因子计算出供试品中该组分的量,以平均值作为结果(表 17-3)。

表 17-2   用非那雄胺对照品求得的浓度校正因子

对照品	对照品量	色谱峰面积	校正因子 f	校正因子平均值 $\bar{f}$	标准偏差
非那雄胺	25.02mg	384 506	$2.6028×10^{-8}$	$2.5984×10^{-8}$ mg/ml	$0.011×10^{-8}$ mg/ml 平均值相对标准差为 0.191%
		384 420	$2.6034×10^{-8}$		
		383 930	$2.6067×10^{-8}$		
		384 900	$2.6000×10^{-8}$		
		388 027	$2.5792×10^{-8}$		

表 17-3　两份平行供试品测定结果

对照品编号	供试品称样量	色谱峰面积	含量(%)	平均含量(%)	组间极差
1	0.1289g	388 524	100.9		80
		388 444	100.9	100.8	
2	0.1272g	382 499	100.6		275
		382 224	100.6		

2　不确定度分析

2.1　数学模型

根据药典规定,含量计算公式如下,

$$X = \frac{\bar{f} \times A \times M}{m_{样} \dfrac{5}{V_{样1}} \dfrac{V_{样2}}{V_{样3}}} \times 100\%$$

式中,X 为非那雄胺的百分标示含量(%);M 为平均片重(g);$m_{样}$ 为供试品称样量(g);5 为为每片规格标示量(mg);$V_{样1}$ 为供试品初次定容体积(ml);$V_{样2}$ 为稀释时移液管取样体积(ml);$V_{样3}$ 为供试品最后定容体积(ml);A 为供试品中非那雄胺的色谱峰面积;$\bar{f}$ 为高效液相色谱法校正因子(mg/ml)。

$$\bar{f} = \frac{1}{n} \sum_{i=1}^{n} \frac{C}{A_i} = \frac{1}{n} \sum_{i=1}^{n} \frac{1}{A_i} \times \frac{m}{V_{R1}} \times \frac{V_{R2}}{V_{R3}}$$

$$C = \frac{m}{V_{R1}} \times \frac{V_{R2}}{V_{R3}}$$

式中,m 为对照品称样量(mg);V_{R1} 为对照品初次定容体积(ml);V_{R2} 为稀释时移液管取样体积(ml);V_{R3} 为对照品最后定容体积(ml);A_i 为对照品液中非那雄胺的色谱峰面积。

上述计算公式即可作为数学模型。

2.2　各分量的不确定度

2.2.1　校正因子 $\bar{f}$ 的标准不确定度 $u(\bar{f})$

$\bar{f}$ 的标准不确定度来源于色谱峰测量的不确定性、称样和稀释定容体积的不确定性等。这些不确定性引起的不确定度分述如下。

(1) 对照品溶液色谱峰面积的不确定度 $u(A_i)$　$u(A_i)$ 的不确定度主要由重复进样引起的,由仪器给出进样峰面积标准偏差是随机测量,属 A 类不确定度。

对照品液 5 次进样重复测量的峰面积为：384 506，384 420，383 930，388 027，384 900。$\overline{A}=385\ 157$，对照品液峰面积测量的标准不确定度按贝塞尔公式计算 $s=\sqrt{\dfrac{\sum{(A_i-\overline{A})^2}}{n-1}}=1641$，5 次测量算术平均值 $\overline{A}$ 的标准不确定度 $u(A_i)=s(\overline{x})=\dfrac{s(x_i)}{\sqrt{n}}=\dfrac{1641}{\sqrt{5}}=733.9$，相对不确定度 $u_{rel}(A_i)=\dfrac{s(\overline{x})}{\overline{A}}=0.191\%$（和表 17-2 中的校正因子平均值 $\overline{f}$ 相对标准差结果一致）。

（2）对照品液浓度的不确定度 $u(c)$　对照品液浓度的不确定度由对照品质量的不确定性和配制体积偏差所决定。对照品质量的标准不确定度 $u(m)$ 由称样不确定度 $u(m_1)$ 和对照品纯度的不确定度 $u(m_2)$ 组成。根据鉴定证书，十万分之一天平精度为 0.00001g，按正态分布，取包含因子 $k=3$，对照品称样 25.02mg，称样的相对标准不确定度 $u_{rel}(m_1)=0.00001/(25.02\times10^{-3}k)=1.33\times10^{-2}\%$。非那雄胺对照品纯度为 99.90%，纯度偏为 0.10%，按矩形分布，取包含因子 $k=\sqrt{3}$，对照品纯度的相对不确定度 $u_{rel}(m_2)=0.001/k=5.8\times10^{-2}\%$。对照品质量的相对标准不确定度 $u_{rel}(m)=\sqrt{u_{rel}^2(m_1)+u_{rel}^2(m_2)}=\sqrt{(1.33\times10^{-2})^2+(5.8\times10^{-2})^2}\%=0.0595\%$。

对照品液由对照品稀释而成，移液管和量瓶引入的不确定度应计算在内，根据国家计量检定规程规定，A 级 25.0ml 量瓶的允许偏差为 ±0.03ml，A 级 1.0ml 移液管允许偏差为 ±0.007ml，A 级 100.0ml 量瓶的允许偏差为 ±0.10ml，假定服从矩形分布，取包含因子 $k=\sqrt{3}$，稀释定容相对不确定度 $u_{rel}(V_R)=$

$$\sqrt{u_{rel}^2(V_{R1})+u_{rel}^2(V_{R2})+u_{rel}^2(V_{R3})}\ \ \sqrt{\left(\dfrac{0.03}{25.0\times\sqrt{3}}\right)^2+\left(\dfrac{0.007}{1.00\times\sqrt{3}}\right)^2+\left(\dfrac{0.10}{100.0\times\sqrt{3}}\right)^2}=$$

$7.17\times10^{-3}/\sqrt{3}=0.41\%$。

由此，对照品液浓度的相对不确定度 $u_{rel}(c)=\sqrt{u_{rel}^2(m)+u_{rel}^2(V_R)}=\sqrt{(0.0595)^2+(0.41)^2}\%=0.42\%$。

$\overline{f}$ 的相对标准不确定度 $u_{rel}(\overline{f})=\sqrt{u_{rel}^2(c)+u_{rel}^2(A_i)}=\sqrt{(0.42)^2+(0.19)^2}\%=0.46\%$。

2.2.2　供试品测定的不确定度 $u(X_{样})$

（1）供试品液浓度的不确定度 $u(c_{样})$　供试品液浓度的不确定度 $u(c_{样})$ 由供试品质量的不确定度 $u(m_{样})$ 和供试品液稀释引起的不确定度 $u(V_{样})$ 所组成。

供试品质量的不确定度来源于片重差异和称样的引起的不确定度。样品称量引起的不确定度主要归因于分析天平校准不确定度,根据鉴定证书,分析天平的精度=0.00001g,取包含因子 $k = 3$(置信度99%),样品分别称量 0.1289g 和 0.1272g,取称样量较小者计算,则称样的相对标准不确定度 $u_1(m_{样}) = 0.00001/(0.1272k) = 2.6 \times 10^{-3}\%$。

取供试品 20 片,精密称定,求得平均片重为 0.1290g/片,每片重量 $x_i =$ 0.1284、0.1305、0.1292、0.1288、0.1291、0.1284、0.1296、0.1283、0.1288、0.1291、0.1275、0.1312、0.1289、0.1281、0.1295、0.1286、0.1291、0.1272、0.1303 和 0.1294g。

片重差异的标准不确定度按贝塞尔公式计算

$$s(x_i) = \sqrt{\frac{\sum_1^{20}(x_i - \bar{x})^2}{20 - 1}} = 0.001g$$

20 片平均片重 $\bar{x}$ 的标准不确定度 $s(\bar{x}) = \dfrac{s(x_i)}{\sqrt{n}} = \dfrac{0.001}{\sqrt{20}} = 0.000223$,从而相对标准不确定度 $u_2(m_{样}) = \dfrac{s}{\bar{x}} = 0.17\%$。

供试品质量的相对标准不确定度: $u_{rel}(m_{样}) = \sqrt{(2.6 \times 10^{-3})^2 + (0.17)^2}\% = 0.17\%$。

供试品液由供试品稀释而成,同前计算移液管和量瓶引入的不确定度,根据国家计量检定规程规定,A 级 50.0ml 量瓶的允许偏差为 ±0.05ml,A 级 5.0ml 移液管允许偏差为 ±0.015ml,服从矩形分布,取包含因子 $k = \sqrt{3}$,稀释定容的相对不确定度 $u_{rel}(V_{样}) = \sqrt{2\left(\dfrac{0.05}{50.0 \times \sqrt{3}}\right)^2 + \left(\dfrac{0.015}{5.00 \times \sqrt{3}}\right)^2} = 0.19\%$。

供试品液浓度的相对不确定度 $u_{rel}(c_{样}) = \sqrt{u_{rel}^2(m_{样}) + u_{rel}^2(V_{样})} = \sqrt{(0.17)^2 + (0.19)^2}\% = 0.25\%$。

(2) 供试品液色谱峰面积的不确定度 $u(A_{样})$ $u(A_{样})$ 的不确定度主要由重复进样引起,属于 A 类不确定度。含量测定时,两份供试品液分别平行进样两次,第一份供试品液峰面积分别为 388 524 和 388 444,平均值为 388 484,极差为 80;第二份供试品液峰面积分别为 382 499 和 382 224,平均值为 382 362,极差为 275;计算出百分平均含量为 100.8%。两份供试品液间的峰面积值极差较大,这是供试品液取样量不同所致,应分别进行评价。故取两份供试品液进样极差较大者进行计算。每份平行进样两次,由表 5-3, $n = 2$ 的极差系数 $C =$

1.13，用极差法计算其标准不确定度 $u(A_样) = \dfrac{R}{C} = \dfrac{275}{1.13} = 243.4$，相对标准不确定度 $u_{rel}(A_样) = 0.064\%$。

则 $u_{rel}(X_样) = \sqrt{u_{rel}^2(c_样) + u_{rel}^2(A_样)} = \sqrt{(0.25)^2 + (0.064)^2}\% = 0.26\%$。

2.3 合成不确定度

合成相对标准不确定度由高效液相色谱法校正因子 $\overline{f}$ 的标准不确定度 $u(\overline{f})$，供试品液浓度的不确定度和供试品液色谱峰面积的不确定度而合成。

$$u_{Crel}(X) = \sqrt{u_{rel}^2(\overline{f}) + u_{rel}^2(X_样)} = \sqrt{(0.46)^2 + (0.26)^2}\% = 0.53\%$$

合成标准不确定度 $u_c(X) = 0.53\% \times 100.8\% = 0.53\%$。

2.4 扩展不确定度

实验结果一般用扩展不确定度表示。取包含因子 $k=2$（置信概率约 95%），则含量测定扩展不确定度为 $U(X) = 2 \times u_c(X) = 2 \times 0.53\% = 1.06\%$。

含量测定结果可表示为：$X\% = 100.8\% \pm 1.1\%(k=2)$。

3 总结

（1）含量测定的扩展不确定度为 1.06%，表明供试品测定结果的分散程度小于高效液相色谱的准确度规定（2%），测定结果较准确可靠。

（2）由于 HPLC 仪器本身对测定结果的影响因素很多，难以一一区分。在一般情况下，HPLC 仪器误差引起的不确定度体现在色谱峰面积的测量结果中，所以对 HPLC 如流速、流量精度和进样精度等各因素对结果的不确定度分量本文不作另行细化讨论。

（3）通过以上分析可以看出，溶液制备中使用容量仪器，尤其是使用小体积容量仪器时，其不确定度分量贡献会较大；相对而言，重复进样对结果准确性影响较小。

（4）在实际工作中，应精密称取对照品两份，平行制备对照品溶液，取溶液分别平行进样 2~3 次，以不少于 5 次进样的结果计算校正因子。在本例中，制备对照品溶液仅一份，而平行进样 5 次，取 5 次结果计算校正因子，这是为简化计算之便，特此说明。

例17-3 HPLC 法测定双氢青蒿素哌喹片中双氢青蒿素含量的不确定度

双氢青蒿素哌喹片为双氢青蒿素和磷酸哌喹组成的复方片剂，是一种治疗疟疾的有效药物。文献对 HPLC 法测定片剂中双氢青蒿素含量的不确定度进行了评估,本例从不同角度出发,对结果的不确定度重新进行了评估。

1 实验部分

1.1 仪器与试剂

Shimadzu LC-2010A 高效液相色谱仪(包括自动进样器),SPD-M10Avp 二极管阵列检测器,CLASS-VP 色谱工作站;Mettler AE 240 电子分析天平(十万分之一)。

双氢青蒿素哌喹片(每片含双氢青蒿素 40mg,磷酸哌喹 0.32g),双氢青蒿素对照品(含量 100.0%),乙腈、甲醇为色谱纯,水为超纯水,其余试剂均为分析纯。

1.2 实验方法

(1)色谱条件与系统适用性试验 色谱柱为 Phenomenex C_{18}(250mm×4.6mm,5μm),流动相为乙腈-甲醇-0.02mol/L 硫酸铵(50∶10∶40,稀硫酸调 pH4.8),流速 1.0ml/min,检测波长 210nm,柱温 30℃,进样量 10μl。理论板数按双氢青蒿素 α 异构体峰或 β 异构体峰计算均不低于 10 000。

(2)测定法 取双氢青蒿素哌喹片 10 片,精密称定,研细,精密称取适量(约相当于双氢青蒿素 20mg),置 25ml 量瓶中,加甲醇约 20ml,振摇 5 分钟,加甲醇稀释至刻度,摇匀,滤过,取续滤液,静置 30 分钟,作为供试品溶液;另取双氢青蒿素对照品适量,精密称定,加甲醇溶解并定量稀释制成每 1ml 中约含 0.8mg 的溶液,静置 30 分钟,作为对照品溶液。精密量取供试品溶液与对照品溶液各 10μl,分别注入液相色谱仪,记录色谱图,按外标法以 α 异构体和 β 异构体的峰面积之和计算供试品中双氢青蒿素的含量。

1.3 实验数据与计算结果

如前所述,在实际工作中,常平行称取对照品两份,分别溶解、定容、稀释、定容,制成平行对照品溶液,每份平行各进样 2 或 3 次,以不少于 5 次进样的平均值计算浓度平均校正因子;在此例中,称取对照品一份,平行进行 6 次,计算校正因子及其平均值;供试品溶液制备一份,平行进样 2 次,由供试品中色谱峰面积和校正因子平均值计算出供试品中对应组分的含量,用平行 2 次进样的测定值作为测定结果,测定数据分别见表 17-4 和表 17-5。

表 17-4　双氢青蒿素对照品溶液色谱峰测定值及计算出的校正因子平均值 $\overline{f}$

对照品量	溶液体积	色谱峰面积	平均色谱峰面积	标准差	校正因子平均值
20.93mg	25ml	253 656	252 478.8	902.7	$3.316×10^{-6}$ mg/ml
		253 483			
		251 628			
		251 880			
		252 519			
		251 707			

表 17-5　供试品含量测定结果

供试品称样量	色谱峰面积	平均值	平均含量	极差
0.2651g	243 799	242 428	40.1mg	2742
	241 057			

2　不确定度评定

2.1　测量不确定度的构成及相对合成标准不确定度的数学表达式

根据 HPLC 外标法以峰面积计算含量的基本原理,双氢青蒿素哌喹片中双氢青蒿素含量的数学表达式为:

$$X = \frac{\overline{f} A_X V_X m_{平均}}{m_X}$$

式中,X 为双氢青蒿素哌喹片中双氢青蒿素的含量(mg/片);$\overline{f}$ 为 HPLC 法的校正因子(mg/ml);A_X 为供试品溶液中双氢青蒿素的峰面积;V_X 为供试品溶液的体积(ml);$\overline{m}$ 为平均片重(g/片);m_x 为供试品重(g)。

根据数学表述式,输出量的测量不确定度由彼此独立的 $\overline{f}$、A_X、V_X、$\overline{m}$ 和 m_X 的测量不确定度构成,即:HPLC 法测定双氢青蒿素哌喹片中双氢青蒿素含量的相对合成标准不确定度 $u_{c(rel)}(X)$ 由 $u_{rel}(\overline{f})$、$u_{rel}(A_X)$、$u_{rel}(V_X)$、$u_{rel}(\overline{m})$ 和 $u_{rel}(m_X)$ 共 5 个不确定度分量构成,其数学表达式为:

$$u_{c(rel)}(X) = \sqrt{u_{rel}^2(\overline{f}) + u_{rel}^2(A_X) u_{rel}^2(V_X) + u_{rel}^2(m_X) + u_{rel}^2(\overline{m})}$$

2.2　测量不确定度分析

2.2.1　对照品溶液校正因子 $\overline{f}$ 的相对标准不确定度 $u_{rel}(\overline{f})$

由于 $\bar{f}=\dfrac{c_R}{A_R}$，其中 C_R 为对照品溶液中双氢青蒿素的浓度（mg/ml），A_R 为对照品溶液中双氢青蒿素的峰面积，则 $u_{rel}(\bar{f})=\sqrt{u_{rel}^2(c_R)+u_{rel}^2(A_R)}$

（1）对照品溶液浓度的相对标准不确定度 $u_{rel}(c_R)$ 由于 $c_R=\dfrac{m_R P}{V_R}$，其中 m_R 为对照品重（mg）；P 为对照品纯度（%）；V_R 为对照品溶液的体积（ml），所以 $u_{rel}(c_R)$ 来源于对照品称量的相对标准不确定度 $u_{rel}(m_R)$，对照品纯度的相对标准不确定度 $u_{rel}(P)$ 和对照品溶液体积的相对标准不确定度 $u_{rel}(V_R)$。

① 对照品称量的相对标准不确定度 $u_{rel}(m_R)$ 称量的准确与否取决于天平精度和天平读数的重复性。

由天平校准证书查得，十万分之一天平的精度为 0.01mg，按矩形分布计算，取包含因子 $k=\sqrt{3}$，则天平精密的标准不确定度 $u(m_1)=\dfrac{0.01mg}{\sqrt{3}}=5.8\times10^{-3}mg$。

由天平校准证书查得，所用天平的重复性用标准差表示为 0.02mg，则天平称量的重复性引入的不确定度 $u(m_2)=s(m_R)=0.02mg$。

对照品称样量为 20.93mg 时，对照品称量的相对标准不确定度为

$$u_{rel}(m_R)=\frac{\sqrt{u^2(m_1)+u^2(m_2)}}{m_R}=\frac{\sqrt{(5.8\times10^{-3})^2+(0.02)^2}}{20.93}=0.099\%$$

② 对照品纯度的相对标准不确定度 $u_{rel}(P)$ 假设双氢青蒿素对照品的纯度为 100.0%，即分散区间半宽 $a=0.05\%$。按矩形分布计算，取包含因子 $k=\sqrt{3}$，则对照品纯度的相对标准不确定度 $u_{rel}(P)=\dfrac{0.0005}{\sqrt{3}}=0.029\%$。

③ 对照品溶液体积的相对标准不确定度 $u_{rel}(V_R)$ 主要来自量瓶体积的相对标准不确定度 $u_{rel}(V_{R1})$ 和溶液温度与量瓶校正温度不同引起的相对标准不确定度 $u_{rel}(V_{R2})$。

量瓶体积的标准不确定度 $u_{rel}(V_{R1})$：对照品置 25ml 量瓶中，用甲醇溶解，根据国家计量检定规程规定，A 级 25ml 量瓶的最大允差为 0.03ml，按三角形分布计算，取包含因子 $k=\sqrt{6}$，则 $u_{rel}(V_{R1})=\dfrac{0.03}{25\sqrt{6}}=0.049\%$。

溶液温度与量瓶校正温度不同引起的标准不确定度 $u_{rel}(V_{R2})$：甲醇的体积膨胀系数为 $\alpha_{甲醇}=1.19\times10^{-3}$，比玻璃和水的体积膨胀系数要大，应引起注意。但是，由于对照品是与供试品在同一温度下平行制备，故在此忽略不计。

故对照品溶液体积的相对标准不确定度 $u_{rel}(V_R) = u_{rel}(V_{R1}) = 0.0490\%$。

由此，得对照品溶液浓度的相对标准不确定度为

$$u_{rel}(C_R) = \sqrt{u_{rel}^2(m_R) + u_{rel}^2(P) + u_{rel}^2(V_R)} = \sqrt{0.099^2 + 0.029^2 + 0.0490^2}\% = 0.114\%$$

（2）对照品溶液色谱峰面积的相对标准不确定度 $u_{rel}(A_R)$

对照品溶液浓度及进样测定结果见表 17-4，计算得色谱峰平均值为 $\overline{A_R} = 252\,478.8$，标准差为 $s(A_R) = 902.7$。

由此得对照品溶液色谱峰面积的相对标准不确定度为

$$u_{rel}(A_R) = \frac{s(A_R)}{\overline{A_R}} = \frac{902.7}{252\,478.8} = 0.357\%$$

因此，对照品液的 $u_{rel}(\overline{f}) = \sqrt{u_{rel}^2(c_R) + u_{rel}^2(A_R)} = \sqrt{(0.114)^2 + (0.36)^2}\% = 0.375\%$。

2.2.2 供试品溶液色谱峰面积的相对标准不确定度 $u_{rel}(A_X)$

供试品溶液平行进样 2 次，测得峰面积为 243799 和 241057，均值 $\overline{A_X} = 242428$，极差 $R = 2742$。平行测定次数 $n = 2$，由表 5-3 查得极差系数 $C = 1.13$，则

$u(A_X) = \frac{R}{C} = \frac{2742}{1.13} = 2.4 \times 10^3$，故供试品溶液色谱峰面积的相对标准不确定度为

$$u_{rel}(A_X) = \frac{u_{rel}(A_X)}{\overline{A_X}} = \frac{2.4 \times 10^3}{242428} = 0.99\%$$

2.2.3 供试品溶液体积的相对标准不确定度 $u_{rel}(V_X)$

供试品溶液制备和对照品溶液制备，均使用 25ml 量瓶，按"2.2.1"对照品溶液体积的相对不确定度 $u_{rel}(V_R)$ 计算，供试品溶液体积的相对标准不确定度 $u_{rel}(V_X) = 0.049\%$。

2.2.4 供试品称量的相对标准不确定度 $u_{rel}(m_X)$

供试品称样重 0.2651g，其相对标准不确定度度 $u_{rel}(m_X)$ 与所用天平精度和天平读数的重复性有关。

由天平校准证书查得，十万分之一天平的精度为 0.01mg，按矩形分布计算，取包含因子 $k = \sqrt{3}$，则天平精密的标准不确定度 $u(m_1) = \frac{0.01mg}{\sqrt{3}} = 5.8 \times 10^{-3}mg$。

由天平校准证书查得，所用天平的重复性（标准差）为 0.02mg，则天平称量的重复性引入的不确定度 $u(m_2) = s(m_R) = 0.02mg$。

由此，供试品称量的相对标准不确定度为

$$u_{rel}(m_X) = \frac{\sqrt{u^2(m_1)+u^2(m_2)}}{m_X} = \frac{\sqrt{(5.8\times10^{-3})^2+(0.02)^2}}{265.1} = 0.0079\%$$

2.2.5 供试品平均片重的相对标准不确定度 $u_{rel}(m_{平均})$

取供试品 20 片,精密称定,每片的重量分别为 0.5303,0.5307,0.5328,0.5264,0.5297,0.5304,0.5341,0.5273,0.5283,0.5314,0.5280,0.5273,0.5359,0.5297,0.5324,0.5341,0.5299,0.5314,0.5263g 和 0.5264g。由此得平均片重 $m_{平均}=0.5301g$,标准偏差 $s(m_{平均})=2.7mg$,则平均片重的标准不确定度为 $u(m_{平均}) = \frac{s(m_{平均})}{\sqrt{n}} = \frac{2.7}{\sqrt{20}} = 0.6mg$。

供试品平均片重的相对标准不确定度为 $u_{rel}(m_{平均}) = \frac{0.6mg}{0.5301g} = 0.114\%$

2.3 合成不确定度

供试品中双氢青蒿素含量测定的合成相对标准不确定度由校正因子 $\overline{f}$ 的标准不确定度 $u(\overline{f})$,供试品取样量的不确定度、供试品溶液体积的不确定度、供试品平均片重的不确定度和供试品液色谱峰面积的不确定度而合成:

$$u_{c(rel)}(X) = \sqrt{u_{rel}^2(\overline{f})+u_{rel}^2(A_X)+u_{rel}^2(V_X)+u_{rel}^2(m_X)+u_{rel}^2(m_{平均})}$$

$$\sqrt{(0.375)^2+(0.99)^2+(0.049)^2+(0.0079)^2+(0.114)^2}\% = 1.07\%$$

因为双氢青蒿素含量测定结果 $X=40.1mg$,故合成标准不确定度为

$$u_c(X) = u_{c(rel)}(X)\times X = 1.07\%\times40.1mg = 0.4mg。$$

2.4 扩展不确定度

取包含因子 $k=2$(置信概率约 95%),则含量测定扩展不确定度为 $U(X) = 2\times u_c(X) = 2\times0.4mg = 0.8mg$。

3 结论

因此,双氢青蒿素哌喹片中双氢青蒿素的含量测定结果可表示为 $X\pm U(X)$,即 40.1mg±0.8mg($k=2$)。

根据上述分析结果,供试品溶液色谱峰面积 A_X 所引起的不确定度分量对 HPLC 法测定双氢青蒿素哌喹片中双氢青蒿素含量的合成不确定度影响最大。这是因为供试品仅取样一份测定,平行进样 2 次后,测得的峰面积相差较大,故使该项不确定度分量变得很大。为了提供测定结果的可靠性和准确性,应增加供试品平行测定数。在实际工作中,一般是平行取供试品两份,每份平行进样2~3次测定,用平均峰面积值计算含量,这样就减少了误差,提高了测定

结果的准确性。

17.3　薄层扫描法测定含量的不确定度

薄层扫描法(TLCS)系指用一定波长的光照射在薄层板上,对薄层色谱中可吸收紫外光或可见光的斑点,或经激发后能发射出荧光的斑点进行扫描,将扫描得到的图谱及积分数据用于药品的鉴别、杂质检查或含量测定。TLCS 是定性定量测定中药有效成分的一个非常有效的常规方法,但由于影响测定结果准确度的变化因素较多,通常认为 TLCS 法的结果不及高效液相色谱法或气相色谱法准确。

本节以中药归芪颗粒中黄芪甲苷含量测定为例,通过建立 TLCS 法测定结果的不确定度评估的数学模型,根据对测定过程各环节及其影响因素的分析,估算出对测定结果的重要影响的各不确定度分量,为分析 TLCS 测定结果的不确定度提供合理、可行的方法,为科学评估 TLCS 法准确性的提供参考。

例 17-4　TLCS 测定归芪颗粒中黄芪甲苷含量的不确定度

1　实验部分

1.1　仪器与试剂

岛津 CS-930 型薄层扫描仪;Linomat Ⅲ薄层色谱点样仪,Mettler AE 240 电子分析天平(十万分之一);归芪颗粒;黄芪甲苷对照品(含量测定用,纯度为98.05%以上);无水三氯甲烷、甲醇等试剂均为分析纯;水为去离子纯化水。薄层板为市售的预制薄层色谱板。

1.2　供试品溶液和对照品溶液制备

1.2.1　供试品溶液的制备

取归芪颗粒细粉约 6g,精密称定,置索氏提取器中,加 2%氢氧化钾甲醇溶液150ml,回流 4 小时,提取液减压浓缩干燥,残渣加水 50ml 微热使溶解,加乙醚萃取 2 次,每次 50ml,弃去乙醚液,再用水饱和的正丁醇振摇提取 3 次,每次 30ml,合并正丁醇液蒸干,残渣用甲醇溶解并转移至 5ml 量瓶内,加甲醇至刻度,摇匀,即得。

1.2.2　对照品溶液的制备

取黄芪甲苷对照品约 20mg,精密称定,用甲醇定容于 100ml 量瓶中,精密量取 10ml,置 100ml 量瓶中,加甲醇至刻度,摇匀,用 25ml 分度吸管分别量取 1.00、2.00、4.00、8.00、16.00ml,分置 100ml 量瓶中,加甲醇至刻度,摇匀,即得。

1.3 薄层色谱条件

用 CAMAG Linomat Ⅲ 薄层色谱点样仪分别吸取对照品溶液和供试品溶液各 5μl,分别点样于同一硅胶 G 板上,各点平行距底线不少于 2cm,两边距边线及各点间隔不少于 2cm。以三氯甲烷-甲醇-水(13∶6∶2)10℃以下过夜放置的下层溶液为展开剂,上行展开,取出,室温晾干。

1.4 扫描测定

取挥净展开剂的薄层板,用自动喷雾器均匀喷以 10% 硫酸乙醇溶液,在 100℃加热至斑点显色清晰,取出,在薄层板上覆盖同样大小的玻璃板,周围用胶布固定后,置扫描仪上,扫描对照品斑点及与其 R_f 值一致的供试品斑点,扫描波长 530nm,参比波长 700nm,散射系数为 3,光狭缝为 0.3mm×10mm,扫描方式为可见光双波长反射法线性扫描,根据峰面积积分值,以外标法定量评价。

2 测定结果与测量不确定度的分析

2.1 数学模型

扫描测定标准曲线的回归方程:$Y = AX - B$。

上式中,Y 为薄层斑点扫描积分响应值;X 为样品质量浓度;A 为斜率;B 为截距。则供试样品中黄芪甲苷含量 $X(mg/L)$ 可表述为

$$X = (Y - B)/A$$

上式可作为 TLCS 测定含量结果的不确定度的数学模型,但根据 TLC 测定过程可知,除标准曲线非线性引起的输入量 X 的标准不确定度外,不确定度还应包括薄层板不均匀性、供试样品和对照品的称重、对照品纯度、供试品液和对照品液体积、稀释体积、微量注射(点样)器的精度和点样精度等分量的贡献;这些分量不确定度与扫描测定标准曲线的不确定度即可合成为结果的不确定度。

2.2 各不确定度分量的评定

2.2.1 标准曲线非线性引起的 X 的不确定度 $u(x_1)$

薄层扫描测定时,分别点 5 个对照品溶液斑点,展开后,对同一斑点平行 3 次重复扫描,测定结果见表 17-6。

表 17-6　对照品溶液浓度 X_i(μg/ml) 及 TLCS 测量的峰面积 Y_i 数据

X_i(μg/ml)	0.101	0.202	0.404	0.808	1.616
峰面积 Y_i	1302.3	2612.2	5379.8	10 686.7	20 449.4
	1297.8	2606.7	5393.4	10 692.9	20 493.2
	1325.2	2599.5	5406.8	10 679.3	20 453.8
峰面积平均值	1315.6	2606.1	5298.3	10 684.2	20 465.5

对表中的数据线性回归法,求出标准工作曲线,即回归方程为 $Y = 12\ 666X + 142.67$,相关系数 $r = 0.9996$。

拟合的标准工作曲线非线性引起的不确定度可如表 17-7 计算。

表 17-7　标准工作曲线非线性引起的误差限

标准溶液浓度 （ μg/ml）	仪器测出浓度 （ μg/ml）	标准溶液浓度与 仪器测出浓度差值（ μg/ml）	相对误差 （ % ）	误差限 （ % ）
0.101	0.0926	0.0084	8.4	
0.202	0.1945	0.0075	3.86	
0.404	0.4070	−0.003	0.74	8.4
0.808	0.8323	−0.0242	2.91	
1.616	1.6045	0.0115	0.72	

表 17-7 中取各斑点相对误差最大值者作为误差限。在方法学研究中,共考察 6 块薄层板平行结果,其余 5 块板测出的误差限(%)分别为:5.5、8.2、4.9、8.1、7.4,以各误差限的最大值者(8.4%)作为不确定度区间的半宽度 a,并认为其数值服从均匀分布,取包含因子 $k = \sqrt{3}$,则标准工作曲线非线性引起的相对标准不确定度

$$u_{rel}(x_1) = \frac{a}{k} = \frac{8.4\%}{\sqrt{3}} = 4.85\%$$

2.2.2　供试品溶液峰面积测定的不确定度 $u(x_2)$

取供试品两份,精密称定,按前述方法平行提取制备供试品溶液,每份溶液平行点样 2 个点,每个斑点重复扫描 3 次得平均积分面积,将积分值代入回归方程求得对应浓度,计算出两批供试品溶液 4 个斑点的含量分别为 2.025、2.032、2.042、2.053μg/g,平均值 $\overline{X}$ 为 2.038μg/g,极差为 0.028μg/g,由表 5-3,取 $n = 4$

时的极差系数 $C = 2.06$，用极差法计算其标准不确定度 $u(x_2) = s(x_2) = \dfrac{R}{C} =$

$0.0136\mu g/g$，相对标准不确定度 $u_{rel}(x_2) = 0.667\%$。

2.2.3 扫描测定前的不确定度 $u(x_3)$

扫描前的不确定度来自于对照品溶液浓度和供试品溶液体积的不确定性，点样体积不确定性和薄层板不均匀性，分别用 $u(c_R)$、$u(V_S)$、$u(V_{点})$ 和 $u(T)$ 表示，其相对不确定度分别用 $u_{rel}(c_R)$、$u_{rel}(V_S)$、$u_{rel}(V_{点})$ 和 $u_{rel}(T)$ 表示。

2.2.3.1 对照品溶液浓度的标准不确定度 $u(c_R)$

（1）对照品溶液配制时体积不确定性引入的标准不确定度 $u(V_R)$　A 级 100ml 单标线量瓶的容量允差为 $\pm 0.10ml$，按均匀分布考虑，取包含因子 $k = \sqrt{3}$，标准不确定 $u(V_1) = 0.10ml/\sqrt{3} = 5.77\times 10^{-2}ml$，相对标准不确定度 $u_{rel}(V_1) = 5.77\times 10^{-2}ml/100ml = 5.77\times 10^{-4}$。

对照品溶液在 100ml 量瓶中定容 3 次，结合不确定度传播定律，则 100ml 量瓶引入的相对标准不确定度 $u_{rel}(V_{100ml}) = \sqrt{3\times u_{rel}^2(V_1)} = \sqrt{3\times(5.77\times 10^{-4})^2} = 0.1\%$。

A 级 10ml 单标线吸量管的容量允差为 $\pm 0.020ml$，按均匀分布考虑，取包含因子 $k = \sqrt{3}$，标准不确定 $u(V_{10ml}) = 0.020ml/\sqrt{3} = 1.15\times 10^{-2}ml$，10ml 单标线吸量管引入的相对不确定度 $u_{rel}(V_{10ml})$ 为 $1.15\times 10^{-2}ml/10ml = 0.115\%$。

A 级 25ml 分度吸量管的容量允差为 $\pm 0.10ml$，按均匀分布考虑，取包含因子 $k = \sqrt{3}$，标准不确定 $u(V_{25ml}) = 0.10ml/\sqrt{3} = 5.77\times 10^{-2}ml$，25ml 分度吸量管引入的相对不确定度 $u_{rel}(V_{25ml}) = 5.77\times 10^{-2}ml/25ml = 0.231\%$。

配制溶液时，室温接近 $20℃$，因而温度的影响可忽略不计。因此，对照品溶液制备时体积误差引入的相对标准不确定度

$$u_{rel}(V_R) = \sqrt{u_{rel}^2(V_{100ml}) + u_{rel}^2(V_{10ml}) + u_{rel}^2(V_{25ml})}$$
$$= \sqrt{(0.10)^2 + (0.115)^2 + (0.231)^2}\% = 0.276\%$$

（2）对照品质量的标准不确定度 $u(m_R)$　根据天平鉴定证书，十万分之一天平的精度为 $0.01mg$，按矩形分布计算，取包含因子 $k = \sqrt{3}$，则天平精密的标准不确定度 $u(m_1) = \dfrac{0.01mg}{\sqrt{3}} = 5.77\times 10^{-3}mg$，对照品称样量 20mg，则其相对标准不确定度 $u_{rel}(m_1) = 5.77\times 10^{-3}mg/20mg = 0.0288\%$。

根据对照品证书信息，该对照品的纯度为 99.0% 以上，纯度偏差约为 1.0%，按均匀分布，取包含因子 $k = \sqrt{3}$，对照品纯度引起的相对标准不确定 $u_{rel}(m_2) =$

$1\%/k=0.577\%$。

对照品质量的相对标准不确定度：$u(m_R)=\sqrt{u_{\mathrm{rel}}^2(m_1)+u_{\mathrm{rel}}^2(m_2)}=\sqrt{0.0288^2+0.577^2}\%=0.578\%$。

因此，对照品溶液浓度的相对标准不确定度为

$$u_{\mathrm{rel}}(c_R)=\sqrt{u_{\mathrm{rel}}^2(V_R)+u_{\mathrm{rel}}^2(m_R)}=\sqrt{0.276^2+0.578^2}\%=0.641\%$$

2.2.3.2　供试品溶液体积的不确定度 $u(V_X)$

由于样品取样量较大，样品称样时的偏差影响可忽略不计，因而样品溶液的不确定度主要来源于供试品溶液体积的不确定度，样品经提取后，移入 5ml 量瓶中，提取过程是影响测定准确性的最重要的因素之一，应根据提取回收率的结果予以评价。但为简化讨论，此处视提取完全并定量转移，已知 5ml 量瓶的允差 0.020ml，按均匀分布考虑，取包含因子 $k=\sqrt{3}$，求供试品溶液体积的标准不确定度 $u(V_X)=0.02/\sqrt{3}=0.0115\mathrm{ml}$，$u_{\mathrm{rel}}(V_X)=0.0115\mathrm{ml}/5\mathrm{ml}=0.231\%$。

2.2.3.3　点样的不确定度 $u(V_点)$

点样的不确定度主要来自于两方面，一是点样仪的精度不确定度，二是点样重复性的不确定度。根据供应商的说明书，点样仪及配套 $100\mu\mathrm{l}$ 点样针的系统精度为 $\pm0.5\%$，点样的重现性为 0.2%，按均匀分布考虑，取包含因子 $k=\sqrt{3}$，求出点样时的相对标准不确定度 $u_{\mathrm{rel}}(V_点)=\sqrt{0.005^2+0.002^2}/k=0.00539/\sqrt{3}=0.311\%$。

2.2.3.4　薄层板的不均匀性引起的不确定度 $u(T)$

吸附剂颗粒大小、分布均匀程度和孔径，都能影响分离和检出限度，分布不均匀性还可使斑点的扩散，薄层的不同厚度对扫描积分值贡献不同，若厚度下降，展开后斑点扩散较严重，用透射法测定时，面积值随之而减小，用反射法测定时，面积值随厚度下降而增加。因此，准确地测量薄层厚度及均匀性对结果很重要，但是，由于受技术和资料限制，现难以测定薄层板的不均匀性，因此有待于进一步讨论。

因此，扫描测定前的相对标准不确定度 $u(x_3)$

$$u_{\mathrm{rel}}(x_3)=\sqrt{u_{\mathrm{rel}}^2(c_R)+u_{\mathrm{rel}}^2(V_X)+u_{\mathrm{rel}}^2(V_点)+u_{\mathrm{rel}}^2(T)}$$
$$=\sqrt{(0.641)^2+(0.231)^2+(0.311)^2}\%=0.749\%$$

2.3　合成标准不确定度

根据以上分析可知，TLCS 测定结果的不确定度是由标准曲线非线性引起的输入量 X 的标准不确定度 $u(x_1)$，供试品溶液扫描测定的峰面积的不确定度

$u(x_2)$,以及展开、扫描前的供试品溶液和对照品溶液制备、点样过程引入的不确定度 $u(x_3)$ 三个分量合成。其中 $u(x_3)$ 包括对照品薄层板不均匀性、供试品和对照品的称重、对照品纯度、供试品溶液和对照品溶液配制体积、稀释倍数、微量注射(点样)器的精度和点样精度等分量的贡献。

$$u_{c(rel)}(X) = \sqrt{u_{rel}^2(x_1) + u_{rel}^2(x_2) + u_{rel}^2(x_3)}$$

$$= \sqrt{(4.85)^2 + (0.667)^2 + (0.749)^2}\% = 4.95\%$$

合成标准不确定度 $u_c(X) = u_{c(rel)}(X) \times \overline{X} = 0.0495 \times 2.083 = 0.1030\mu g/g$。

2.4 扩展不确定度

实验结果一般用扩展不确定度表示。取包含因子 $k = 2$(置信概率约 95%),则扩展不确定度为 $U(X) = 2 \times 0.103 = 0.206\mu g/g$。测定的结果可表示为:$2.083 \pm 0.206\mu g/g(k = 2)$。

3 总结

根据薄层色谱的特点,其操作方法可分为薄层板制备、样品和对照品制备、点样、展开和扫描测定等步骤,因此,在计算时,应先分别计算各过程的不确定度,再计算总合成相对不确定度。

《中国药典》规定,薄层扫描法用于含量测定时,通常采用线性回归二点法计算,如线性范围很窄时,可用多点校正多项式回归计算。实际上,在薄层扫描方法学研究中,必须考察线性范围,回归计算的浓度点通常不少于 5 点;而在药品检测日常工作中,通常采用线性回归二点法计算,即对照品有二个浓度。本例采用线性回归多点法,主要是从方法学方面考虑,不难推广到线性回归二点法。

从对归芪颗粒中黄芪甲苷含量测定不确定度的计算结果来看,薄层扫描法的不确定度主要来自标准曲线的不确定度,这是因为薄层色谱法的扫描积分精度受多种因素如点样斑点大小、斑点扩散、斑点不规则和斑点在薄层中厚度分布等影响。与 HPLC 法相比,薄层色谱的不确定度要明显得多,进一步证明薄层色谱的精度不如 HPLC。

当然,影响测定结果的准确性还受到供试品溶液制备过程中主要是提取效率的影响,这在采用其他色谱法时也是应该一并考虑,本例仅考虑了 TLCS 方法本身所引入的不确定度,可供实际应用时参考。

18 物理常数测定的不确定度

物理常数是表示药品的物理性质的特征常数,它在一定条件下有一定值。测定药品的物理常数,既可以区别药品的真伪,又能检查其纯度,以及有时用于测定某些药物的含量。

物理常数测定法有相对密度、沸程(或沸点)、熔点、凝点、旋光度、折光率、黏度、渗透压等,是评价药品质量的重要指标之一。物理常数测定法与其他测定方法一样,测定结果的准确与仪器精度、环境(温湿度)条件变化、重复测定次数、操作误差等因素有关,所以有必要对物理常数测定法的不确定度进行评价。

18.1 相对密度测定法的不确定度

相对密度(relative density)系指在相同的温度、压力条件下,某物质的密度与水的密度之比。通常用 d 来表示,除另有规定外,均指 20℃时的比值。

相对密度是液体的物理特性之一,在一定的温度、压力条件下为不变的常数,它随着纯度的变化而变化,可检查药品的纯杂程度。

《中国药典》(2020 年版)四部通则(0601)相对密度测定法,只限于液体药品,如供试品为固体,则按各论中规定的方法测定。液体药品的相对密度,一般可用比重瓶测定,测定易挥发液体的相对密度,可用韦氏比重秤。以下分别举例讨论比重瓶和韦氏比重秤的测量不确定度。

例 18-1 双黄连口服液相对密度测定的不确定度

中药由于所含成分多、含量低、基体复杂等特点,其质量控制一直是难点,通过对中药检测方法的不确定度评价,可加深对检测方法内涵的了解和深入把握,有利于提高检测结果的准确性。《中国药典》规定,合剂(单剂量灌装者也可称"口服液")一般应检查相对密度,也就是说相对密度检查项是口服液重要检查项,本例对双黄连口服液的相对密度测定结果的不确定度进行详细的分析。

1 实验部分

1.1 环境条件

室温 20℃,相对湿度 65%。

1.2 仪器、试剂与样品

赛多利斯 BSA124S 电子天平;比重瓶;蒸馏水;双黄连口服液。

1.3 测定法

照《中国药典》(2020 年版)四部通则(0601)相对密度检查法项下测定。

取洁净、干燥并精密称定重量的比重瓶,装满供试品(温度为 20℃)溶液后,精密称定,减去比重瓶的重量,求得供试品的重量后,将供试品倾去,洗净比重瓶,再照上法测定同一温度下水的重量。

2 不确定度评定

2.1 建立数学模型

根据药典规定,相对密度计算公式:

$$d = \frac{w_1}{w_2} \qquad (18-1)$$

此式可作为数学模型,式中,d 为供试品溶液的相对密度;w_1 为供试品溶液的重量;w_2 为水的重量。

2.2 测量不确定度来源

根据测定过程和数学模型分析,口服液相对密度测定结果的不确定度分量主要由电子天平、称样重复性、温度变化和温度计等因素构成。

2.3 测量不确定度分析

2.3.1 输入量 w_1 的标准不确定度 $u(w_1)$

(1)天平准确性引入的标准不确定度 $u(w_{1b})$ 根据鉴定证书,BSA124S 电子天平量程(0~120g)精度为 0.1mg,其标准不确定度可根据该天平的最小分度,采用 B 类方法进行评定。按均匀分布,取包含因子 $\sqrt{3}$,天平精度误差引入的标准不确定度 $u(w_{1b}^1) = \frac{0.0001}{\sqrt{3}} = 5.77 \times 10^{-5} \text{g}$。由于采用减重法称样,即供试品和比重瓶各称样 1 次,则天平准确性引入的标准不确定度 $u(w_{1b}) = \sqrt{2 \times (5.77 \times 10^{-5})^2} = 8.16 \times 10^{-5} \text{g}$。

(2)平行称量引入的不确定度 $u(w_{1p})$ 相对密度作为检查项,在日常检验中,通常取 1 份供试品溶液测定;在质量标准制订中,建立相对密度检查项时,考察的样品数量至少为 10 个平行样。称量 10 次供试品溶液和比重瓶的总重量的数据如下:32.3846、32.3795、32.3817、32.3765、32.3852、32.3836、32.3813、32.3788、32.3832、32.3801,平均值 $\bar{x}$ = 32.3815。采用 A 类方法进行评定,由贝塞尔公式得

$$单次实验标准差\ s(x_i) = \sqrt{\frac{\sum (x_i - \bar{x})^2}{10 - 1}} = 0.00277\mathrm{g}$$

以平均值作为结果,则称量不确定度 $u(w_{1p})$ 为平均值的实验标准差,$u(w_{1p}) = s(\bar{x}) = \dfrac{s(x_i)}{\sqrt{10}} = 0.000876\mathrm{g}$。

（3）比重瓶重量示值引入的不确定度 $u(w_0)$　称量供试品和水样前,取比重瓶在同一温度下,于一定时间间隔重复测量 3 次,记录读数,得到比重瓶重量为 21.1082g±0.0013g。表明比重瓶引入的不确定度 $u(w_0)$ = 0.0013g。

（4）温度计测温引起的标准不确定度分项 $u(t_1)$　温度变化引起标准不确定度分项采用 B 类方法进行评定。在测量中,采用 0~50℃ 的水银温度计。温度计允许误差为 ±0.1℃,也会引入测量不确定度。由于供试品溶液为水溶液,和纯水是在同一温度计显示的温度下测定的,因而温度计本身误差对结果影响可以忽略不计,但是测量过程应保持温度一致,否则温度变化对测定结果有影响。

综合上述各影响因素,可知供试品称量的标准不确定度由天平读数误差、比重瓶示值误差以及平行称量实验标准差引入的不确定度分量所组成,即

$$u(w_1) = \sqrt{u^2(w_{1b}) + u^2(w_{1p}) + u^2(w_0)}$$
$$= \sqrt{(8.16{\times}10^{-5})^2 + (8.76{\times}10^{-4})^2 + (1.3{\times}10^{-3})^2} = 1.59{\times}10^{-3}\mathrm{g}$$

2.3.2　输入量 w_2 的标准不确定度 $u(w_2)$

（1）天平准确性引入的标准不确定度 $u(w_{2b})$　采用和测量输入量 w_1 的同一天平,并按同样方法测量,即水和比重瓶各称样 1 次,则 $u(w_{2b}) = u(w_{1b}) = 8.16{\times}10^{-5}\mathrm{g}$。

（2）平行称量引入的不确定度 $u(w_{2p})$　为提高统计计算的可靠性,测定水样一般应不少于 3 以上平行样。本例中,取 5 次水和比重瓶的总重量的数据如下:31.1136、31.1149、31.1125、31.1121、31.1143,平均值 $\bar{x}$ = 31.1135。也采用 A 类方法进行评定,由贝塞尔公式得

$$单次实验标准差\ s(x_i) = \sqrt{\frac{\sum (x_i - \bar{x})^2}{5 - 1}} = 0.00118\mathrm{g}$$

以平均值作为结果,则称量不确定度 $u(w_{2p})$ 为平均值的实验标准差, $u(w_{2p}) = s(\bar{x}) = \dfrac{s(x_i)}{\sqrt{5}} = 0.000528\text{g}$。

（3）比重瓶重量示值引入的不确定度 $u(w_0)$　同前,比重瓶引入的不确定度 $u(w_0) = 0.0013\text{g}$。

（4）温度计测温引起的标准不确定度分项 $u(t_1)$　同前,忽略温度计本身误差对结果影响。

综上所述,也得水样称量的标准不确定度由天平读数误差、比重瓶示值误差以及平行称量实验标准差引入的不确定度分量所组成,即

$$u(w_2) = \sqrt{u^2(w_{2b}) + u^2(w_{2p}) + u^2(w_0)}$$
$$= \sqrt{(8.16\times10^{-5})^2 + (5.28\times10^{-4})^2 + (1.3\times10^{-3})^2} = 1.43\times10^{-3}\text{g}$$

2.4　不确定度的合成

根据以上数学模型以及对各不确定度分量的分析,相对密度测定的合成不确定度由输入量 w_1 标准不确定度 $u(w_1)$ 和输入量 w_2 标准不确定度 $u(w_2)$ 按下式计算

$$u_c(P) = \sqrt{u^2(w_1) + u^2(w_2)} = \sqrt{(1.58\times10^{-3})^2 + (1.43\times10^{-3})^2} = 2.13\times10^{-3}\text{g}。$$

2.5　扩展不确定度

取包含因子 $k = 2$（置信概率约95%）,求得扩展不确定度 $U(P)$ 为
$$U(P) = k\times u(P) = 2.13\times10^{-3}\times2 = 4.16\times10^{-3}\text{g}$$

2.6　双黄连口服液的相对密度结果表示

已知供试品液+比重瓶的总重量 w_1（总）平均值 $\bar{x} = 32.3815\text{g}$,比重瓶重量 $w_0 = 21.1082\text{g}$,水+比重瓶的总重量 w_2（总）平均值 $\bar{x} = 31.1135\text{g}$,由此得 $w_1 = w_1$（总）$-w_0 = 32.3815 - 21.1082 = 11.2733\text{g}$, $w_2 = w_2$（总）$-w_0 = 31.1135 - 21.1082 = 10.0053\text{g}$。由公式（18-1）

$$d = \frac{w_1}{w_2} = \frac{11.2733}{10.0053} = 1.127$$

相对密度应表示为:$1.127\pm0.004(k=2)$

3　讨论和总结

分析比较各不确定度分量,比重瓶重量示值引入的不确定度对合成不确定度贡献最大,其次是重复测量引入实验标准差。如果天平精度足够大,在实际工作中,严格按SOP操作和选择标定合格比重瓶是减小测量不确定度的重

要环节。

在分析不确定度来源时,忽略了温度计示值精度对测定结果的影响,是基于供试品溶液也为水溶液,且和纯水是在同一温度计显示的温度下测定的这样一个前提。如果温度变化较大时,这一影响因素是不可忽视的。

例18-2 韦氏比重秤法测定聚山梨酯80相对密度的不确定度

韦氏比重秤,又称为韦氏天平或密度天平,韦氏比重瓶法测定相对密度的原理是依据一定体积的物体(如比重瓶的玻璃锤),在各种液体所受的浮力与该液体的相对密度成正比。

本法适宜于易挥发液体的相对密度测量。当供试品量足够供测定用时,可选用本法,其测定结果准确可靠,而且手续简便迅速,在秤上可直接读得相对密度读数。

本例以聚山梨酯80相对密度测定为例,探讨韦氏比重瓶法测量相对密度的影响因素,分析测量中可能引入的各个不确定度分量,合理地评估其测量不确定度,对提高测定结果准确性及评价结果十分必要。

1 实验部分

1.1 仪器和试剂

SY222-PZ-D-5型液体密度天平(韦氏比重秤);玻璃温度计,10~30℃,分度值0.5℃,水为蒸馏水;供试品:聚山梨酯80、聚山梨酯60、聚山梨酯40、聚山梨酯20均为市售品。

1.2 测定法

取20℃时相对密度为1的韦氏比重秤,用新沸过的冷水将所附玻璃圆筒装至八分满,置20℃的水浴中,搅动玻璃圆筒内的水,调节温度至20℃,将悬于秤端的玻璃锤浸入圆筒内的水中,秤臂右端悬挂游码于1.0000处,调节秤臂左端平衡用的螺旋使平衡,然后将玻璃圆筒内的水倾去,拭干,装入供试液至相同的高度,并用同法调节温度后,再把拭干的玻璃锤浸入供试液中,调节秤臂上游码的数量与位置使平衡,读取数值,即得供试品的相对密度。

2 不确定度评定

2.1 建立数学模型

由测定法可建立韦氏比重瓶法测定相对密度的公式,该式也可作为数学

模型

$$d_t = \frac{m_s}{m_w}\rho_w \qquad (18-2)$$

式中,d_t 为在温度 t 时被测供试液的相对密度;m_s 为测量供试液时的读数;m_w 为测量水时的读数;ρ_w 为在温度 t 时纯化水的相对密度。

根据不确定度传播率则有:

$$u^2(d_t) = c_s^2 u^2(m_s) + c_w^2 u^2(m_w) + c_\rho^2 u^2(\rho_w) \qquad (18-3)$$

式(18-3)中,各系数称为灵敏系数,由对式(18-2)求偏导数所得

$$c_s = \frac{\partial d_t}{\partial m_s} = \frac{\rho_w}{m_w} \qquad (18-4)$$

$$c_w = \frac{\partial d_t}{\partial m_w} = -\frac{m_s}{m_w^2}\rho_w \qquad (18-5)$$

$$c_\rho = \frac{\partial d_t}{\partial \rho_w} = \frac{m_s}{m_w} \qquad (18-6)$$

2.2 测量不确定度来源

韦氏比重法测定相对密度的不确定度来源如图 18-1 所示。

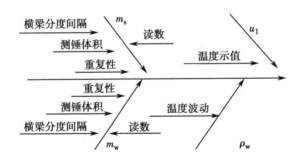

图 18-1 韦氏比重法相对密度测定不确定度来源示意图

2.3 不确定度计算

2.3.1 韦氏比重秤检定引入的不确定度

(1) 玻璃锤的体积引入的不确定度 u_V JJG 171—2004 给出韦氏比重秤玻璃锤的体积所引起的相对密度最大允许误差为 ±0.0004。按照均匀分布,则 $u_V = \frac{0.0004}{\sqrt{3}} = 2.3 \times 10^{-4}$。

（2）横梁分度间距差引入的不确定度 u_s　JJG 171—2004 给出韦氏比重秤横梁分度的间距所引起相对密度最大允许误差为 ±0.0004。按照均匀分布，则

$$u_s = \frac{0.0004}{\sqrt{3}} = 2.3 \times 10^{-4}。$$

（3）天平重复性引入的不确定度 u_r　JJG 171—2004 给出韦氏比重秤重复性所引起的相对密度最大允许误差为 ±0.0003。按照均匀分布，则 $u_r = \frac{0.0003}{\sqrt{3}} = 1.7 \times 10^{-4}$。

韦氏比重秤准确性引入的不确定度应是检定引入的不确定度 $u(m)$

$$u(m) = \sqrt{u_V^2 + u_s^2 + u_r^2} = \sqrt{2.3^2 + 2.3^2 + 1.7^2} \times 10^{-4} = 3.7 \times 10^{-4}$$

2.3.2　温度计示值引入的不确定度 u_t

温度计分度值 0.5℃，示值最大允许误差为 ±0.5℃，JJG 171—2004 给出玻璃锤的膨胀系数 $\alpha = 0.000025℃^{-1}$，由此引入的相对密度变化为：$\Delta d = \alpha \times \Delta t = 0.000025 \times 0.5 = 1.25 \times 10^{-4}$，按照均匀分布，则

$$u_t = \frac{0.000125}{\sqrt{3}} = 0.69 \times 10^{-4}$$

2.3.3　读数误差引入的不确定度 u_b

JJG 171—2004 规定韦氏比重秤灵敏度、玻璃锤在蒸馏水中平衡时，将 5mg 游码挂到天平挂钩后，指针静止点偏离不小于 1mm，检验操作人员调整平衡，指针偏差不大于 ±0.2mm，由此引入的相对密度差为 ±0.0002mm。按照均匀分布，则

$$u_b = \frac{0.0002}{\sqrt{3}} = 1.2 \times 10^{-4}$$

2.3.4　温度波动使纯水密度变化引入的不确定度 u_ρ

ρ_w 可由纯水密度表直接查得，所用水浴温度波动 ±1℃，会引入不确定度。查纯水的密度表得到 20.0℃（$\rho_w = 1.0000$）时，纯水的密度变化区间为 0.9998 ~ 1.0002。虽然水的密度-温度曲线是非线性的，但在 ±1℃ 这样小的变化区间内视为线性变化。假设为均匀分布，$\alpha = 0.0002$，则

$$u_\rho = \frac{0.0002}{\sqrt{3}} = 1.2 \times 10^{-4}$$

2.4　不确定度的合成

2.4.1　不确定度分量

（1）测量供试液时引入不确定度 $u(m_s)$　根据上述不确定度来源分析，韦

氏比重秤检定结果准确与否,温度计示值误差、读数误差和温度波动均会对供试液的测量造成影响,因此,$u(m_s)$应由$u(m)$、u_t、u_b和u_ρ合成所得,则

$$u(m_s) = \sqrt{u^2(m) + u_t^2 + u_b^2 + u_\rho^2} = \sqrt{3.7^2 + 0.69^2 + 1.2^2 + 1.2^2} \times 10^{-4} = 4.1 \times 10^{-4}$$

(2)测量水时引入不确定度$u(m_w)$ 测量水时,受到影响因素应和测量供试液是一样的,所以,$u(m_w)$也应由$u(m)$、u_t、u_b和u_ρ合成所得,即

$$u(m_w) = 4.1 \times 10^{-4}$$

(3)纯水密度值的不确定度u_ρ

$$u_\rho = 1.2 \times 10^{-4}$$

2.4.2 测量结果的不确定度分量合成

已知测量温度20.0℃,$\rho_w = 1.0000$,测得聚山梨酯80的$m_s = 1.0712$g,水$m_w = 1.0000$g,将上述代入式(18-4)~(18-6)中,则有

$$c_s = \frac{\rho_w}{m_w} = 1, c_w = -\frac{m_s}{m_w^2}\rho_w = -1.0712, c_\rho = \frac{m_s}{m_w} = 1.0712,\text{根据式}(18-3),\text{有}$$

$$u(d_t) = \sqrt{c_s^2 u^2(m_s) + c_w^2 u^2(m_w) + c_\rho^2 u^2(\rho_w)}$$

$$= \sqrt{4.1^2 + (-1.0712)^2 \times 4.1^2 + 1.0712^2 \times 1.2^2} \times 10^{-4}$$

$$= 6.1 \times 10^{-4}$$

计算结果表明,各不确定度分量对合成不确定度均有一定的贡献,且在一个数量级水平。除ρ_w值引入的不确定度u_ρ分量较小、且可忽略不计外,在实际测定过程中,应对其他影响因素进行严格控制,以保证测定结果的准确性。

2.5 扩展不确定度

取包含因子$k = 2$(置信概率约95%),求得扩展不确定度$U(d_t)$为

$$U(d_t) = k \times u(d_t) = 6.1 \times 10^{-4} \times 2 = 1.2 \times 10^{-3}$$

2.6 聚山梨酯80相对密度的表示

相对密度应表示为:$1.0712 \pm 0.0012 (k=2)$

3 讨论和总结

在各不确定度分量中,贡献较大的是由玻璃锤体积和横梁分度间距差引入的不确定度。由于悬挂玻璃锤的铂丝直径为$0.15 \sim 0.20$mm,评估中忽略了由于铂丝浸入液体深度偏差引入的不确定度分量。在实际测定中玻璃锤浸没液体深度的控制应一致。气泡会干扰测定,在测定中玻璃锤及所用铂丝上皆不得有气泡。

对于温度计分度值,在《中国药典》和中国药品检验标准操作规范中没有明

确所用温度计示值精度的要求。当测量采用分度值 0.5℃ 有机液体温度计或水银温度计,其示值允许误差均为 ± 0.5℃, $u_t = 0.69 \times 10^{-4}$;若采用分度值 0.1℃ 有机液体温度计,其示值允许误差为 ± 0.4℃, $u_t = 0.58 \times 10^{-4}$;两者相差不大。尽管由温度示值引入的测量不确定度相对较小,当对测量精度要求较高时,则宜采用分度值 0.1℃ 全浸式水银温度计,其示值允许误差为 ± 0.2℃, $u_t = 0.29 \times 10^{-4}$。而 GB/T 611—2006 要求在测定中选用分度值为 0.1℃ 的全浸式水银温度计,表明对温度计示值精度的要求较高。

在不同标准中,相对密度所采用的术语不尽相同,本例采用《中国药典》给出的术语如玻璃锤、游码、圆筒,在 JJG 117—2004 中称之为测锤、骑码、量筒,在 GB/T 611—2006 中称之为浮锤、骑码、玻璃筒。

18.2　旋光度测定法的不确定度

旋光度测定法是药品检验中常用方法之一,用于具有光学活性的异构体彼此区分,测定药物的偏振光即旋光度是一个专属性强,方便、快捷的方法,是药品鉴别和纯度判断的重要指标。

手性物质都具有旋光性,向着光源方向的顺时针方向旋转的物质称为右旋或(+)光学异构体,逆时针方向旋转的称为左旋或(-)光学异构体。

旋光度受波长、温度、溶剂、浓度、样品管长度等众多因素的影响。因此常用比旋光度 $[\alpha]_D^t$ 或分子旋光度 $[\alpha_M]$(只受温度、波长、溶剂的影响)来表示物质的旋光性。比旋度是偏振光透过长 1dm 并每 1ml 中含有旋光性物质 1g 的溶液,在一定波长与温度下测得的旋光度。测定比旋度(或旋光度)可以区别或检查某些药品的纯杂程度,在一定条件下旋光度与浓度呈线性关系,故亦可用以测定含量。

对旋光度测定法的测量不确定度进行评定,通过不确定度分析,找到影响测定误差的重要分量,对于提高旋光度测定结果的准确性是非常重要的。

例 18-3 旋光度法测定葡萄糖注射液含量的不确定度

1 实验部分

1.1 仪器与试剂

MCP 300 高精度数字式旋光仪(MCP 300 polarimeter);温度计 20～30℃,分度值 0.1℃;葡萄糖注射液(规格 100ml:5g)。

1.2 测定法

将测定样品管用供试品溶液(5%葡萄糖注射液)冲洗数次,缓缓注入供试品溶液适量(注意勿使发生气泡),置于旋光计内检测读数,即得供试液的旋光度。

将测得的旋光度与 2.0852 相乘,即得供试品溶液每 100ml 中含有葡萄糖水合物($C_6H_{12}O_6 \cdot H_2O$)的重量。

2 不确定度评定

2.1 建立数学模型

对于固体供试品溶液
$$[\alpha]_D^t = \frac{100\alpha}{lc} \tag{18-7}$$

即
$$c = \frac{100\alpha}{[\alpha]_D^t l}$$

式中,$[\alpha]_D^t$ 为温度 25℃时,在钠光谱的 D 线(589.3nm)波长下的比旋光度;α 为温度 25℃时供试品溶液的旋光度;l 为样品管长度,以分米为单位;c 为供试品溶液的浓度(g/100ml)。

由于标示量以一水合葡萄糖计算,一水合葡萄糖的摩尔质量为 198.17,无水葡萄糖的摩尔质量为 180.16,并结合测定法,有

$$G\% = \frac{c}{5} \times 100\% = \frac{100\alpha}{5 \times [\alpha]_D^t l} \times \frac{198.17}{180.16} \times 100\% \tag{18-8}$$

以葡萄糖溶液 25℃的比旋光 $[\alpha]_D^t = +52.75$,$l = 1$(样品管长 1dm),5 为每 100ml 注射液中葡萄糖的标示含量(100ml:5g)计算,得葡萄糖注射液含量计算式如下

$$G\% = \frac{\alpha}{5} \times 2.0852 \times 100\% \tag{18-9}$$

式(18-8)即为不确定度评估的数学模型。

2.2 测量不确定度来源

根据数学模型式(18-8)分析,旋光度测定的不确定度来源主要与测量的重复性和旋光仪的读数准确性(α);比旋光 $[\alpha]_D^t$ 取值准确度以及样品管长度 l 有关;还与葡萄糖及其水合物的摩尔质量有关。因此,不确定度来源可用因果示意图(图18-2)表示。

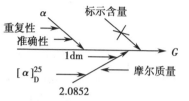

图 18-2 葡萄糖注射液旋光度测定法不确定度来源因果示意图

2.3 测量不确定度分量分析

2.3.1 供试品溶液的旋光度测量引起的测量不确定度 $u(\alpha)$

(1)重复性的测量不确定度 $u(\alpha_r)$ 在采用旋光法测定葡萄糖注射液实际工作中,取同一供试品溶液平行2份,置样品管中,每份重复读数3次取平均值,以2份平行测定的平均值计算含量,结果见表18-1。

表 18-1 旋光法测定葡萄糖注射数据和结果

平行份数	旋光度(α)	平均旋光度	含量(%)	含量平均值(%)
1	+2.428	+2.427	101.21	101.2
	+2.427			
	+2.427			
2	+2.426	+2.426	101.17	
	+2.426			
	+2.425			

根据表中数据,可通过两种方法评定重复性测量 A 类不确定度,一是以 6 次读数计算标准差 $s(x_i) = 0.00105°$,即为标准不确定度 $u(\alpha_r) = s(\bar{x}) = \dfrac{s(x_i)}{\sqrt{6}} = 0.00043°$;二是求两份平行结果的极差 $R = 0.001°$,由表5-3,则标准不确定度 $u(\alpha_r) = \dfrac{R}{C} = \dfrac{0.001}{1.13} = 0.00089°$。取第二种算法结果(较大值者)作为标准不确定度。

(2)旋光度仪精度准确性的测量不确定度 $u(\alpha_c)$ 根据 MPC-300 旋光仪技术参数:测量准确性为 $0.003°$,视为均匀分布,$k = \sqrt{3}$,则测量准确性的不确定度 $u(\alpha_c) = \dfrac{0.003°}{\sqrt{3}} = 0.00173°$。

因此，$u(\alpha) = \sqrt{u(\alpha_r)^2 + u(\alpha_c)^2} = \sqrt{(0.89)^2 + 1.73^2} \times 10^{-3} = 0.00195°$，相对标准不确定度 $u_{\text{rel}}(\alpha) = \dfrac{u(\alpha)}{\bar{\alpha}} = \dfrac{1.95}{2.427} \times 10^{-3} = 0.0802\%$。

2.3.2 比旋光 $[\alpha]_D^t$ 引入的不确定度 $u([\alpha]_D^t)$

比旋光 $[\alpha]_D^t$ 与测定光源、测定波长、溶剂和温度多因素有关。在以上因素固定的前提下，一个化合物的比旋度有确定的经验值或文献值，可按不确定度 B 类评定。《中国药典》规定温度 25℃ 时，钠光谱 D 线（589.3nm）波长下，葡萄糖水溶液的比旋度 $[\alpha]_D^t = +52.75°$，该值为葡萄糖溶液 $C_6H_{12}O_6$ 比旋度（+52.50 ~ +53.00°）中心值。《美国药典》和《欧洲药典》规定葡萄糖溶液 +52.50 ~ +53.30 作为经验值，即 +52.90±0.40°。按《中国药典》比旋度 $[\alpha]_D^t = +52.75±0.25°$ 计算，假设为均匀分布，$k = \sqrt{3}$，则 $u_{\text{rel}}([\alpha]_D^t) = \dfrac{0.25°}{52.75° \times \sqrt{3}} = 0.274\%$。

2.3.3 旋光样品管长度 l 引入的不确定度 $u(l)$

按 JJG 536—1998《旋光仪及旋光糖量计检定规程》，1dm 长旋光度样品管的长度允差为 0.01%，假设为均匀分布，$k = \sqrt{3}$，则 $u_{\text{rel}}(l) = \dfrac{0.01\%}{\sqrt{3}} = 0.00577\%$。

2.3.4 葡萄糖及其水合物的摩尔质量引入的不确定度 u_M

葡萄糖及其一水合物的摩尔质量是根据分子式和原子量计算得到，原子量的不确定度合成为分子量不确定度。如前分析可知，摩尔质量的不确定度分量对于化学分析结果不确定度的贡献常常很小，且一水合葡萄糖和葡萄糖的相对摩尔质量是一个定值，所以可以忽略不计。

2.4 不确定度的合成

在式（18-8）中，100 和 5 为两个常数，代表 100ml 注射液含 5g 一水合葡萄糖，不影响测定准确性无影响，对测量不确定度无贡献。

因此，测量结果的不确定度分量

$$u_{\text{rel}}(G) = \sqrt{u_{\text{rel}}^2(\alpha) + u_{\text{rel}}^2([\alpha]_D^t) + u_{\text{rel}}^2 u(l)}$$

$$= \sqrt{0.0802^2 + 0.274^2 + 0.00577^2}\% = 0.29\%$$

根据含量公式，计算出本品平均含一水合葡萄糖为标示含量 101.2%。由此，得标准不确定度 $u(G) = 0.29\% \times 101.2\% = 0.29\%$。

2.5 扩展不确定度

取包含因子 $k = 2$（置信概率约 95%），求得扩展不确定度 $U(G)$ 为

$$U(G) = k \times u(G) = 0.29\% \times 2 = 0.58\%$$

2.6　葡萄糖注射液中葡萄糖含量的表示

葡萄糖注射液中葡萄糖含量表示为：$G\% = 101.2 \pm 0.6\%(k = 2)$

3　讨论与总结

计算结果表明,各不确定度分量对合成不确定度均有一定的贡献,都在一个数量级水平,但是,比旋度值不准确性引入的不确定度分量最大。比旋度在各国药典取值的不同,直接影响含量结果的计算值,应引起注意。

18.3　黏度测定法的不确定度

黏度(viscosity)系指液体对流动的阻抗能力,《中国药典》中采用动力黏度、运动黏度或特性黏数表示黏度。

流体分牛顿流体和非牛顿流体两类。牛顿流体流动时所需剪应力不随流速的改变而改变,纯液体和低分子物质的溶液属于此类;非牛顿流体流动时所需剪应力随流速的改变而改变,高聚物的溶液、混悬液、乳剂分散液体和表面活性剂的溶液属于此类。

《中国药典》收载了3种黏度测定法,第一法适用于牛顿流体,用平氏毛细管黏度计测定运动或动力黏度,第二法适用于高分子聚合物稀溶液,用乌氏黏度计测定特性黏数,第三法适用于非牛顿流体,用旋转式黏度计测定动力黏度。

液体以1cm/s的速度流动时,在每$1cm^2$平面上所需切向力的大小,称为动力黏度,以 Pa·s 为单位。在相同温度下,液体的动力黏度与密度的比值,再除以10^6,即得该液体的运动黏度,以 mm^2/s 为单位。《中国药典》采用规定条件下测定供试品在平氏毛细管黏度计中的流出时间(秒),与黏度计用已知黏度的标准液测得的黏度计常数$[mm^2/s^2]$相乘,即得供试品的运动黏度。因液体药物的黏度常为一定值,故测定液体动力黏度或运动黏度即可以区别或检查某些药品的真伪和纯度。

溶剂的黏度为η_0,常因高聚物的溶入而增大,溶液的黏度 η 与溶剂的黏度η_0 的比值(η/η_0)称为相对黏度(η_r),常用在乌氏黏度计中流出时间的比值(T/T_0)来表示,当高聚物溶液的浓度较稀时,其相对黏度的对数值与高聚物溶液浓度比值,即为该高聚物的特性黏数(η),根据高聚物的特性黏数可以计算平均分子量。

例18-4 平氏毛细管黏度计测定液状石蜡的运动黏度的不确定度

1 实验部分

1.1 环境条件

室温20℃,相对湿度65%。

1.2 仪器与试剂

恒温水浴锅(40℃),温度波动±0.1℃;分度值0.1℃温度计(25~50℃);分度值0.01s的秒表;平氏毛细管黏度计(图18-3),毛细管内径为1.0mm。标准黏度液,运动黏度 = 48.30mm²/s;液状石蜡,在40℃时(毛细管内径1mm),运动黏度不得小于36mm²/s,符合药用规定。

1.3 测定

(1) 黏度计的清洗和干燥 取黏度计,置铬酸洗液中浸泡2小时以上(沾有油渍者,应依次先用三氯甲烷或汽油、乙醇、自来水洗涤晾干后,再用铬酸洗液浸泡6小时以上),自来水冲洗至内壁不挂水珠,再蒸馏水洗3次,120℃干燥,备有。

(2) 按所测药品项下规定的测定温度调整恒温水浴温度。

(3) 测定法 照药品项下的规定,取毛细管内径符合要求的平氏毛细管黏度计1支,在支管F上连接一橡皮管,用手指堵住管口2,倒置黏度计,将管口1插入供试品(或供试溶液,下同)中,自橡皮管的另一端抽气,使供试品充满球C与A并达到测定线m_2处,提出黏度计并迅速倒转,抹去黏附于管外的供试品,取下橡皮管使连接于管口1上,将黏度计垂直固定于恒温水浴中,并使水浴的液面高于球C的中部,放置15分钟后,自橡皮管的另一端抽气,使供试品充满球A并超过测定线m_1,开放橡皮管口,使供试品在管内自然下落,用秒表准确记录液面自测定线m_1下降至测定线m_2处的流出时间。不重装试样,依法重复测定3次,每次测定值与平均值的差值不得超过平均值的±0.25%。另取一份

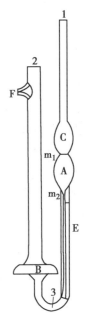

图18-3 平氏毛细管黏度计,1. 主管;2. 宽管;3. 弯管;A. 测定球;B. 储器;C. 缓冲球;E. 毛细管;F. 支管;m_1,m_2. 环形测定线

18

供试品同样操作,并重复测定 3 次。以先后两次取样测得的总平均值按运动黏度公式计算,即为供试品的运动黏度,结果见表 18-3。

表 18-3 平氏黏度计测定液状石蜡黏度液运动黏度结果

	测定次数	流出时间 （s）	测定结果 （mm²/s）	平均值 （mm²/s）	标准差 s_1
第一次 取样	1	477.33	39.42		
	2	476.84	39.38		
	3	475.27	39.25		
第二次 取样	1	475.03	39.23	39.34	0.08165
	2	477.08	39.40		
	3	476.84	39.38		

测定供试品液前,采用标准黏度液同法测定,求出已知黏度的标准液的黏度计常数 K,结果见表 18-4。

运动黏度公式如下:

$$v = Kt \tag{18-10}$$

式中,v 为运动黏度（mm²/s）;K 为用已知黏度的标准液测得的黏度计常数（mm²/s²）;t 为测得的平均流出时间（s）。

表 18-4 平氏毛细管黏度计测定标准黏度液（运动黏度为 48.30mm²/s）黏度计常数 K 的结果

	测定次数	流出时间 （s）	常数 K（mm²/s²）	平均值 （mm²/s）	标准差 s_2
第一次取样	1	584.72	0.082604		
	2	583.95	0.082671		
	3	583.21	0.082818		
第二次取样	1	585.16	0.082542	0.082585	0.00015
	2	585.93	0.082433		
	3	585.86	0.082444		

1.5 注意事项

恒温水浴;直径 30cm 以上,高 40cm 以上的玻璃缸或有机玻璃缸,附有电动搅拌器及电热装置,恒温精度±0.1℃。

实验室温度与黏度测定温度不宜相差太大,当室温高于测定温度时,应注意降低室温。

在抽气吸取供试品溶液时,不得产生断流或气泡。

黏度计应垂直固定于恒温水浴中,不得倾斜,以免影响流出时间。

有毛细管内径分别为 0.8mm±0.05mm、1.0mm±0.05mm、1.2mm±0.05mm、1.0mm±0.05mm 或 2.0mm±0.05mm 的平氏黏度计,应根据品种项下的规定需要分别选用。

2 不确定度评定

2.1 建立数学模型

根据上述测定过程,由求算黏度计常数 K 公式和运动黏度公式(18-10),得供试品运动黏度测定的不确定度评估的数学模型

$$v_X = K t_X = \frac{v_S}{t_S} t_X \qquad (18-11)$$

式中,v_X 为供试品运动黏度(mm^2/s);K 为测定标准液得到的黏度计常数(mm^2/s^2);v_S 为标准黏度液的运动黏度($48.30mm^2/s$);t_S 为标准黏度液的流出时间;t_X 为供试品的流出时间。

2.2 测量不确定度来源

根据数学模型,供试品运动黏度测定的不确定度主要来源于标准黏度液的运动黏度值不确定度、标准黏度液流出时间和供试品的流出时间的不确定度。

2.3 测量不确定度分量分析

2.3.1 A 类不确定度

如前所述,测量标准黏度液流出时间和供试品的流出时间时,分别取样 2 份测定,每份重复测定 3 次,以 6 个数据的平均值计算,因此流出时间的不确定度按 A 类不确定度评定,标准黏度液的流出时间用于求黏度计常数 K,供试品的流出时间用于计算运动黏度,所以对应的标准黏度液和供试品的 A 类测量不确定度可由表 18-3 的标准差 s_1 和表 18-4 的标准差 s_2 分别计算出。

标准黏度液流出时间标准差 $s_2 = 0.00015$,平均值的标准不确定度 $u(t_S) = \frac{s_2}{\sqrt{6}} = 0.0000612$,相对标准不确定度为 $u_{rel}(t_S) = \frac{s_2}{K} = \frac{0.0000612}{0.082585} = 0.0742\%$。

供试品流出时间标准差 $s_1 = 0.08165$,平均值的标准不确定度 $u(t_X) = \frac{s_1}{\sqrt{6}} =$

0.00333,相对标准不确定度为 $u_{\mathrm{rel}}(t_X)=\dfrac{s_1}{\nu_X}=\dfrac{0.00333}{39.34}=0.0847\%$。

2.3.2　B 类不确定度

（1）标准黏度液的运动黏度的不确定度 $u(\nu_S)$　标准黏度液的运动黏度用于计算黏度计常数,运动黏度赋值的准确性与否直接影响黏度计常数的结果不确定度,相关资料或文献均未提供该标准黏度液的运动黏度不确定度,国家标准物质仅提供 370℃时相近标准黏度液的运动黏度为 $30\mathrm{mm}^2/\mathrm{s}$ 的标准不确定度为 0.6%,取此数据作为估算值,得该标准黏度液的运动黏度相对标准不确定度为 $u_{\mathrm{rel}}(\nu_S)=0.6\%$。

（2）平氏毛细管黏度计毛细管内径的不确定度 $u(d)$　已知平氏毛细管黏度计毛细管内径为 1.0mm±0.05mm,可算出其标准不确定度,但是测定标准黏度液和供试品液,使用的是同一毛细管,因此,该不确定度对测定结果的影响应忽略不计。

（3）温度计不确定度 $u(T)$　已知温度计分度值为 0.1℃,按均匀分布,标准不确定度为 $u(T)=\dfrac{0.1}{\sqrt{3}}=0.0578$,相对标准不确定度 $u_{\mathrm{rel}}(T)=\dfrac{0.0578}{40}=0.144\%$。

（4）秒表不确定度 $u(t)$　已知秒表的分度值为 0.01s,按均匀分布,标准不确定度为 $u(t)=\dfrac{0.01}{\sqrt{3}}=0.00578$,取标准黏度液和供试品液流出时间最小值计算,得相对标准不确定度 $u_{\mathrm{rel}}(t)=\dfrac{0.00578}{475.03}=0.00122\%$。

由此得 B 类相对标准不确定度为

$$u_{\mathrm{rel}}(B)=\sqrt{u_{\mathrm{rel}}^2(\nu_S)+u_{\mathrm{rel}}^2(T)+u_{\mathrm{rel}}^2u(t)}=\sqrt{(0.6)^2+(0.144)^2+(0.00122)}\%=0.62\%。$$

2.4　不确定度的合成

因此,测量结果的不确定度分量

$$u_{\mathrm{rel}}(V_X)=\sqrt{u_{\mathrm{rel}}^2(t_S)+u_{\mathrm{rel}}^2(t_X)+u_{\mathrm{rel}}^2u(B)}=\sqrt{0.0742^2+0.0847^2+0.62^2}\%=0.63\%。$$
$$u(\nu_X)=0.63\%\times39.34=0.25\mathrm{mm}^2/\mathrm{s}。$$

2.5　扩展不确定度

按正态分布,取包含因子 $k=2$（置信概率约 95%）,求得扩展不确定度 $U(\nu_X)$ 为

$$U(\nu_X)=k\times u(\nu_X)=0.25\times2=0.50\mathrm{mm}^2/\mathrm{s}。$$

2.6　液状石蜡运动黏度的结果表示

液状石蜡运动黏度结果表示为:$\nu_X=39.34\pm0.50\mathrm{mm}^2/\mathrm{s}$,　 $k=2$

3 讨论与总结

以上分析表明各不确定度分量处于一个数量级水平,但是,平氏毛细管黏度计常数 K 对结果的准确性影响最大,而平氏毛细管黏度计常数准确与否取决于标准黏度液的运动黏度赋值的准确性,所以标准黏度液的运动黏度引入的不确定度分量最大。《中国药典》对检测结果尚未有不确定度明确要求,标准黏度液的运动黏度值也没有给出不确定度;同时,药品标准规定本例的测定温度为 40℃,中国国家标准物质提供的是 37℃ 时标准黏度液的运动黏度,在实际工作中,应特别注意两者的差距;并建议《中国药典》应尽量采用和国家标准物质对标准黏度液所标注一致的测定温度。

在本例分析时,采用估计值代表这一重要的不确定度分量,仅作为分析评估中的参考。在实际工作中,应结合各品种测定的实际情况和需要,选择准确、可靠的标准黏度液标化黏度计常数 K 则是非常必要的。

因此,如何对药品检验用标准品、对照品,包括标准黏度液准确赋值,并给出不确定度,对于提高实际检测结果的准确性,减少测量误差是非常重要的。

除以上几个测定法外,还有沸程(或沸点)、熔点、凝点、折光率、渗透压等指标也是重要的物理常数测定法,有许多文献给出了相应仪器校准结果的不确定度,对评定这些测定法在药品质量控制中的应用具有一定参考价值。

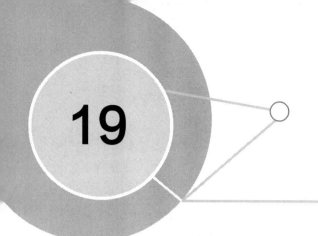

19 蒙特卡洛法

19.1 概述

之前各章介绍的不确定度评定原理和方法以及应用实例基于测量不确定度评定领域中的主要文件"ISO/IEC GUIDE 98—3：2008《测量不确定度 第3部分：测量不确定度表示指南（GUM：1995）》"。该指南是在对1995版GUM修订的基础上以8个国际组织的名义于2008年联合发布。2008年之前，测量不确定度表示指南（GUM：1995）一直是评定测量不确定度的国际标准。在我国，自JJF 1059—1999《测量不确定度评定与表示》颁布已有二十余年时间，一直沿用至今，由于JJF 1059—1999实施，使在我国的计量校准领域，缩小了和世界上一些发达国家的差距，促进国际间的科技交流，在我国制定各种检定规程、出具相关检验/检测证书等方面起到了强大的指导和推动作用。

2008年，国际标准化组织正式颁布了ISO/IEC 导则98—3系列标准，将（GUM：1995）一分为三。与此相对应，我国即有JJF1059.1《测量不确定度评定与表示》、JJF1059.2《用蒙特卡洛法评定测量不确定度》和JJF1059.3《测量不确定度在合格评定中的使用原则》，构成新的不确定度评定的指导体系。

ISO/IEC 导则98—3/Suppl. 1：2008《测量不确定度第3部分 测量不确定度表示指南（GUM：1995）附件1：用蒙特卡洛方法传播概率分布》（Uncertainty of measurement—part3：Guide to the expression of Uncertainty in measurement（GUM：1995）Supplement 1：Propagation of distributions using a Monte Carlo method）对蒙特卡洛法评定测量不确定度的概念和方法做了较详细的讲解。作为JJF 1059.1—2012《测量不确定度评定与表示》的补充件，技术规范JJF 1059.2—2012《用蒙特卡洛法评定测量不确定度》等同采用国际标准 ISO/IEC GUIDE 98—3：2008（GUM）的附件1：《用蒙特卡洛法传播概率分布》，但在结构编排上作了较大改动。

19.1.1　GUM 法评定测量不确定度的局限性

　　GUM 中所采用的模型是一个输入输出模型,即输出量是输入量的函数。针对这种模型,GUM 提供了一个实施不确定度评定的程序,该程序被称作 GUM 不确定度框架或 GUM 法。其出发点是有关模型输入量的相关信息用其估计值及其相关标准不确定度表示,通过(一个线性化的)模型"传播"这些估计值及其不确定度以提供输出量的估计值及其标准不确定度。同时该程序还提供了获得输出量的扩展不确定度,从而获得包含区间的一种方法。为了计算包含因子,以获得扩展不确定度,有必要知道输出量的概率密度函数(PDF),在 GUM 不确定度框架内,没有明确说明如何计算 PDF,而是基于中心极限定理,假设输出量为高斯分布。该程序也考虑了如果模型的输入量相互关联时相关性的影响。(完整的)不确定度评定程序,应包括:①应用不确定度传播律获得输出量的估计值及其不确定度;②假设中心极限定理成立,获得扩展不确定度,从而获得包含区间。

　　对于数学模型为线性时,有效应用不确定度传播律无需任何条件。而且,在下列条件下可确定包含区间。

　　(1) 当一个或多个输入量的标准不确定度存在有限的自由度时,且这些输入量要求相互独立,可运用韦尔奇-萨特思韦特(Welch-Satterthwaite)公式,计算输出量的合成标准不确定度的有效自由度。

　　(2) 输出量的概率密度函数(PDF)可由高斯分布或 t 分布充分地近似表示。

　　对于数学模型为非线性时,应用不确定度传播律是有条件的。当数学模型的非线性不显著时,若想运用基于数学模型的一阶泰勒级数近似的不确定度传播律,在输入量 X_i 的最佳估计值 x_i 附近,数学模型关于每个输入量分量 X_i 需连续可微。

　　当数学模型为明显非线性时,GUM 建议在合成标准不确定度的计算中必须考虑泰勒级数展开中的高阶项,同时给出了包含高阶项的合成标准不确定度的计算公式,但要求在输入量 X_i 的最佳估计值 x_i 附近,数学模型关于每个输入量分量 X_i 存在适当的高阶的导数,同时要求泰勒级数近似中的显著高阶项所涉及的输入量 X_i 相互独立,且其 PDF 为高斯分布,泰勒级数近似中所不包括的高阶项同时可以忽略。满足这些条件的情况下,应用 GUM 不确定度框架产生的结果有效。

总之,有效应用 GUM 不确定度框架,要求如下。

(1) 数学模型的非线性不是很显著。

(2) 中心极限定理适用,这意味着输出量的 PDF 由高斯分布或 t 分布表示。

(3) 韦尔奇-萨特思韦特公式足够用来计算有效自由度。应用韦尔奇-萨特思韦特公式要求假定输入量相互独立。

在实践中,当这些条件不满足时,有时仍使用 GUM 不确定度框架,从而产生的结果只能视为一个近似值。或者,不知道这些条件是否成立时,照样使用 GUM 不确定度框架,若数学模型的非线性很显著时,由 GUM 不确定度框架提供的输出量的估计值和其标准不确定度可能是不可靠的,若中心极限定理不适用时,可能导致不切实际的扩展不确定度。

当适用条件不能完全满足时,JJF 1059.1 建议"可采用一些近似或假设的方法处理,或考虑采用蒙特卡洛法(简称 MCM)评定测量不确定度,……"。

19.1.2 采用蒙特卡洛法评定测量不确定度的目的

当输入量 $X_1, \cdots, X_n$ 与输出量 Y 之间的模型是线性的,即

$$Y = c_1 X_1 + \cdots + c_n X_n$$

式中,$c_1, \cdots, c_n$ 为任何常数,n 无论是大或小,可为任何值,且输入量 X_i 设定为高斯分布,若部分输入量之间或全部输出量之间相关时,为这些相关的输入量设定联合(多元)高斯分布。在这种情况下,评定测量不确定度,GUM 不确定度框架是无与伦比的。

在其他情况下,GUM 不确定度框架一般提供一个近似解。近似解的质量与数学模型、其输入量的估计值以及其不确定度的大小有关。在许多情况下,这种近似在实际应用中是完全可以接受的。但在某些情况下,却未必如此。

因此,虽然 GUM 作为一个整体,内容非常丰富,但 GUM 不确定度框架确实有一定的局限性和假设条件。在不确定度评定的一些应用中,GUM 法使用者也许并不清楚在其应用中局限性是否可用或假设可预期满足。

GUM 不确定度框架条件不满足或不确定条件是否满足,或在应用 GUM 不确定度框架有困难,如模型复杂时,可以使用蒙特卡洛法评定测量不确定度。

GUM 没有明确提及使用蒙特卡洛法。然而,在 GUM 中该选择是得到认可的。如在 GUM 发布的版本中,G1.5 条已修改为:

"如果 Y 和其输入量之间的函数关系是非线性的,一阶泰勒展开式不是一个

可以接受的近似式,则 Y 的概率分布不能通过输入量分布的卷积获得。在这种情况下,必须要用其他分析或数值方法。""其他分析或数值方法"包括任何其他的适当方法。

蒙特卡洛法还可用于验证 GUM 不确定度框架,从而在任何特定的应用中,确认 GUM 的应用是适合其用途的。在表明 GUM 不确定度框架无效时,蒙特卡洛法用来进行不确定度评定,替代 GUM 不确定度框架,因为它和 GUM 的一般原则是一致的。

因此,JJF 1059.2—2012 为测量不确定度评定提供了一个通用的数值方法,适用于具有任意多个由 PDF 表征的输入量和单一输出量的模型。JJF 1059.2—2012 主要涉及有明确定义的,并可用唯一值表征的被测量估计值的不确定度。

评定以下典型情况的测量不确定度问题时,可应用 JJF 1059.2—2012:

(1) 各输出量不确定度分量的大小不相近;

(2) 输出量的估计值和其标准不确定度的大小相当;

(3) 应用不确定度传播律时,计算模型的偏导数困难或不方便;

(4) 输出量的 PDF 较大程度地背离正态分布、t 分布;

(5) 测量模型明显呈非线性;

(6) 输入量的 PDF 明显非对称。

19.2 蒙特卡洛法原理

本节介绍蒙特卡洛法的历史发展、基本思想、基本原理,以帮助从事药品检验工作且对测量不确定度感兴趣的相关人员了解和学习蒙特卡洛法评定测量不确定度。

19.2.1 蒙特卡洛法的历史

蒙特卡洛(Monte Carlo)法又称统计模拟法、随机抽样技术,是一种随机模拟方法,以概率和统计理论方法为基础的一种计算方法。

蒙特卡洛法的名字来源于摩纳哥的一个城市蒙特卡洛(Monte Carlo),该城市以赌博业闻名,而蒙特卡洛法正是以概率为基础的方法,与它对应的是确定性算法。

蒙特卡洛方法的历史很悠久,其基本思想很早以前就被人们所发现。早在17世纪,人们就知道用事件发生的"频率"来决定事件的"概率"。19世纪人们用投针试验的方法来决定圆周率 π 是蒙特卡洛法最简单的试验例子。但是很长一段时间没有得到广泛应用,一方面,是对于蒙特卡洛模拟方法的认识程度不够,另一方面,也是主要的原因,要想实现用蒙特卡洛模拟去解决实际的数值问题,就需要产生大量的随机数,计算工作量太大难以应用。这一方法兴起于美国研制原子弹的"曼哈顿计划",其创始人主要有四位:斯塔尼斯拉夫·乌拉姆(Stanislaw Marcin Ulam)、恩里科·费米(Enrico Fermi)、约翰·冯·诺依曼(John von Neumann)和尼古拉·梅特罗波利斯(Nicholas Metropolis)。随着电子计算机的出现,特别是近年来高速电子计算机的出现,使得用数学方法在计算机上大量、快速地模拟这样的试验成为可能。

斯塔尼斯拉夫·乌拉姆是数学家,他首先提出用 Monte Carlo 方法解决计算数学中的一些问题,可以说是 MCM 方法的奠基人;恩里科·费米是著名理论和实验物理学家;冯·诺依曼是 20 世纪最重要的数学家之一,是在现代计算机、博弈论、核武器和生化武器等诸多领域有杰出建树的最伟大的科学全才之一,被后人称为"计算机之父"和"博弈论之父,他用摩纳哥的著名赌城Monte Carlo 来命名这一方法,为它蒙上了一层神秘色彩。尼古拉·梅特罗波利斯是希腊裔美籍数学家、物理学家、计算机科学家,主要贡献是在 Monte Carlo 方法方面,由于他提出的模拟退火算法(SA 算法),使 Monte Carlo 法得到了广泛的应用。

19.2.2 蒙特卡洛法的基本思想

为了说明蒙特卡洛方法的基本思想,先来看一个简单的例子,从此例中可以感受如何用 Monte Carlo 方法考虑问题。

例 19-1 比如 $y = x^2$(对 x)从 0 到 1 积分。结果应为下图黑色部分的面积。

注意到函数在(1,1)点的取值为1,所以整个黑色区域在一个面积为 1 的正方形里面。所以所求区域的面积即为:在正方形区域内任取点,点落在所求区域的概率。这个限制条件是 $y = x^2$。用 Matlab 软件模拟,做一百万次(即共取1 000 000 个点),结果为 0.3328。

蒙特卡洛法是使用随机数(或更常见的伪随机数)来解决问题的一种方法。当所求问题的解是某个事件的概率,或者是某个随机变量的数学期望,或者是与概率、数学期望有关的量时,通过某种试验的方法,得出该事件发生的频率,或者该随机变量若干个具体观察值的算术平均值,通过它得到问题的解。这就是蒙特卡洛法的基本思想。

为了得到具有一定精确度的近似解,所需试验的次数是很多的,通过人工方法做大量的试验相当困难,甚至是不可能的。因此,蒙特卡洛法的基本

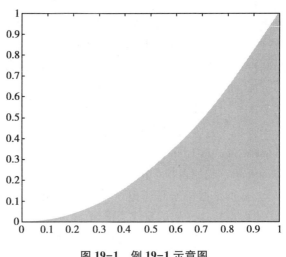

图 19-1　例 19-1 示意图

思想虽然早已被人们提出,却很少被使用。20 世纪 30 年代以来、由于电子计算机的出现,可以通过电子计算机来模拟随机试验过程,把如此之大数目的随机试验交由计算机完成,才使得蒙特卡洛法得以广泛的应用,在现代化的科学技术中发挥应有的作用。

蒙特卡洛法常以一个"概率模型"为基础,按照它所描述的过程,使用由已知分布抽样的方法,得到部分试验结果的观察值,求得问题的近似解。

GUM 附件 1 是建立在"分布传播"这个概念上,该方法直接使用设定给输入量的 PDF,而不是只使用分布的期望和标准偏差。然后通过测量模型,获得被测量,即输出量 PDF。GUM 附件 1 推荐使用蒙特卡洛法来实现这个目的。

用蒙特卡洛法来实现这个目的,就需要产生各种已知概率分布的随机变量,这是实现蒙特卡洛法的基本手段,这也是蒙特卡洛法被称为随机抽样的原因。最简单、最基本、最重要的随机变量是在[0,1]上矩形分布的随机变量。通常把[0,1]上矩形分布的随机变量的抽样值称为随机数。

产生随机数的问题,就是从这个分布抽样的问题。在计算机上,可以用物理方法产生随机数,但价格昂贵,不能重复,使用不便。另一种方法是用数学递推公式产生,这样产生的序列,与真正的随机数序列不同,所以称为伪随机数,或伪随机数序列,经过多种统计检验表明,它与真正的随机数,或随机数序列具有相近的性质,因此可把它作为真正的随机数来使用。

其他分布随机变量的抽样都是借助于随机数来实现的。由此可见,随机数

是实现蒙特卡洛法的基本工具。

与简单计算相比,科技计算中的问题要复杂得多,问题的维数(即变量的个数)可能高达数百甚至数千。对这类问题,难度随维数的增加呈指数增长,这就是所谓的"维数的灾难"(curse of dimensionality),传统的数值方法难以对付(即使使用速度最快的计算机)。Monte Carlo 方法能很好地用来对付维数的灾难,因为该方法的计算复杂性不再依赖于维数。以前那些本来是无法计算的问题现在也能够计算出来。为提高方法的效率,科学家们提出了许多所谓的"方差缩减"技巧。

另一类形式与 Monte Carlo 方法相似,但理论基础不同的方法——"拟蒙特卡洛方法"(quasi-Monte Carlo 方法),近年来也获得迅速发展。我国数学家华罗庚、王元提出的"华-王"方法即是其中的一例。这种方法的基本思想是"用确定性的超均匀分布序列(数学上称为 low discrepancy sequences)代替 Monte Carlo 方法中的随机数序列。对某些问题该方法的实际速度一般可比 Monte Carlo 方法提出高数百倍,并可提高计算精度。

19.2.3　测量不确定度中的蒙特卡洛法

在测量不确定度评定的背景下,蒙特卡洛法是一种抽样技术,以数值的方式而不是解析的方式实施分布传播。该技术也适用于验证应用 GUM 不确定度框架返回的结果,以及在某些情况下 GUM 不确定度框架所作的假设可能不适用时,可应用该方法。

事实上,MCM 提供了更丰富的信息,通过测量模型 f 传播输入量 X 的 PDF(而不是这些量的估计值的测量不确定度)以获得输出量 Y 的 PDF。从输出量的 PDF,可以直截了当地获取包含区间,以及其他统计信息,如最佳估计值及其标准不确定度。

MCM 考虑了输入量的 PDF,这些 PDF 或已通过解析方法推导出,或以其他方式为输入量设定。为输入量设定 PDF,详见本章第三节。这样的 PDF 包括不对称概率密度函数如泊松分布(计数率)和伽马分布(指数分布和开方分布的特殊情况)。输入量的 GUM 形成了由蒙特卡洛法确定输出量的 PDF 的必要基础。

如果模型的输入量不相互独立,应使用相应的联合 PDF。

与基于 GUM 不确定度框架的方法一样,蒙特卡洛法也是一个循序渐进的逐步的过程,不同的是,在蒙特卡洛法中,有几个步骤重复很多次,每次重复构成一个试验,每次重复得到的结果进行合并处理。因此,利用计算机来实施蒙特卡洛法是必不可少的。

蒙特卡洛法对描述输入量的 PDF 进行重复抽样。给定模型和其输入量的 PDF,蒙特卡洛法是获得输出量 Y 的 PDF 近似的一种工具。由输出量 PDF,可确定与输出量相关的任何或所有统计量。由此可以得到以下信息。

(1) 期望、中位数、众数以及其他位置估计 在实际工作中,应该使用期望还是使用输入量的估计值代入模型而得到的模型值,是存在争议的。在许多情况下,这两者的实际差别可忽略。然而,在某些情况下,两者差异也是可观的。例如考虑简单的模型:$Y = X^2$,其中 X 的期望为零,标准偏差为 μ,且由对称 PDF 表征。取 Y 的期望,即对一组非负值取平均,因此 Y 的期望应大于零。相比之下,由 X 期望获得的 Y 的值为零。在这种情况下,取 Y 的期望大于零比较合理,因为零值位于输出量可能值范围的下限上,且作为期望,零值几乎不具有代表性。在其他较为复杂的情况下,输出量的期望由一个估计值组成,该估计值包含了不必要的偏倚。在这种情况下,由 X 的期望获得的 Y 值更有意义。一般,使用的环境应决定选择期望还是模型在输入量的估计值处的值。蒙特卡洛法提供输出量的分布函数的分位数。特别是 0.025 分位数和 0.975 分位数给出了输出量的 95% 包含区间。这样一个包含区间也可由任何其他一对分位数给出,只要该分位数对相差 0.95 就行,如 0.015 和 0.965,或 0.040 和 0.990。

(2) 标准偏差(标准不确定度)、方差(标准偏差的平方)和高阶矩,如偏态和峰态 PDF 的一阶矩为期望,决定随机变量分布的位置的量。二阶矩为方差,表明分散性的参数。三阶矩为偏态系数,描述了偏离期望的非对称程度。四阶矩为峰态系数,表明了 PDF 的尾部的厚实或中心处是否尖峭。

(3) 对应某个规定的包含概率下的包含区间,在输出量由高斯分布或 t 分布表征的情况下,包含区间是"估计值±扩展不确定度"的推广。

(4) 任何其他的统计估计值或派生的统计量 蒙特卡洛法的使用本质上简单明了,但其实施要做到坚实可靠,要求:①抽样发生器(算法),可对所有输入量的(联合)PDF 进行抽样;②考虑蒙特卡洛试验次数,使得输出量估计的标准不确定度的有效数字达到所要求的位数,比如说两位数。需要做的工作有:对于①,适合各种可能的 PDF 的抽样;对于②,参见本章第三节。

蒙特卡洛法在验证应用 GUM 不确定度框架所产生的结果,以及 GUM 不确定度框架所作出的假设并不适用的情形时,是有实用价值的。此外,蒙特卡洛法允许一般的 PDF 通过测量系统模型进行传播,而不只是传播估计值和不确定度,这个事实不能低估。

有关测量数据的变动性的所有统计资料,包括相关效应,可以从输出量的分布得出端倪。这一信息的质量将取决于模型和输入量的质量,如果模型和输入量认为是可接受的,则输出量的分布的质量只与所选择的蒙特卡洛试验次数有关。特别是,有关 GUM 不确定度框架的定量结果可从传播的 PDF 得到。相比之下,反之则不然;GUM 不确定确定性框架不能用来得到输出量的 PDF,除非可以证明,高斯或 t 分布来描述它们是可以接受的。

在测量系统模型的一阶近似的基础上,GUM 不确定度框架是基于不确定度的传播。蒙特卡洛法提供了另外一种方法,传播的是概率分布。虽然对模型没有作一阶近似,也就是,考虑了模型的非线性影响,但所获得的结果的质量与选择的试验次数有关,这是因为抽样过程中引入了抽样误差,而该误差与试验次数有关。相比之下,在 GUM 不确定度框架中对模型线性化引入的近似程度,或输出量 PDF 假设为高斯分布或 t 分布引入的近似程度没有控制。

19.3 蒙特卡洛法试验方法

19.3.1 蒙特卡洛法的步骤

模型函数

$$Y = f(X)$$

其中

$$X = (X_1, \cdots, X_N)^T$$

设第 i 个输入量 X_i 的 PDF 表示为 $g_{X_i}(\xi_i)$,Y 的 PDF 表示为 $g_Y(\eta)$。设

$$G_Y(\eta) = \int_{-\infty}^{\eta} g_Y(z)\, \mathrm{d}z$$

表示对应 $g_Y(\eta)$ 的分布函数(DF)。满足实际需求的 $G_Y(\eta)$ 的近似可确定 Y 有关的所有所需的统计量,如输出量 Y 的估计值 y 的标准不确定度,以及 Y 的 95%包含区间。

蒙特卡洛评定测量不确定度的步骤如下。

(1) 选择蒙特卡洛试验次数 M,见本章第三节 19.3.2;

(2) (N 个)输入量的 PDF 抽样,产生 M 个矢量 x_i,见本章第三节 19.3.3;

（3）对每个矢量 x_i，计算模型给出相应输出量的值 $Y_i = f(x_i)$，见本章第三节 19.3.4；

（4）计算输出量的估计值 y 及 y 的标准不确定度 $u(y)$，分别为模型值 y_i 的（算术）平均值和标准偏差，$r = 1, \cdots, M$，见本章第三节 19.3.5；

（5）将这些 M 个模型值 y_i，按非递减次序排序，这些排序的模型值提供了输出量的分布函数 $G_Y(\eta)$ 的离散表示 G，见本章第三节 19.3.6；

（6）应用分布函数的离散表示 G 计算输出量的约定包含概率下的包含区间，见本章第三节 19.3.7。

该程序的流程示意图见图 19-2。

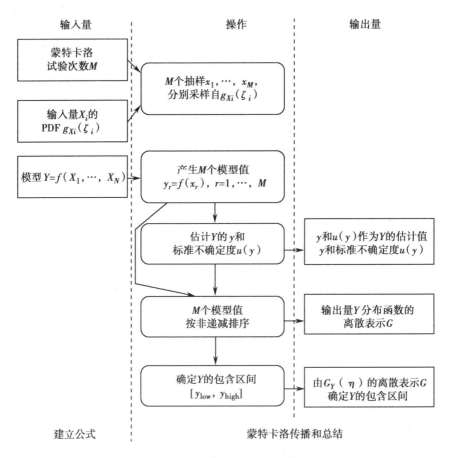

图 19-2　蒙特卡洛法评定测量不确定度流程

19.3.2　蒙特卡洛试验数

蒙特卡洛法评定测量不确定度是基于分布传播的原理,即已知模型中各输入量的概率分布,由评定模型计算出输出量的分布。

根据第三章第三节介绍的为输入量设定的概率分布,可由蒙特卡洛仿真产生出一个样本分布,该样本分布是否能很好代表其实际的总体分布,取决于蒙特卡洛模拟次数 M,即样本的容量 M。样本容量越大,即 M 越大,则越接近总体,但 M 越大,则需要越多的计算时间,有时甚至不可能实现。M 过小,则不能代表总体,使输出量的不确定度评定失真。因此合理选择 M 值是蒙特卡洛法评定测量不确定度非常关键的环节。

样本数越大其仿真结果越接近真实值,不确定度 $u(y)$ 仿真结果越准确,通常情况要求不确定度小数点后有两位有效数字,此时

$$\frac{\sigma(u(y))}{u(y)} \leqslant 0.5 \times 0.005 = 0.005$$

根据贝塞尔标准偏差的自由度公式可以得到

$$v = M - 1 = \frac{1}{2}\left(\frac{\sigma(u(y))}{u(y)}\right)^{-2} \geqslant 80\,000$$

即 M 至少要大于 80 000 才能保证计算得到的相对不确定度小数点后有两位有效数字。

因此,可预先选择一个 M 值,一般可选择 $M = 10^5$,或选取 M 值远大于 $1/(1-p)$,例如,M 至少应大于 $1/(1-p)$ 的 10^4 倍,但此时对 MCM 所提供的数值结果的质量没有直接控制,这是因为:提供这些结果到规定的数值容差所需的试验数跟输出量的 PDF"形状"及包含概率有关。

若要确保为输出量提供 95% 包含区间,且该包含区间长度被修约到 1 或 2 位有效十进制数字,通常需取 $M = 10^6$ 以上。

由于无法保证这个数或预先指定的数是否足够,因此可使用自适应选择 M 的程序,即试验数不断增加的方法。本章第四节介绍了这样一种自适应方法,其试验数以比较经济的成本就能满足达到所需数值容差的预期。

对于复杂模型,例如包括有限元模型的解,由于受到运算时间过长的限制,无法采用足够大的 M 值以获取足够的输出量分布信息。在这种情况下,一种近似方法就是将输出量概率密度函数 $g_y(\eta)$ 当作高斯分布(如在 GUM 中),然后按如下步骤进行。可选择相对小的 M 值,如 $M = 50$ 或 100。所得到的 Y 的 M 个模

型值的平均值和标准偏差可分别取为 y 和 $u(y)$。根据这些信息，设定高斯 PDF $g_y(\eta) = N(y, u^2(y))$ 来表征 Y，并计算出 Y 的包含区间。虽然由于无法提供 Y 的 PDF 近似，采用较小的 M 值在可靠性方面不可避免地要差于较大的 M 值，但是确实已考虑了模型的非线性。

19.3.3 输入量概率密度函数的抽样

在 MCM 的实现过程中，从输入量 X_1 的 PDF $g_{X_1}(\xi_1)$ 中随机产生一个值 $x_{1,1}$，再从输入量 X_2 的 PDF $g_{X_2}(\xi_2)$ 中随机产生一个值 $x_{2,1}$，若有 N 个输入量，直至从 X_N 的 PDF $g_{X_N}(\xi_N)$ 中随机产生一个值 $x_{N,1}$，这 N 个值记成一个向量，$x_1 = (x_{1,1}, x_{2,1}, \cdots, x_{N,1})$。这个过程重复 M 次，得到 M 个向量 $x_r = (x_{1,r}, x_{2,r}, \cdots, x_{N,r})$，其中，$x_{i,r}$ 是从 X_i 的 PDF 中抽取的，$r = 1, \cdots, M$。

对最常见的分布，如矩形分布、高斯分布、t 分布和多元高斯分布，需要使用适用于该 PDF 的（伪）随机数发生器，来产生样本。需要时，可从联合（多变量）高斯 PDF $g_X(\xi)$ 中抽取。

19.3.3.1 矩形分布

从一个矩形分布产生伪随机数的能力是实施蒙特卡洛法的根本，同时也是应用正确的算法或以公式从任何分布产生随机样本的基础。从一个非矩形分布产生的样本质量与从矩形分布产生的样本有关，也与所使用的算法的性能有关。因此，从非矩形分布中产生的样本的质量跟矩形分布产生的样本的质量有关。一个良好的矩形分布样本发生器和一个好的算法结合起来才能预期提供一个非矩形分布样本发生器。不论算法好坏，一个较差的矩形分布样本发生器预期提供的非矩形分布样本发生器肯定不会好。因此，所使用的矩形分布样本发生器稳定可靠是非常重要的。除非用户对它的来源非常清楚，否则一个没有经过适当测试的发生器是不能够使用的。不然会得到一个不切实际的结果。

从 $[a, b]$ 上的矩形分布 $R[a, b]$ 的一次随机抽样可由 $a + (b - a)r$ 给出，其中 r 是从 $[0, 1]$ 上的矩形分布 $R[0, 1]$ 的一次随机抽样。

Matlab 默认使用的伪随机数生成算法为梅森旋转算法（Mersenne twister），产生的双精度值位于区间 $[2^{-53}, 1 - 2^{-53}]$，其周期为 $(2^{19\,937} - 1)/2$。

微软的 Excel 使用的伪随机数生成算法为威奇曼和希尔算法（Wichmann-Hill），其周期大约为 2^{43}。

在 GUM 的附件 1 中推荐使用增强型威奇曼和希尔算法,其周期大约为 2^{121}。

19.3.3.2 高斯分布

从标准高斯分布 $N[0,1]$ 的抽样使用 Box-Muller 变换。其算法如下。

(1) 从矩形分布 $R[0,1]$ 中的独立随机两次抽样 r_1,r_2;

(2) 令 $z_1 = \sqrt{-2\ln r_1} \cos 2\pi r_2$

$$z_2 = \sqrt{-2\ln r_1} \sin 2\pi r_2$$

则 z_1,z_2 为标准高斯分布 $N[0,1]$ 中的两个相互独立的抽样。

高斯分布 $N[\mu,\sigma^2]$ 的一次随机抽样由 $\mu+\sigma r$ 给出,其中 r 是从标准高斯分布 $N[0,1]$ 的一次随机抽样。

19.3.3.3 t 分布

从自由度为 v 的 t 分布 t_v 抽样的算法如下。

(1) 从矩形分布 $R[0,1]$ 中产生两个独立抽样 r_1,r_2;

(2) 若 $r_1<1/2$,则设 $t=1/(4r_1-1)$,$u=r_2/t^2$;否则 $t=4r_1-3$,$u=r_2$;

(3) 若 $u<1-|t|/2$ 或者 $u<(1-t^2/v)^{-(v+1)/2}$,接受 t 作为是 t 分布的一个抽样;否则,重复步骤(1)。

t 分布 $t_v(\mu,\sigma^2)$ 的一次随机抽样由 $\mu+\sigma t$ 给出,其中 t 是 t 分布 t_v 的一次随机抽样。

19.3.3.4 曲线梯形分布

曲线梯形分布 $CTrap(a,b,d)$ 的一次随机抽样可由下式给出

$$a_s+(b_s-a_s)r_2$$

式中,$a_s=(a-d)+2dr_1$,$b_s=(a-d)-a_s$,r_1 和 r_2 为矩形分布 $R[0,1]$ 的独立的两次随机抽样。

19.3.3.5 反正弦分布

反正弦分布 $U(a,b)$ 的一次随机抽样可由下式给出

$$\xi=\frac{a+b}{2}+\frac{b-a}{2}\sin 2\pi r$$

式中,r 为矩形分布 $R[0,1]$ 的一次随机抽样。

19.3.3.6 多元高斯分布

最重要的多元分布是多元(联合)高斯分布 $N(\boldsymbol{\mu},\boldsymbol{V})$,它的两个参数分布为

$n \times 1$ 阶向量的期望 $\boldsymbol{\mu}$ 和 n 阶协方差矩阵 $\boldsymbol{V}, N(\boldsymbol{\mu}, \boldsymbol{V})$ 的一次随机抽样可按如下算法得到。

（1）求出协方差矩阵 $\boldsymbol{V}$ 的柯勒斯基（Cholesky）分解因子 $\boldsymbol{R}$，即上三角矩阵满足 $\boldsymbol{V} = \boldsymbol{R}^T \boldsymbol{R}$。产生 q 个伪随机数，有必要执行一次矩阵分解，且只要一次。

（2）从 n 维标准高斯分布 $N[0,1] \times N[0,1] \times \cdots \times N[0,1]$ 产生 q 个样本。也就是产生了标准高斯分布的一个 $n \times q$ 的矩阵 $\boldsymbol{Z}$ 的随机抽样。

（3）提供所需的随机抽样

$$\boldsymbol{X} = \boldsymbol{\mu} \boldsymbol{1}^T + \boldsymbol{R}^T \boldsymbol{Z}_\circ$$

其中 1 表示一个 $q \times 1$ 的单位列向量。Cholesky 分解因子 $\boldsymbol{R}$ 起着一个变换的作用，将不相关的标准化空间转换到所需的空间。

图 19-3 给出了二维高斯分布的产生的 1000 个随机抽样的 3 个例子。3 个例子中，表征某个量的分布的期望都为 $\boldsymbol{\mu} = (2,3)^T$。在图 19-3a 中，该量的协方差矩阵为

$$\boldsymbol{V} = \begin{bmatrix} 2.0 & 0.0 \\ 0.0 & 2.0 \end{bmatrix}$$

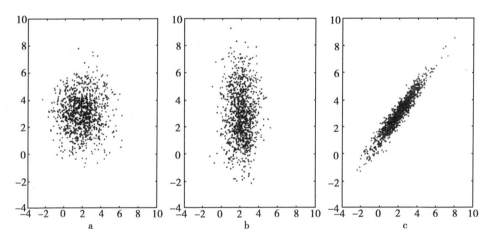

图 19-3　二维高斯分布的随机样本

也就是这个量的分量相互独立，且具有相同的标准偏差，点云像一个圆盘，其中心位于期望 $\boldsymbol{\mu}$ 处。在图 19-3b 中，该量的协方差矩阵为

$$\boldsymbol{V} = \begin{bmatrix} 1.0 & 0.0 \\ 0.0 & 4.0 \end{bmatrix}$$

也就是这个量的分量相互独立，每个分量具有不同的标准偏差，点云像一

个椭圆,其长轴和短轴分别与坐标轴平行。在图 19-3c 中,该量的协方差矩阵为

$$V = \begin{bmatrix} 2.0 & 1.9 \\ 1.9 & 2.0 \end{bmatrix}$$

也就是这个量的分量相关,点云像一个椭圆,其轴与坐标轴成一定的角度,该角度的大小由分量的协方差所决定。

19.3.4 模型值计算

从 N 个输入量的 PDF 中产生的值 $x_{1,1}, x_{2,1}, \cdots, x_{N,1}$,代入测量模型,得到一个模型值 $y_1 = f(x_{1,1}, x_{2,1}, \cdots, x_{N,1}) = f(x_1)$,重复 M 次,可得到 M 个模型值。设 M 个抽样结果为 $x_1, \cdots, x_M$,其中第 r 个样本 x_r,由 $x_{1,r}, x_{2,r}, \cdots, x_{N,r}$ 组成,其中 $x_{i,r}$ 是从 X_i 的 PDF 中抽取的,因此模型值为

$$y_i = f(x_{1,r}, x_{2,r}, \cdots, x_{N,r}) = f(x_r), r = 1, \cdots, M \qquad (19-1)$$

如果其中一些输入量 X_i 不独立,因此必须对这些不独立的输入量设定一个联合 PDF,一般设定为多元高斯分布。例如,假设输入量 X_1, X_2, X_3 不独立,其分布设定为多元高斯分布 $g_X(\xi)$,从该分布随机产生一个值 $x_{1,1}$,$x_{2,1}, x_{3,1}$,对于其他相互独立的输入量,则从各自的 PDF 中随机产生一个值,然后将这些值代入式(19-1),得到一个模型值,这个过程重复 M 次,可得到 M 个模型值。

M 个模型值 $y_1, y_2, \cdots, y_M$ 用来计算输出量 Y 的估计值 y 以及其相关的标准不确定度 $u(y)$(本章 19.3.5),而且是计算 Y 的 PDF 的一个近似的基础。模型值也用来提供 Y 的分布函数的一个离散表示(本章 19.3.6),由此还可得到分布函数的连续近似函数。

值得注意的是,在蒙特卡洛程序中,模型是在输入量的样本值上计算的,这些样本值包含那些距离输入量的估计值高达数倍标准不确定度的值。而在 GUM 不确定度框架中,当应用不确定度传播律及使用解析的偏导数时,只在各输入量的最佳估计处计算模型及偏导数的值。比如在 GUM 不确定度框架中,合成标准不确定度 $u_c(y)$ 也可以数值计算,只要将式(7-5)中的 $c_i u_i(x_i) = u_i(y)$ 替换为

$$Z_i = \frac{1}{2} \{ f[x_1, \cdots, x_i + u(x_i), x_{i+1}, \cdots, x_N] - f[x_1, \cdots x_i - u(x_i), x_{i=1}, \cdots, x_N] \}$$

$$(19-2)$$

这就是说，$u_i(y)$ 是通过计算由于 x_i 变化 $\pm u(x_i)$ 而导致 y 的变化量数值来确定的。于是 $u_i(y)$ 的值可取为 $|Z_i|$，而相应的灵敏系数的值 c_i 为 $Z_i/u(x_i)$。由式(19-2)可知，在应用不确定度传播律时，如果导数用数值(有限差分)近似时，则只需计算模型的值，而不需要计算偏导数，而且是在输入量的最佳估计值处及每个估计的一倍标准不确定度范围内的各点上，计算模型的值。由于在蒙特卡洛程序中，模型可能在距离输入量的估计值高达数倍标准不确定度的输入量的样本值上计算，对于用来计算模型的数值程序，有些情况需要考虑，如确保其收敛(使用迭代法)和数值稳定性。对于输入量的最佳估计值为中心的足够大的区域内的点，用户应保证计算测量模型的数值方法是有效的。

19.3.5 输出量的估计和标准不确定度

输出量的样本值 $y_r, r=1,\cdots,M$ 的平均值 $\bar{y}$ 作为输出量的估计值 y，和这些值的标准偏差 $u(\bar{y})$ 作为 y 的标准不确定度 $u(y)$。$\bar{y}$ 通过式(19-3)求得

$$\bar{y} = \frac{1}{M}\sum_{r=1}^{M} y_r \qquad (19-3)$$

和标准偏差由式(19-4)求得

$$u^2(\bar{y}) = \frac{1}{M-1}\sum_{r=1}^{M}(y_r-\bar{y})^2 \qquad (19-4)$$

由中心极限定理可知，如果随机变量序列 $y_1,y_2,\cdots,y_M$ 独立同分布，且具有有限非零的方差 $u^2(y)$，不等式 $|\bar{y}-y| < \dfrac{\lambda_\alpha u(y)}{\sqrt{M}}$ 近似地以概率 $1-\alpha$ 成立，因此，由式(19-3)计算得到的平均值 $\bar{y}$ 以阶为 $O(M^{-1/2})$ 的速度收敛。其中 α 称为显著性水平，$1-\alpha$ 称为置信水平。λ_α 与 α 是一一对应的，即 λ_α 为概率为 $1-\alpha$ 的包含因子，例如，$\alpha=0.05$ 时，$\lambda_\alpha=1.96$。

蒙特卡洛法的误差 ε 定义为

$$\varepsilon = \frac{\lambda_\alpha u(y)}{\sqrt{M}}$$

显然，当给定显著性水平 α 后，误差 ε 由 $u(y)$ 和 M 决定。要减小 ε，或者是增大 M，或者是减小方差 $u^2(y)$。在 $u(y)$ 固定的情况下，要把精度提高一个数量级，试验次数 M 需增加两个数量级。因此，可以适当增加试验次数，以减小蒙特卡洛法的抽样误差。

另一方面,如希望减小估计的标准不确定度 $u(y)$,比如降低一半,蒙特卡洛法的误差保持不变,这就需要 M 增大四倍。

由式(19-3)和式(19-4)可知,y 和 $u(y)$ 的要求是计算 M 个数的和,且 M 的值很大,比如 10^5 或 10^6 的这个量级。因此,在计算和时,需要注意浮点运算相关的舍入误差的影响。

在一些特殊情况下,如其中一个输入量服从自由度小于 3 的 t 分布时,PDF 为 $g_r(\xi)$ 的 Y 的期望和标准偏差可能不存在。式(19-3)和式(19-4)计算出的结果可能没有意义。

由式(19-3)得到的输出量的估计值 y 在输出量的估计值的所有可能选择中,它的均方差最小。但是,这个值 y 与在输入量的估计值处计算得到的模型值一般不相同,这是因为,对于非线性模型 $f(X)$,$E(Y) = E[f(X)] \neq f[E(X)]$。当模型为输入量的线性函数时,对于比较大的 M 值,y 与在输入量的估计值处计算得到的模型值将达到一致。当模型为非线性的,即使 $M \to \infty$,y 的值一般不等于模型在输入量的期望值处的值 $f[E(X)]$。但 M 趋近于无穷大时,无论 f 线性或者非线性,如果 $E[f(X)]$ 存在,则 y 的值近似等于 $E[f(X)]$。

输出量的估计值及其相关的标准不确定度的估计实施程序

输入参数:

M——抽样个数,等于蒙特卡洛试验次数;

y——模型值 $(y_1, y_2, \cdots, y_M)$,通过计算模型在 M 个样本 x_r 上的每一个值,即 $y_r = f(x_r)$,x_r 为 N 个输入量的 PDF 中每个抽取一个所组成。

输出参数:

y——输出量的估计值:模型值的算术平均值

$$y = \frac{1}{M} \sum_{r=1}^{M} y_r$$

$u(y)$——标准不确定度:模型值的标准偏差

$$u(y) = \sqrt{\frac{1}{M-1} \sum_{r=1}^{M} (y_r - y)^2}$$

19.3.6 分布函数的离散表示

将本章第三节 19.3.4 获得的模型值 y_r,$r = 1, \cdots, M$ 按非递减次序排序后得到输出量的分布函数的离散表示 G。排序后的模型值记为 $y_{(r)}$,$r = 1, \cdots, M$,离散

表示由 $G=(y_{(1)},\cdots,y_{(M)})$ 给出。

这里使用"非递减",而不是"递增",是因为模型值 y_r 有可能相等。但是要求排序后的模型值 $y_{(r)}$ 构成严格的递增序列,因此如有必要,要对所有重复的模型值 $y_{(r)}$ 进行微小的数值扰动,而且保持 $y_{(r)}$ 的统计特性不变。但是,由于以随机数发生器产生的样本作为输入量而计算出的模型值具有众多截然不同的浮点数,所以扰动极有可能是不必要的。

离散表示 G 用作计算输出量的包含区间的基础(本章第三节 19.3.7),且能从 G 推导出大量信息。特别指出的是,能得到期望和标准偏差的补充信息,如峰态系数和偏态系数以及其他统计量,如众数和中位数。

输出量分布函数的离散表示实施程序

输入参数:

M——抽样个数,等于蒙特卡洛试验次数;

y——模型值 $(y_1,y_2,\cdots,y_M)$,通过计算模型在 M 个样本 x_r 上的每一个值,即 $y_r=f(x_r)$,x_r 为 N 个输入量的 PDF 中每个抽取一个所组成。

输出参数:

G——输出量分布函数的离散表示,$G=(y_{(1)},\cdots,y_{(M)})$,模型值按非递减次序排序。

应采用数值运算次数正比于 $M\ln M$ 的排序算法。低效算法的运算时间正比于 M^2,使得运算时间过长。

19.3.6.1 分布函数的近似

输出量的分布函数 $G_Y(\eta)$ 的一个近似 $\hat{G}_Y(\eta)$ 可按如下获得。对输出量分布函数的离散表示 G 中的序值 $y_{(r)}$ 设定累积概率 $p_r=(r-1)/M,r=1,\cdots,M$,这些概率之间的间隔相同,都为 $1/M$。数值 $p_r,r=1,\cdots,M$ 分别为 M 个宽度为 $1/M$ 的相邻概率区间的中点,都位于 0 到 1 之间。

$\hat{G}_Y(\eta)$ 为连接 M 个点 $(y_{(r)},p_r),r=1,\cdots,M$ 的一个(连续)严格递增分段线性函数

$$\hat{G}_Y(\eta)=\frac{r-1/2}{M}+\frac{\eta-y_{(r)}}{M(y_{(r+1)}-y_{(r)})},y_{(r)}\leqslant\eta\leqslant y_{(r+1)},r=1,\cdots,M-1$$

$$(19-5)$$

使用输出量 Y 的分布函数的连续近似 $\hat{G}_Y(\eta)$ 有时候比使用本节的离散表示法 G 更有效。例如,不需要四舍五入就可以对分布函数进行抽样,就如离散情况

一样。要求连续性操作的数值方法可以用来决定最小包含区间。

该输出量可能作为下一步不确定度评定中的输入量,因此式(19-5)这种形式为 $\hat{G}_Y(\eta)$ 的抽样提供了一个的基础,而且抽样也较为方便。

期望为 3 和标准偏差为 1 的高斯 PDF $g_y(\eta)$ 的 $M = 50$ 个样本,应用 MCM 得到的 $\hat{G}_Y(\eta)$,如图 19-4 所示。

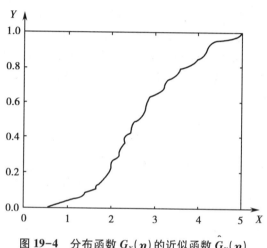

图 19-4　分布函数 $G_Y(\eta)$ 的近似函数 $\hat{G}_Y(\eta)$

输出量分布函数的近似实施程序

输入参数:

M——抽样个数,等于蒙特卡洛试验次数;

$\boldsymbol{G}$——输出量分布函数的离散表示,$\boldsymbol{G} = (y_{(1)}, \cdots, y_{(M)})$,模型值按非递减次序排序。

输出参数:

p——概率$(p_1, p_2, \cdots, p_M)$,其定义为

$$p_r = (r-1)/M$$

函数 $\hat{G}_Y(\eta)$ 为连接 M 个点 $(y_{(r)}, p_r)$,$r = 1, \cdots, M$ 的分段线性函数,提供了输出量分布函数一个近似。对应于区间 $M/2 \leqslant p \leqslant 1 - M/2$ 内的概率 p 的 η 值,$\hat{G}_Y(\eta)$ 才有定义。位于该区间端点附近的值不应该使用,因为,它不太可靠。

输出量的估计及相关标准不确定度的式(19-3)和式(19-4)提供的值与由分布函数 $\hat{G}_Y(\eta)$ 表征的变量的期望和标准偏差一般是不相同的。后者的值由下

式给出

$$\hat{y} = \frac{1}{M} \sum_{r=1}^{M} {''} y_i \qquad (19-6)$$

和

$$u^2(\hat{y}) = \frac{1}{M} \left(\sum_{r=1}^{M} {''} (y_{(r)} - \hat{y})^2 - \frac{1}{6} \sum_{r=1}^{M-1} (y_{(r+1)} - y_{(r)})^2 \right) \qquad (19-7)$$

其中式(19-6)的求和号和式(19-7)的第一个求和号上的双上撇号表示求和中第一项和最后一项的权重取一半。然而,对于足够大的 M 值(10^5 或者更大),在实际工作中,使用式(19-3)和式(19-4)获得的值与式(19-6)和式(19-7)给出的值一般是没有区别的。

19.3.6.2 分布函数的直方图表示

将 $y_{(r)}$ 或 y_r 按数据的大小划分为若干个组,组距 Δx 相同,用每组出现的数据个数(称为频数 m_i)除以样本数 M,得频率 $f_i = m_i/M$,再除以组距 Δx,得频率密度 $f_i / \Delta x$。具体做法如下。

(1) 取 a 略小于 $y_{(1)}$,b 略大于 $y_{(M)}$;

(2) 将 $[a, b]$ 分成 m 个小区间,$m < M$ 小区间长度相同,每个区间的间隔都为 Δx,设分点为

$$a = t_0 < t_1 < \cdots t_m < b$$

$\Delta x = t_j - t_{j-1}, j = 1, 2, \cdots, m$,在分小区间时,注意每个小区间中都要有若干 y_r 值。

(3) 记 $m_i = $ 落在小区间 $[t_i - t_{j-1}]$ 中 y_r 值的个数(频数),计算频率 $f_j = m_j/M$。

(4) 在直角坐标系的横轴上,标出 $t_0, t_1, \cdots, t_m$ 各点,分别以 $[t_j - t_{j-1}]$ 为底边,作高为 $f_j / \Delta x$ 的矩形,$j = 1, 2, \cdots, m$,得直方图,如图19-5 所示,即为频率分布。

频率分布提供了 Y 的 $\mathrm{PDF} g_Y(\eta)$ 一个近似。直方图的分辨率取决于选用的子区间间隔的大小。所以一般不根据直方图,而是根据离散表示 G 来进行相关的计算,如输出量的最佳估计值及其相关的不确定度等。但是,直方图可帮助理解 PDF 的本质,如非对称性的程度。如果模型简单且 M 非常大,如 10^8 或 10^9,

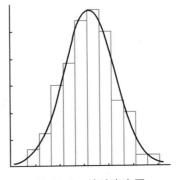

图 19-5 统计直方图

则获得离散表示 G 的所需排序时间会远长于 M 个模型的计算时间。这种情况下,相关计算基于 $g_Y(\eta)$ 的近似进行,该近似根据 y_r 的合适的直方图获得。

19.3.7　输出量的包含区间

给定一个随机变量 Y 的 PDF $g_Y(\eta)$,其分布函数为 $G_Y(\eta)$,α 分位数是这样的值 η_α,使得

$$G_Y(\eta_\alpha) = \int_{-\infty}^{\eta_\alpha} G_Y(\eta)\,\mathrm{d}\eta = \alpha$$

即位于值 η_α 左边 $g_Y(\eta)$ 的比例等于 α。

设 α 表示 0 和 $1-p$ 之间的任何值,其中 p 是所要求的包含概率(例如,0.95)。输出量的 $100p\%$ 包含区间端点为 $G_Y(\eta)$ 的 α 分位数和 $(p+\alpha)$ 分位数,即 η_α 和 $\eta_{\alpha+p}$。若用分布函数 $G_Y(\eta)$ 的逆表示,输出量的 $100p\%$ 包含区间端点为 $G_Y^{-1}(\alpha)$ 和 $G_Y^{-1}(\alpha+p)$。

一个 95% 包含区间可以是 $[\eta_\alpha, \eta_{\alpha+0.95}]$,若 $\alpha=0.01$,则一个 95% 包含区间为 $[\eta_{0.01}, \eta_{0.96}]$。由此可看出,一个 95% 包含区间有无穷多个。

要得到 $100p\%$ 概率对称包含区间,即小于 η_α 的概率等于大于 $\eta_{\alpha+p}$ 的概率,因此,要求 $\alpha=1-p-\alpha$,即 $\alpha=(1-p)/2$,则 $100p\%$ 概率对称包含区间为 $[\eta_{(1-p)/2}, \eta_{(1+p)/2}]$。

选择 $\alpha=0.025$ 给出的包含区间,定义为 0.025 分位数和 0.975 分位数,这种选择提供的 95% 包含区间就是概率对称的。Y 小于区间左端点的概率是 2.5%,大于右端点的也为 2.5%。如果 $g_Y(\eta)$ 关于它的期望对称,包含区间关于输出量的估计 y 是对称的,包含区间的左端点和右终点与 y 等距离。

如果 PDF 不对称,则不等于 $(1-p)/2$ 的 α 可能更为合适。例如,$p=0.95$ 时,不同于 0.025 的 α 值一般是适当的。此时,可采用最短 $100p\%$ 包含区间。通常情况下 α 值使得 $\eta_{(p+\alpha)}-\eta_\alpha$ 达到最小。

若 PDF 不对称,通常最短包含区间是必需的,因为它对应于指定的包含概率时输出量 Y 的最佳可能位置。如果 $g_Y(\eta)$ 是单峰的,一般情况下,α 的值使得 $\eta_{(p+\alpha)}-\eta_\alpha$ 是最短的。

对于对称的 PDF,如 GUM 法中使用的高斯分布和缩放位移 t 分布,概率对称包含区间和最短包含区间是相同的。

19.3.7.1　由离散表示 G 确定包含区间

可由输出量的分布函数的离散表示 G 来确定包含区间的端点。

例如,若 $p = 0.95$,蒙特卡洛试验数 $M = 10\,000$,根据包含区间的定义,模型值 y_r 在 $[\eta_\alpha \quad \eta_{\alpha+0.95}]$ 内的概率为 0.95,也就是 y_r 在 $[\eta_\alpha \quad \eta_{\alpha+0.95}]$ 的个数为 $pM =$ 9500。因此,95% 包含区间可能为 $[y_{(1)} \quad y_{(9501)}]$,$[y_{(2)} \quad y_{(9502)}]$,$\cdots$,$[y_{(500)} \quad y_{(10\,000)}]$。95% 概率对称包含区间的两个端点为 0.025 分位数和 0.975 分位数。小于 0.025 分位数的比例为 0.025,即小于 0.025 分位数的模型值 y_r 的个数为 $0.025 \times 10\,000 = 250$。因此,95% 概率对称包含区间为 $[y_{(250)} \quad y_{(9750)}]$。

若 $p = 0.95$,蒙特卡洛试验数 $M = 9991$,在 $[\eta_\alpha \quad \eta_{\alpha+0.95}]$ 的个数为 $pM =$ 9491.45。因为个数必须是正整数,因此,对 pM 的值四舍五入,得到 $pM = 9491$。这个过程就是相当于对 $pM + 1/2$ 取整数部分。因此,因此,95% 包含区间可能为 $[y_{(1)} \quad y_{(9492)}]$,$[y_{(2)} \quad y_{(9493)}]$,$\cdots$,$[y_{(500)} \quad y_{(9991)}]$。小于 0.025 分位数的模型值 y_r 的个数为 $0.025 \times 9991 = 249.75 \approx 250$。因此,95% 概率对称包含区间为 $[y_{(250)} \quad y_{(9741)}]$。

上述 500 个区间中长度最短的那个区间就是最短 $100p\%$ 包含区间。

由以上分析,可得出由输出量的分布函数的离散表示 G 来确定包含区间的端点的基本方法如下。

如果 pM 为整数,设 $q = pM$,否则取 q 的值为 $pM + 1/2$ 的整数部分。则 $[y_{\text{low}} \quad y_{\text{high}}] = [y_{(r)} \quad y_{(r+q)}]$ 对任意的 $r = 1, \cdots, M-q$,为 Y 的 $100p\%$ 包含区间。如果 $(M-q)/2$ 是整数,取 $r = (M-q)/2$;否则,取 r 等于 $(M-q+1)/2r$ 的整数部分,可得概率对称的 $100p\%$ 包含区间。确定 $r = r^*$,使得 $y_{(r^*+q)} - y_{(r^*)} \leqslant y_{(r+q)} - y_{(r)}$,$r = 1, \cdots, M-q$,可获得最短 $100p\%$ 包含区间。

19.3.7.2　由分布函数的近似确定包含区间

可由本章第三节 19.3.6.1 中获得的 $G_Y(\eta)$ 的近似 $\hat{G}_Y(\eta)$ 得到包含区间的端点。对于足够大的 M 值,使用 $G_Y(\eta)$ 的离散表示 G 获得的包含区间可以预期与使用近似 $\hat{G}_Y(\eta)$ 获得的包含区间在实际中是没有区别的。为了找到左端点 y_{low},使得 $\alpha = \hat{G}_y(y_{\text{low}})$,确定指标 r,使得两点 $(y_{(r)}, p_r)$ 和 $(y_{(r+1)}, p_{r+1})$ 满足

$$p_r \leqslant \alpha \leqslant p_{r+1}$$

然后,通过逆线性插值

$$y_{\text{low}} = y_{(r)} + (y_{(r+1)} - y_{(r)}) \frac{\alpha - p_r}{p_{r+1} - p_r}$$

同样,右端点 y_{high},可由下式计算

$$y_{\text{high}} = y_{(s)} + (y_{(s+1)} - y_{(s)}) \frac{\alpha - p_s}{p_{s+1} - p_s}$$

其中确定指标 s，使得两点 $(y_{(s)}, p_s)$ 和 $(y_{(s+1)}, p_{s+1})$ 满足

$$p_s \leqslant p+\alpha \leqslant p_{s+1}$$

选择 $\alpha = 0.025$ 给出的包含区间，定义为 0.025 分位数和 0.975 分位数。这种选择提供的 95% 包含区间是概率对称的。

最短包含区间一般由 $\hat{G}_Y(\eta)$ 通过计算可得到，确定 α 使得 $\hat{G}_Y^{-1}(p+\alpha) - \hat{G}_Y^{-1}(\alpha)$ 最小。确定最小的一种简单的方法就是，对足够多的 0 和 $1-p$ 之间的 α 的选择 $\{\alpha_k\}$，计算 $\hat{G}_Y^{-1}(p+\alpha) - \hat{G}_Y^{-1}(\alpha)$，从集合 $\{\alpha_k\}$ 中选择值 α_l，从集合 $\{\hat{G}_Y^{-1}(p+\alpha_k) - \hat{G}_Y^{-1}(\alpha_k)\}$ 产生最小值。

19.4　自适应蒙特卡洛法

为了通过 MCM 获得可靠的结果，一个基本参数是试验次数 M 或执行模型计算的次数。若事先选择 M，则对结果就不会有直接控制。为了获得 95% 的包含区间，取值 $M = 10^6$ 通常认为是合适的，但测量过程的随机特性以及输出量 Y 的概率分布的性质都对所选择的 M 值有影响，这样会导致每种情况下具有不同的 M 值。正是因为如此，MCM 的实施以自适应的方式进行，即蒙特卡洛试验次数不断增加，直至所需要的不同结果达到统计意义上的稳定。建立结果的稳定性条件与达到给定的数值容差的目的要一致。如果一个数值结果的标准偏差的两倍小于标准不确定度 $u(y)$ 的数值容差时（本章第四节 19.4.1），认定该数值结果稳定。

19.4.1　和一个数值有关的数值容差

数值容差（numeric tolerance）为最短区间的半宽度，该区间包含能正确表达到指定位数的有效十进制数的所有数。

例 19-2　大于 1.75 且小于 1.85 的所有数可以表达为两位有效十进制数 1.8 的数值容差就是 $(1.85 - 1.75)/2 = 0.05$。

z 相关的数值容差 δ 按下列方式给出。

首先，将数值 z 表示为 $c \times 10^l$ 的形式。其中，c 是 n_{dig} 位十进制整数，l 是整数，n_{dig} 表示数值 z 的有效数字的个数。那么，z 的数值容差 δ 取为

$$\delta = \frac{1}{2}10^l \tag{19-8}$$

本例中,数值 1.8 为两位有效数字,因此 $n_{dig} = 2$,也就是 c 是两位十进制整数,$c = 18$,因此数值 1.8 表示为 18×10^{-1} 的形式。则数值 1.8 的数值容差 $\delta = \frac{1}{2} 10^{-1} = 0.05$。

例 19-3 标称值为 100g 的标准砝码的输出量的估计值为 $y = 100.02147g$,标准不确定度 $u(y) = 0.00035g$,这两个有效数字都是有意义的。因此,$n_{dig} = 2$ 时,$u(y)$ 表示为 $35 \times 10^{-5}g$,此时,$c = 35$,$l = -5$,则 $\delta = \frac{1}{2} 10^{-5} = 0.000005$。

例 19-4 若 $u(y)$ 只有一位有效数字有效,其余同例 19-3。此时,$n_{dig} = 1$ 时,$u(y) = 4 \times 10^{-4}g$,$c = 4$,$l = -4$,则 $\delta = \frac{1}{2} 10^{-4} = 0.00005$。

例 19-5 在 pH 测量中,$u(y) = 0.01pH$,此时,$n_{dig} = 1$ 时,$u(y) = 1 \times 10^{-2}$,$c = 1$,$l = -2$,则 $\delta = \frac{1}{2} 10^{-2} = 0.005$。

19.4.2 使用自适应方法的目的

使用自适应方法的目的是为了获得:
(1) 输出量 Y 的估计值 y;
(2) 标准不确定度 $u(y)$;
(3) 约定包含概率下,Y 的包含区间的端点 y_{low} 和 y_{high}。
以上四个值中的每一个可预期都满足所需的数值容差。

19.4.3 自适应方法的步骤

自适应 MCM 的计算算法包括以下步骤。
(1) 选择所需的包含概率 p;
(2) 选择不确定度 $u(y)$ 的十进制数字的个数 n_{dig},一般取 1 或 2。
(3) 自适应蒙特卡洛方法实际上是一种序贯批处理方法,每批的试验次数都相同。一般每批的试验次数取 $M = \max(J, 10^4)$,其中 J 是大于或等于 $100/(1-p)$ 的最小整数。这两个值 J 和 10^4 有意选择比 MCM 的试验次数(一般为 10^6 量级)要小得多,这是为了分析每批试验后所需确定的参数的统计量的变动性。
(4) 变量 h 为所进行的蒙特卡洛试验的批数。为了实施第 1 批次的蒙特卡洛试验,设 $h = 1$。

（5）对于第 h 批次蒙特卡洛试验,根据本章 19.3.3 和 19.3.4 节所示的方法,执行 M 次蒙特卡洛试验,按 19.3.4 节所示的方法,计算得到 M 个模型值 y_1, $\cdots$, y_M,再按 19.3.5 节和 19.3.7 节所示的方法,计算出如下的估计参数。

① 算术平均值作为输出量 Y 的估计值 y

$$y^{(h)} = \sum_{r=1}^{M} y_r$$

② 标准偏差作为估计值 y 的标准不确定度 $u(y)$

$$u(y^{(h)}) = \sqrt{\frac{1}{M-1} \sum_{r=1}^{M} (y_r - y)^2}$$

③ 设 q 为 $pM+1/2$ 的整数部分。对 M 个模型值 $y_1, \cdots, y_M$,从小到大进行排序,记为 $y_{(r)}$, $r=1,2,\cdots,M$, Y 的概率对称包含区间为 $[y_{\text{low}}^{(h)}, y_{\text{high}}^{(h)}]$。该 $100p\%$ 包含区间的左、右端点分别为 $y_{\text{low}}^{(h)} = y_{(r)}$, $y_{\text{high}}^{(h)} = y_{(r+q)}$。如果所需结果是最短包含区间,则确定 $r=r^*$,对于每个值 $r=1,2,\cdots,M-q$,使得 $y_{(r^*+q)} - y_{(r^*)} \leqslant y_{(r+q)} - y_{(r)}$。

（6）为了分析这些参数,即输出量 Y 的估计值 y 和其标准不确定度 $u(y)$ 以及 Y 的 $100p\%$ 包含区间的左、右端点 $y_{\text{low}}^{(h)}$ 和 $y_{\text{high}}^{(h)}$ 的变动性,一个以上的批次试验是必需的,因此若 $h=1$,则增加一次,返回步骤（5）。

（7）在每个批次试验后,必须计算这些参数的平均值和标准偏差。

① 对于估计值

$$y(h) = \frac{1}{h} \sum_{i=1}^{h} y^{(i)}$$

$$s_y(h) = \sqrt{\frac{1}{h(h-1)} \sum_{i=1}^{h} (y^{(i)} - y(h))^2}$$

② 对于标准不确定度

$$u_y(h) = \frac{1}{h} \sum_{i=1}^{h} u(y^{(i)})$$

$$s_{u(y)}(h) = \sqrt{\frac{1}{h(h-1)} \sum_{i=1}^{h} (u(y^{(i)}) - u_y(h))^2}$$

③ 对于包含区间的左端点

$$y_{\text{low}}(h) = \frac{1}{h} \sum_{i=1}^{h} y_{\text{low}}^{(i)}$$

$$s_{y_{\text{low}}}(h) = \sqrt{\frac{1}{h(h-1)} \sum_{i=1}^{h} (y_{\text{low}}^{(i)} - y_{\text{low}}(h))^2}$$

④ 对于包含区间的右端点

$$y_{high}(h) = \frac{1}{h} \sum_{i=1}^{h} y_{high}^{(i)}$$

$$s_{y_{high}}(h) = \sqrt{\frac{1}{h(h-1)} \sum_{i=1}^{h} (y_{high}^{(i)} - y_{high}(h))^2}$$

（8）为了对结果应用稳定性标准，必须计算出 Y 的估计值 y 的标准不确定度 $u(y)$ 的数值容差 δ。不确定度 $u(y)$ 的计算如同步骤（5）中一样，但利用所有的 $h×M$ 模型值。

（9）如果 $2s_y(h)$，$2s_{u(y)}(h)$，$2s_{y_{low}}(h)$ 和 $2s_{y_{high}}(h)$ 中任何一个值大于 δ，则 h 增加1，增加一批次蒙特卡洛试验，返回到步骤（5）。直到 $2s_y(h)$，$2s_{u(y)}(h)$，$2s_{y_{low}}(h)$ 和 $2s_{y_{high}}(h)$ 中的任何一个值不大于 δ 为止。即所有的计算已达稳定。

（10）一旦所有的计算已达稳定，最后利用获得的 $h×M$ 个模型值来计算出 y，$u(y)$ 和 $100p\%$ 包含区间。

19.5 蒙特卡洛法总结

19.5.1 蒙特卡洛法的性质

（1）伪随机数发生器的可用性。要求伪随机数发生器适用于设定给计量中可能出现的输入量 PDF 和联合 PDF。

（2）伪随机数发生器的质量。众所周知，一些伪随机数发生器产生一系列的值，不能满足标准随机性测试。

（3）重复性。所得的结果未必是可重复的，从而使得所描述的蒙特卡洛法的软件测试很难。相同的随机数发生器，使用相同的种子，必须提供准确的重复结果。

（4）复杂的模型。如果模型复杂时，蒙特卡洛试验次数太大，所需的计算时间可能比较长。

（5）模型计算。所描述的蒙特卡洛法中，模型是在每一组输入量抽样值上计算，抽样值的范围很大，包括远离输入量估计值几个"标准偏差"的那些值。而基于不确定度传播律的程序，只在输入量估计处计算测量模型。由于这个原因，用来计算模型的数值程序可能会出现一些问题，例如，确保其收敛（使用了迭代方法）和数值稳定性。

（6）使用简单明了。软件可以这样实现，用户只需提供模型和定义设定给输入量的 PDF 的参数等有关信息。

（7）提供输出量的分布函数的一个离散表示（而不是一个单一的统计量，如标准偏差）。任何所需的统计量（标准偏差，高阶矩等）、包含区间以及派生的统计量，如输出量 Y 的任何函数的估计值相关的不确定度，都可以从这离散表示计算出。

（8）适用于众多各类模型。所描述的蒙特卡洛法广泛适用，无论模型的性质如何。

① 该模型可以是线性的、非线性不强或非线性很严重。例如，为了确定输出量估计值相关的统计量的无偏估计，不需要对模型进行初始分析以决定泰勒级数展开需要多少项数才足够近似 f。

② 输入量估计值的不确定度可能相对比较大。

③ 对输出量 Y 的 PDF 未作任何假设。因此，有可能为负的变量的分布可合理近似。

（9）不要求对称性。使用所述的蒙特卡洛方法时，对设定给输入量的 PDF 或输出量的 PDF 的对称性未作任何假设。因此，没有必要"对称化"任何 PDF。

（10）偏导数不是必需的。没有必要获得模型关于输入量的偏导数的代数表达式，以及计算这些表达式在输入量的估计值处的值。

（11）避免有效自由度的概念。所述的蒙特卡洛方法避免了有效自由度的概念。

19.5.2　蒙特卡洛法用于 GUM 不确定度框架的验证

GUM 不确定度框架有一定的局限性。虽然该方法可以预期在很多情况下效果很好，但它通常难以量化近似的影响，即线性化，计算有效度自由度的韦尔奇-萨特思韦特公式和输出量是高斯的假设（即中心极限定理适用）。事实上，这样做的难度通常会比用蒙特卡洛法所需要的更大。因此，因这些情况下不能轻易进行测试，因此任何疑问应验证。为此，建议，GUM 不确定度框架和所述的蒙特卡洛法都应用，且结果进行比较。如果比较是有利的，GUM 不确定度框架适用于此场合及今后足够类似的情形。否则，可考虑使用蒙特卡洛法来代替。

具体来说，建议采用下面两个步骤和比较过程。

（1）应用 GUM 不确定度框架得到输出量的 $100p\%$ 包含区间 $y \pm U_p$，此处 p 为约定的包含概率。

（2）运用所述的蒙特卡洛方法,获得输出量估计值相关的标准不确定度 $u(y)$ 和输出量的 95% 包含区间的端点值 y_{low} 和 y_{high};

比较过程的目的是,确定由 GUM 不确定度框架及蒙特卡洛方法获得的包含区间在约定的近似程度下是否一致。此近似程度根据包含区间的端点来评定,且与不确定度 $u(y)$ 的有效十进制数字的有效数位相符合。具体过程如下。

确定 $u(y)$ 的数值容差 δ。

GUM 不确定度框架和所述的蒙特卡洛方法获得的包含区间进行比较,确定是否能获得 GUM 不确定度框架提供的包含区间中正确十进制数字的所需位数,尤其可确定

$$d_{low} = |y - U(y) - y_{low}|$$

和

$$d_{high} = |y + U(y) - y_{high}|$$

即两个包含区间的各自端点的绝对偏差。如果这两个量 d_{low} 和 d_{high} 都不大于 δ,则比较就是成功的,GUM 不确定度框架可通过验证。

19.5.3 蒙特卡洛法在一个简单非线性模型的应用

考虑模型 $Y = X^2$,输入量 X 的期望 1.2 和标准偏差 0.5 并设定为高斯 PDF。

首先,蒙特卡洛试验数 M 为 500。从设定给 X 的高斯分布抽取的值为 x_r, $r = 1, 2, \cdots, M$。根据该模型计算对应的模型值 $y_r = x_r^2$。按照 19.3.6.1 节所介绍的方法,构造 Y 的分布函数的一个近似,为连接点 $(y_{(r)}, p_r)$ 的分段线性函数,$r = 1, 2, \cdots, M$,其中 $p_r = (r - 1/2)/M$。图 19-6 给出了这样得到的分布函数的近似以及 y_r

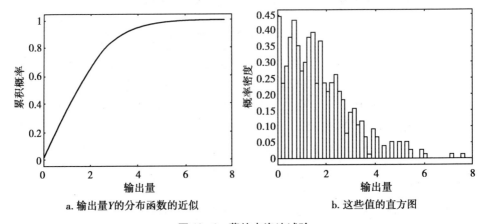

a. 输出量 Y 的分布函数的近似　　　　b. 这些值的直方图

图 19-6　蒙特卡洛法试验

值的直方图。直方图可看成是 Y 的 PDF 的近似，但它是离散的，且是缩放的。

　　从函数的光滑程度上看，分布函数的近似比相应的 PDF 近似要光滑。这样的结果一般是可预料到的，这主要因为，PDF 是分布函数的导数，而函数的导数的数值近似的准确性往往比函数的近似的准确性差很多。

　　重复上述过程，但试验次数为 $M = 50\ 000$。见图 19-7。显而易见，结果的平滑性得到很大的增强。试验次数越大，所得结果计算出的统计量将更为可靠。可以预计，增加试验次 100 倍，在计算的统计量中准确度会增加一位有效数字。

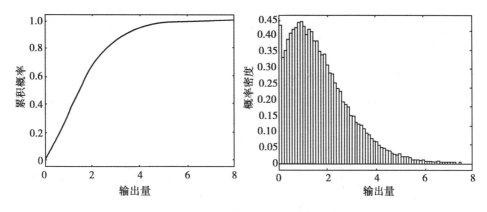

图 19-7　如图 19-6 但基于 50 000 次蒙特卡洛试验

　　由于分辨力的增强，在 $M = 50\ 000$ 时的 PDF 中能分辨出某个特征（图 19-7），而 $M = 500$ 时该特征不明显（图 19-6）。这个特征就是 PDF 存在双峰，除了主峰外，在原点附近有一宽度很窄的峰。这不是抽样程序的影响，而是因为根据其 PDF，X 的值的 0.8% 为负。这些值位于期望 $\mu = 1.2$ 和标准偏差 $\sigma = 0.5$ 的 X 的高斯 PDF 的左尾部。标准高斯分布下，位于点 $z = (0 - \mu)/\sigma = -2.4$ 的左边的面积也就是这个比例 0.8%。通过模型 $Y = X^2$，这些值取平方，与非常小且非负的 X 的值汇聚在一起，才导致 Y 的 PDF 存在这个特征。

　　不确定度传播律给出的输出量的估计值和相关的标准不确定度分别是 1.44 和 1.20。而所描述的蒙特卡洛法提供的分别为 1.70 和 1.26。在这个例子中不确定度传播律给出的标准不确定度是合理的，但估计的期望低于正确值。事实上这个值是可以通过解析方法准确得到的。

　　这个例子中还有另一个特点值得注意。$M = 50\ 000$ 的情况下，Y 的 95% 包含区间，由（近似）分布函数的 0.025 分位数和 0.975 分位数所确定，为 $[0.1, 4.8]$。GUM 不确定度框架给出的 $1.44 \pm 1.96 \times 1.20$，即 $[-0.9, 3.8]$。两种方法给出的包含区间的长度相同。但 GUM 不确定度框架所提供的区间相对于所描述的蒙特卡洛法给出的要向左偏移。事实上，GUM 不确定度框架提供的包含区间中的 -0.9 到 0 这部分是不切实际的，因为从它的定义，Y 不可能取负值。

利用所描述的蒙特卡洛法及应用 GUM 不确定度框架也可计算出其他包含概率下的包含区间。再次观察到存在明显的差异。例如，对于包含概率为 99.8%（高斯假设下对应包含因子为 3），蒙特卡洛法提供的包含区间是 $[0.0, 7.5]$ 和 GUM 不确定度提供框架的为 $[-2.2, 5.1]$。

虽然这个例子看起来比较极端，但在计量领域如电磁干扰（EMC）测量，具有较大不确定度的情况并不少见。标准不确定度和估计值大小相当的例子也有，例如几何计量和光度学和辐射测量。

蒙特卡洛法是一种工具，与一般 GUM 法是一致的。主要的区别是，不是通过一个线性化模型传播不确定度，而是通过模型传播输入量的 PDF 来计算输出量的 PDF 的一个近似。从输出数量的 PDF 可得到包含区间，而不需要假设输出量的 PDF 为高斯，t 分布或任何其他的分布。

蒙特卡洛法可以直截了当地应用到各类不确定确定度评定问题。

对于简单的模型，蒙特卡洛试验次数可以选择相当大，例如 10^6。

复杂的模型，实现质量相媲美的结果，所花的时间可能稍长，但对现在的计算机水平而言，计算时间不会是问题。

19.6　电子表格在蒙特卡洛法中的应用

使用电子表格软件实施蒙特卡洛法评定测量不确定度，只需要较少的数学知识，且容易实现。常用的电子表格软件有微软的 Excel 和金山的 WPS 电子表格软件。

Excel 是目前市场上功能最强大的电子表格软件。Excel 不仅具有强大的数据组织、计算、分析和统计功能，还可以通过图表、图形等多种形式形象地显示处理结果。

WPS 表格是 WPS OFFICE 的三个组件之一，类似于微软公司的 Excel，是应用众多的电子表格类处理软件之一。

19.6.1　公式和函数的使用

19.6.1.1　输入公式

（1）公式的形式　输入公式的形式为"= 表达式"。公式最前面是等号

(=),后面是参与计算的元素(运算数)和运算符。运算数可以是常量数值、单元格。

（2）公式输入的方法　可直接在单元格中输入公式：

① 单击要输入公式的单元格。

② 在单元格中输入一个等号"="。

③ 输入公式的内容。

④ 按回车键。

（3）公式中使用的运算符　在蒙特卡洛法评定测量不确定度中可以使用的运算符主要如下。

① 算术运算符　加(+)、减(-)、乘(*)、除(/)、指数(0)。可以完成基本的算术运算并得到所需结果。

② 区域运算符(:冒号)　对两个引用之间,包括两个引用在内的所有单元格进行引用。

19.6.1.2　常用函数

在蒙特卡洛法评定测量不确定度中,产生常用分布的随机数是实施 MCM 的关键。

高斯分布:$\text{NORMINV}(\text{RAND}(),x,u)$

产生期望为 x,标准偏差为 u 的高斯分布的随机数。期望 x 一般为输入量的最佳估计值,标准偏差 u 为对应的标准不确定度。

矩形分布:$\text{RAND}()$

产生 $[0,1]$ 矩形分布的随机数。

矩形分布:$a+(b-a)*\text{RAND}()$

产生 $[a,b]$ 矩形分布的随机数。

矩形分布:$x+2*a*(\text{RAND}()-0.5)$

产生输入量的最佳估计值为 x,矩形分布的半宽度为 a 随机数,即矩形分布的上下限为 $x-a,x+a$。

矩形分布:$x+2*u*\text{SQRT}(3)*(\text{RAND}()-0.5)$

产生输入量的最佳估计值为 x,标准不确定度为 u 的矩形分布的随机数。

三角分布:$x+a*(\text{RAND}()-\text{RAND}())$

产生输入量的最佳估计值为 x,三角分布的半宽度为 a^* 的随机数,即三角分布的上下限为 $x-a,x+a$。

三角分布:$a+(b-a)^*(\text{RAND}()-\text{RAND}())$

产生[a,b]三角分布的随机数。

三角分布:$x+u*\mathrm{SQRT}(6)*\mathrm{RAND}(\ )-\mathrm{RAND}(\ ))$

产生输入量的最佳估计值为x,标准不确定度为u的三角分布的随机数。

t 分布:$x+u*\mathrm{TINV}(\mathrm{RAND}(\ ),v_{\mathrm{eff}})$

产生输入量的最佳估计值为x,标准不确定度为u的,自由度为v_{eff}的t分布的随机数。

反正弦分布:$(a+b)/2+(b-a)/2*\sin(2*\mathrm{PI}(\ )*RAND(\ ))$

产生[a,b]反正弦分布的随机数。

19.6.2 电子表格软件在 MCM 中的应用

下面用一个简单的例子来说明 Excel 在 MCM 中是如何应用的。这里的基本操作方法在 WPS 表格中也同样适用。在这个例子中,一个值y是由输入量$a,b,$$c$计算得到,模型为

$$y=\frac{a}{b-c}$$

a,b,c 的估计值,标准不确定度以及设定的分布参见 Excel 表的第三行和第四行。

步骤如下。

(1) 在 Excel 表格中的第三行和第四行分别输入参数的值的大小和它们的标准不确定度,或矩形分布或三角分布时,输入其区间半宽度,或上下限。如图 19-8 所示。

(2) 也在第三行计算输出量y的值。

(3) 在估计值和不确定度下方的某个合适行开始(Excel 表第 8 行为开始行),为给定参数下的每个分布键入合适的公式。从不同的分布产生随机数的 Excel 的公式可参见本章 19.6.1.2 节。例如,在 C8 单元格中,输入"$=\mathrm{NORMINV}$(RAND( ),C\$3,C\$4)",按回车键,就会产生一个均值为 1.00,标准偏差为 0.05 的高斯分布的随机数。

注意在公式中,必须包括对含有参数值和标准不确定度的那个单元格的绝对引用。绝对引用是指向引用工作表中固定的单元格。当公式被复制到其他位置时,公式内容不会发生变化。例如,将 C8 单元格中的公式复制到 C9 单元格中,公式仍然是"$=\mathrm{NORMINV}(\mathrm{RAND}(\ ),\mathrm{C}\$3,\mathrm{C}\$4)$",在公式用中"\$"表示绝对引用。

	A	B	C	D	E	F	G
1							
2			a	b	c		y
3		Value	1.00	3.00	2.00		=C3/(D3-E3)
4		Standard uncertainty	0.05	0.15	0.10		=STDEV (G8:G507)
5		Distribution	Normal	Normal	Normal		
6							
7		Simulation	a	b	c		y
8			=NORMINV(RAND(), C$3,C$4)	=NORMINV(RAND(), D$3,D$4)	=NORMINV(RAND(), E$3,E$4)		=C8/(D8-E8)
9			1.024702	2.68585	1.949235		1.39110
10			1.080073	3.054451	1.925224		0.95647
11			0.943848	2.824335	2.067062		1.24638
12			0.970668	2.662181	1.926588		1.31957
⋮			⋮	⋮	⋮		⋮
506			1.004032	3.025418	1.861292		0.86248
507			0.949053	2.890523	2.082682		1.17480
508							

图 19-8　Excel 在 MCM 中的应用

（4）通过复制 G3 单元格到 G8 单元格，就可计算出 y 的结果。注意，这里是相对引用。相对引用是指向相对于公式所在单元格相应位置的单元格。当公式被复制到其他位置时，Excel 会根据移动的位置调节引用单元格。例如，在 G3 单元格中输入公式"=C3/（D3-E3）"，将此公式复制到 C8 单元格中，公式将变为"=C8/（D8-E8）"。

（5）产生更多的随机数以及 y 的结果。这个可通过复制来完成。

例如：

① 单击 C8 单元格；

② 将鼠标指针指向 C8 单元格右下角的填充柄；

③ 鼠标指针变为黑色小十字型时，再按住鼠标左键向下拖动填充柄至 C507 单元格。

这样就产生了输入量 a 的 500 个随机数。

或者，还可按如下步骤来完成上述任务：

① 复制 C8 单元格；

② 单击 C9 单元格，按住鼠标左键向下拖动至 C507 单元格后，放开鼠标。

③ 粘贴。

这样也可产生输入量 a 的 500 个随机数。

（6）y 的标准不确定度的 MCM 估计就是所有的 y 的仿真值的标准偏差，如 Excel 表的 G4 单元格。还可计算估计值 y 的 $100p\%$ 包含区间。例如，95% 包含区间的端点为 0.025 分位数和 0.975 分位数。这个可用 Excel 的内置函数来实现，分别为 PERCENTILE（G8：G507，0.025）和 PERCENTILE（G8：G507，0.975）。

输出量 y 的分布可通过使用 Excel 内置函数产生直方图来观测。对这个例子，使用 Excel 表中的数据，500 个数给出的 y 的标准不确定度为 0.23。重复这个仿真过程 10 次，在 Excel 中，按 F9 键，就重复所有的计算一次。重复 10 次，给出的标准不确定度的值在 0.197 到 0.247 范围内。用 GUM 法计算出的标准不确定度为 0.187。结果表明，MCM 仿真给出的标准不确定度的估计值通常更大一些。其原因可通过仿真结果的直方图的观测可得到，见图 19-9。虽然输入量的分布都设定为

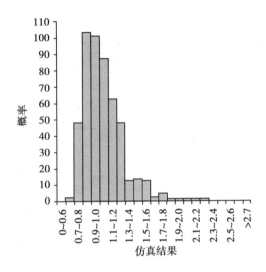

图 19-9　仿真结果的直方图

高斯分布，输出结果表明，输出量分布存在明显的正偏，导致比预期要更大的标准不确定度。这主要来自于显著的非线性。

除了使用电子表格软件实施蒙特卡洛法评定测量不确定度，其他可用于数值计算的软件或计算机编程语言如 Matlab 等，均可以很好地用于实施蒙特卡洛法评定测量不确定度。

其中，Matlab 是一种交互环境良好，用于数值计算、可视化编程的高级语言。使用 Matlab，可以分析数据，开发算法，创建模型和应用程序。借助其语言、工具和内置数学函数，可以探求多种方法，比电子表格或传统的编程语言如 C/C++或 Java™ 更快地求取结果。

Matlab 提供了一系列数值计算方法。Matlab 语言包括用以支持常见的工程设计和科学运算的数学函数，对向量运算提供内在支持，可以快速地执行向量运

算和矩阵运算。这些运算是解决工程和科学问题的基础,能够实现快速开发和执行。

使用 Matlab 语言,编程和开发算法的速度较使用传统语言大幅提高,这是因为无须执行诸如声明变量、指定数据类型以及分配内存等低级管理任务。在很多情况下,支持向量运算和矩阵运算就无需使用 for 循环。因此,一行 Matlab 代码通常等同于执行数行 C 代码或 C++代码。

Matlab 提供了传统编程语言的多项功能,其中包括流控制、错误处理以及面向对象编程(OOP)。使用者可以使用基本的数据类型或高级数据结构,也可以定义自定义数据类型。

有一定编程基础者可以利用 Matlab 来实现蒙特卡洛法评定测量不确定度,其所获结果比 Excel 方法得到的结果更可靠,特别是蒙特卡洛试验次数比较大时,Matlab 的结果更稳定可靠。

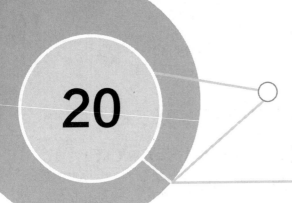

20 蒙特卡洛法测量不确定度评定实例

20.1 物理常数 pH 测量的不确定度

以《中国药典》(2020 年版) 二部中葡萄糖氯化钠注射液 pH 测定为例，分别用 GUM 法和 MCM 法评定 pH 测量的不确定度，并用 MCM 法验证 GUM 法评定测量不确定度结果的可靠性，为药品检测结果不确定度评定提供一个可选方法。

例 20-1　用 0.001 级的 pH(酸度)计测定葡萄糖氯化钠注射液的 pH

1　实验部分

1.1　主要仪器与试剂

S470 Seven Excellence™ pH/电导率测量仪 (pH 测量范围：−2.000 至 20.000，pH 分辨率：0.001/0.01/0.1，相对 pH 精度±0.002)；干燥的小烧杯等。葡萄糖氯化钠注射液；pH 标准缓冲液：pH 4.003 (0.010 pH, $k = 3$)，pH 6.864 (0.005 pH, $k = 3$)，国家标准溶液中心。

1.2　测定法

开机预热数分钟，调节 pH 计零点，在标准条件下 (25℃，常压下)，按葡萄糖氯化钠注射液品种项下规定 pH 范围，照《中国药典》规定和中国药品检验操作规范，选择与供试液 pH 接近的 pH4.003 标准缓冲液进行定位，调节仪器读数与标示 pH 一致；再用 pH6.864 缓冲液进行核对，仪器读数与标示 pH 一致。

另取葡萄糖氯化钠注射液供试液适量，置小烧杯中，以供试液冲洗电极数次，电极浸入供试液中，轻摇使供试液平衡稳定后，读数记录供试液的 pH，平行测量 5 份，得到数据如表 20-1 所示。

表 20-1　pH 测量数据

测量次数(i)	1	2	3	4	5	平均值	标准偏差
pH	4.533	4.529	4.535	4.512	4.516	4.525	0.0104

2　不确定度评定

2.1　GUM 法

2.1.1　计算最佳估计值

5 次测量的算术平均值 $\overline{\text{pH}} = \dfrac{1}{5}\sum\limits_{i=1}^{5}\text{pH}_i = 4.525$

2.1.2　分析不确定度来源

由测量概述知,影响该 pH 测量不确定度的主要因素如下。

(1) pH 计准确度和分辨率引入的不确定度。

(2) pH 计读数校正引入的不确定度。

(3) pH 计测量重复性引入的不确定度。

由于测量条件是标准条件下,且 pH 测量和读数校正是在同一条件下,故温度等环境因素的影响忽略不计。

2.1.3　不确定度各分量分析

(1) pH 计的不确定度由 pH 计的准确度和 pH 计的分辨率两部分不确定度组成。

根据 pH 计的说明书给出的结果,pH 计的最大允差为 ±0.002 pH,按均匀分布 $k=\sqrt{3}$ 计算,得到 pH 计准确度引起的不确定度 $u_{校}=0.002/\sqrt{3}$。

pH 计的分辨率为 0.001pH,按均匀分布 $k=\sqrt{3}$ 计算,得到 pH 计的分辨率不确定度 $u_{分}=0.001/\sqrt{3}$

因此,pH 计的不确定度 $u_{\text{pH计}}=\sqrt{u_{校}^2+u_{分}^2}=0.0012\text{pH}$。

(2) pH 计读数校正引入的不确定度是由标准缓冲液的不确定度引起。由使用的标准缓冲溶液的不确定度证书查到,第一次定位用 pH 4.003 标准缓冲液扩展不确定度为 $U=0.01\text{pH}$,$k=3$,$u_{标1}=0.01\text{pH}/3=0.0033\text{pH}$;第二次定位用 pH 6.864 标准缓冲液扩展不确定度 0.005pH,$k=3$,$u_{标2}=0.005\text{pH}/3=0.0017\text{pH}$。从而由 pH 计两次读数定位校正引入的不确定度

$$u_{标准}=\sqrt{u_{标1}^2+u_{标2}^2}=0.0037\text{pH}$$

(3) pH 重复测量引起的不确定度分量 $u_{重复}$

用贝塞尔公式计算标准偏差得

— 293 —

$$s(\mathrm{pH}_i) = \sqrt{\frac{1}{5-1}\sum_{i=1}^{5}(\mathrm{pH}_i - \overline{\mathrm{pH}})^2} = 0.0104\mathrm{pH}$$

算术平均值的标准偏差为

$$s(\overline{\mathrm{pH}}) = \frac{s(\mathrm{pH}_i)}{\sqrt{4}} = 0.0052\mathrm{pH}$$

重复性引起的不确定度分量

$$u_{\text{重复}} = s(\overline{\mathrm{pH}}) = 0.0052\mathrm{pH}$$

其自由度 $v = n-1 = 4$。

2.1.4 计算合成标准不确定度

由于不确定度分量 u_{pH}，$u_{\text{标准}}$ 和 $u_{\text{重复}}$ 相互独立，它们之间的相关系数为 0。根据合成标准不确定度的计算公式得

$$u_{\mathrm{c}} = \sqrt{u_{\mathrm{pH}\text{计}}^2 + u_{\text{标准}}^2 + u_{\text{重复}}^2} = \sqrt{(0.0012)^2 + (0.0037)^2 + (0.0052)^2} = 0.0064\mathrm{pH}$$

2.1.5 计算扩展不确定度

取包含因子 $k=2$，故该 pH 的最佳估计值的扩展不确定度

$$U = ku_{\mathrm{c}} = 0.0064 \times 2 = 0.0128\mathrm{pH}$$

2.1.6 测量结果报告

用 0.001 级的 pH（酸度）计测量葡萄糖氯化钠注射液 pH 的结果为

$$\mathrm{pH} = 4.525 \pm 0.013 \quad (k=2)$$

由此可见，用 0.001 级的 pH（酸度）计测量葡萄糖氯化钠注射液 pH 不确定度主要来源于重复性和用标准 pH 缓冲液定位校正引起的不确定度分量，这两个不确定度分量是和实际操作相关的。在药品检验 pH 测量时，如此大小不确定度量值对于一般的测量结果是不会产生显著影响的，但是，对于影响边缘数据的结果判断则是不可忽视的。

2.2 MCM 法

2.2.1 建立数学模型

在本例文中，用 0.001 级的 pH（酸度）计测量葡萄糖氯化钠注射液属于直接测量，因此数学模型可写为

$$\mathrm{pH} = \overline{\mathrm{pH}}$$

但是，pH 计准确度和分辨率误差，以及 pH 计读数定位校正误差对结果有影响。要将这些影响补充到上面数学模型中，因而数学模型变为

$$\mathrm{pH} = \overline{\mathrm{pH}} + \delta\mathrm{pH}_{\text{计}} + \delta\mathrm{pH}_{\text{标准}}$$

式中，$\delta\mathrm{pH}_{\text{计}}$ 和 $\delta\mathrm{pH}_{\text{标准}}$ 分别为 pH 计准确度和分辨率误差，以及 pH 计读数定位校

正误差对结果的影响。

2.2.2　为输入量设定 PDF

$\overline{pH}$ 为 5 次测量结果测量的算术平均值，$\overline{pH}=4.525$，单次测量标准偏差 $s(pH_i)=\sqrt{\dfrac{1}{5-1}\sum_{i=1}^{5}(pH_i-\overline{pH})^2}=0.0104$，因此为 $\overline{pH}$ 可设定的分布为 $t_4(\overline{pH}, s^2(\overline{pH})/4)$。建一个 Excel 表（表 20-2），在表 20-2 中的 B3 单元格输入输入量 $\overline{pH}$ 的算术平均值，在 B4 单元格中输入算术平均值的标准偏差 $s(\overline{pH})=\dfrac{s(pH_i)}{\sqrt{4}}=0.0052$。

表 20-2　MCM Excel 实施表（pH 测量不确定度）

	A	B	C	D	E	F	G	H
1		pH	pH1	pH2				
2	分布	t分布	矩形分布	正态分布				
3	均值	4.525		0			最佳估计值	4.530195512
4	标准偏差	0.0052		0.0037			标准不确定度	0.006518811
5	自由度	4					95%包含区间	4.520065922
6								4.544576577
7	下限		-0.002					
8	上限		0.002					
9								
10		4.527576	0.000443	-0.00068	4.527342184			
11		4.530984	-0.00094	0.000116	4.530163394			
12		4.530469	-0.00137	0.001779	4.530875459			
13		4.526739	0.001182	-0.00217	4.525754054			
14		4.525103	0.001238	0.000243	4.526584493			
15		4.530226	-0.00027	0.000674	4.530634243			
16		4.529856	-0.00088	8.1E-05	4.529052537			
17		4.528995	0.001411	0.004122	4.534527918			
18		4.535286	-0.00073	-0.00102	4.533540676			
19		4.526015	-0.00077	-0.00173	4.523517073			
......								
100009		4.527083	0.000938	-0.00292	4.525104008			
100010		4.534432	-0.00168	0.007123	4.539878315			
100011								

$\delta pH_{计}$：由题意知，pH 计的最大允差为 ± 0.002，分辨率为 0.001，除此没有其他信息，因此可为 $\delta pH_{计}$ 设定 $[-0.002, 0.002]$ 上的矩形分布。在表 20-2 中的 C7 单元格中输入下限 -0.002，C8 单元格中输入上限 0.002。

$\delta pH_{校}$：由题意知，读数校正引入的扩展不确定度是按 3 倍标准差计算。标准缓冲溶液示值是从所附证书查到，误差可靠，其自由度较大，属于大样本。因此，可为 $\delta pH_{校}$ 设定的分布为高斯分布 $N(0, \sigma^2)$，标准缓冲溶液 $\sigma=0.0037pH$。在表 20-2 中的 D3 单元格中输入输入量 $\delta pH_{校}$ 的算术平均值 0，在 D4 单元格中标准偏差 $\sigma=0.0037$。

2.2.3 产生随机数

在表 20-2 中的 B9 单元格中输入"= B＄3, B＄4 * TINV (RAND ( ) , B＄5)",按"回车键",产生了一个随机数。

在 C9 单元格中输入"= C＄7+(C＄8-C＄7) * RAND ( )",按"回车键",产生了一个随机数。

在 D9 单元格中输入"NORMINY(RAND ( ) , D＄3, D＄4)",按"回车键",产生了一个随机数。

然后采用复制的方法,产生 10^5 个随机数,如表 20-2 所示。

2.2.4 模型计算

根据数学模型,输出量为三个输入量之和。在表 20-2 的 E9 输入"= B10+C10+D10",按"回车键",得到 1 个模型值。同样采用复制的方法,得到 10^5 个模型值。

2.2.5 结果报告

10^5 个模型值的算术平均值为输出量的最佳估计值,如表 20-2 所示,在 H3 单元格中输入"= AVERAGE (E10：E100010)",得到输出量的最佳估计值为 4.5302。

10^5 个模型值的标准偏差为输出量的标准不确定度,如表 20-2 所示,在 H4 单元格中输入"=STDEV(E10：E100010)",得到输出量的标准不确定度为 0.0065。

利用 10^5 个模型值还可得到输出量的 95% 包含区间,如表 20-2 所示,在 H5 和 H6 单元格中分别输入"= PERCENTILE(E10：E100010, 0.025)"和"= PERCENTILE(E10：E100010, 0.975)",得到输出量的 95% 包含区间为 $\left[\textbf{4.5201}, \textbf{4.5446}\right]$。

用 GUM 法和 MCM 法两种方法得到的结果基本一致。

3 讨论与总结

(1) 根据测量结果以及各不确定度分量可知,用 0.001 级的 pH(酸度)计测量葡萄糖氯化钠注射液 pH 不确定度主要来源于重复性和用标准 pH 缓冲液定位校正引起的不确定度分量,而这两个不确定度分量是和实际操作相关的,因此,严格控制测量条件是降低测量结果分散性,提高可靠性的重要因素。但是,在药品检验的 pH 测量时,如此大小的不确定度量值对于检测结果的合格与否不会产生显著影响,只是在判断边缘数据时应不可忽视。

(2) GUM 法在包括本文的 pH 测定等大多数药品检测实例中被认为是非常适用的,但是对于复杂的数学模型,要确定 GUM 是否满足其适用条件并不是一件易事。由于 MCM 的适用范围比 GUM 法更广泛,因此,在可能情况下,不妨同时采用 MCM 法和 GUM 法评定测定结果不确定度,并对结果进行比较。如果两者所得结果基本一致,则表明 GUM 法适用于该检测方法。否则,应考虑采用 MCM 或者其他合适的替代方法。

（3） MCM 法又称统计模拟法、随机抽样技术,是一种随机模拟方法,是以概率和统计理论方法为基础的一种计算方法。实施 MCM 法需要有很大的计算量,这也是其主要缺点,不过这对于现代计算机软硬件技术来说已经不是问题。实际工作中,可以如同本文一样,借助 Excel 等电子表格,也可以用 Matlab 或其他编程语言来求算结果。

20.2　色谱法测定含量的不确定度

采用 GUM 法评定高效液相色谱法测定药品含量和有关物质的不确定度已经多有报道,以下以含量测定为例,分别采用 GUM 和 MCM 法评价高效液相色谱法测定结果的不确定度,建立简便、可靠的适用于评估高效液相色谱法测定中不确定度的方法,以期提高对 HPLC 法测定含量的数据分析和结果的准确性和可信度的认识。

例 20-2　高效液相色谱法测定抗癌药盐酸厄洛替尼含量的不确定度

1　实验部分

1.1　仪器与试剂

Agilent 1200 高效液相色谱仪,配紫外检测器;分析天平(十万分之一精度);化学试剂均为分析纯;盐酸厄洛替尼对照品经色谱分析确认纯度为 99.90%。

1.2　实验方法

（1） 色谱条件　以 Phenomenex Luna C_{18}(4.6mm×250mm,5μm)柱为色谱柱;以 0.01mol/L 磷酸氢二钾溶液(用磷酸调节 pH 至 6.7)-乙腈(60∶40)为流动相,流速为 1.0ml/min,检测波长为 245nm,柱温为 30℃。

（2） 对照品溶液　取盐酸厄洛替尼对照品约 30mg,精密称定,置 50ml 量瓶中,用流动相溶解并稀释至刻度;精密量取 1ml,置 25ml 量瓶中,用流动相稀释至刻度,制成每 1ml 中约含 25μg 的溶液,作为对照品溶液。

（3）**供试品溶液** 取盐酸厄洛替尼原料药约 30mg，精密称定，同法制成供试品溶液。

（4）**测定法** 精密量取对照品溶液、供试品溶液各 20μl，分别注入液相色谱仪，记录色谱图，按外标法以峰面积计算。

2 不确定度评定

2.1 GUM 法

2.1.1 数学模型

药典中外标法计算公式为

$$c_x = \frac{A_x}{A_R} c_R$$

式中，c_R、A_R 分别为待测成分对照品的浓度和峰面积；c_x、A_x 分别为测得的供试品中该成分的浓度和色谱峰面积。由此，百分含量可表示为

$$X\% = \frac{m_R}{m_x} \times \frac{V_{x1}}{V_{R1}} \times \frac{V_{R2}}{V_{x2}} \times \frac{V_{x3}}{V_{R3}} \times \frac{A_x}{A_R} 100\%$$

式中，$c_R = \frac{m_R}{V_{R1}} \times \frac{V_{R2}}{V_{R3}}$，$c_x = \frac{m_x}{V_{x1}} \times \frac{V_{x2}}{V_{x3}}$，$c_x$、$A_x$ 分别为供试品中待测成分的浓度和色谱峰面积；c_R、A_R 分别为该成分对照品的浓度和峰面积；m_R、m_x 分别为对照品和供试品的称样量（mg），V_{R1}、V_{R2}、V_{R3} 和 V_{x1}、V_{x2}、V_{x3} 分别为制备对照品溶液和供试品溶液的量瓶或移液管的容积。

实验中，为使对照品和供试品溶液相近，需称取准确重量的对照品和供试品，照中国药品检验操作规范的要求，故采用增量法：将称量瓶置于天平盘上，称量为 m_{R1} 或 m_{x1}，加入需称量的对照品或供试品，再称量为 m_{R2} 或 m_{x2}，两次重量之差 $m_{R2} - m_{R1}$ 或 $m_{x2} - m_{x1}$ 即为对照品称样量（m_R）或供试品的称样量（m_x）。

取对照品溶液和供试品溶液分别重复进样，以峰面积的平均值计算，以测定的平均值作为结果报告。因此，百分含量计算改写为

$$X\% = \frac{(m_{R2} - m_{R1})}{(m_{x2} - m_{x1})} \times \frac{V_{x1}}{V_{R1}} \times \frac{V_{R2}}{V_{x2}} \times \frac{V_{x3}}{V_{R3}} \times \frac{\overline{A_x}}{A_R} 100\%$$

上述计算公式即可作为数学模型。

2.1.2 输入量分量的不确定度分析

（1）对照品溶液色谱峰面积的不确定度 $u(A_R)$ ⸺ $u(A_i)$ 的不确定度主要由重复进样引起的，由仪器给出进样峰面积标准偏差是随机测量，属 A 类不确定度。

对照品溶液 5 次进样重复测量的峰面积为 2992、2978、2984、2989 和 2982；$\overline{A_R}$ = 2985。对照品溶液峰面积的标准偏差按贝塞尔公式计算 $s_i = \dfrac{\sqrt{\sum\left(A_{Ri} - \overline{A_R}\right)^2}}{n-1}$ = 5.57，平均值的标准偏差偏差 $s = \dfrac{s_i}{\sqrt{n}} = 2.49$，则平均值的相对不确定度 $u_{rel}(A_R)$ = $\dfrac{s}{\overline{A_R}}$ = 0.0834%，结果见表 20-3。

表 20-3　盐酸厄洛替尼对照品溶液的峰面积测量值

对照品称样量（mg）	色谱峰面积	峰面积平均值	标准偏差
$m_{R1} = 45.212\ 64$	2992	$\overline{A_R} = 2985$	5.57
$m_{R2} = 45.242\ 66$	2978		
$m_{R2} - m_{R1} = 30.02$	2984		
	2989		
	2982		

（2）对照品质量的不确定度 $u(m_{对})$

对照品质量的标准不确定度 $u(m_{对})$ 由称样不确定度 $u(m_R)$ 和对照品纯度的不确定度 $u(P_R)$ 组成。根据鉴定证书，十万分之一天平精度为 0.00001g，按矩形分布，取包含因子 $k = \sqrt{3}$，对照品用增量法称样 30.02mg（m_R），每次称量均为独立的观测结果，互不相关。两次称样的标准不确定度 $u(m_R)$ = $\sqrt{u^2(m_{R1}) + u^2(m_{R2})} = \sqrt{2 \times u^2(m_{R1})} = \sqrt{2 \times (0.01)^2} = 0.014$mg。对照品纯度为 99.90%，因此纯度 $P_R = 1.0000 \pm 0.0010$，按矩形分布，取包含因子 $k = \sqrt{3}$，对照品纯度的标准不确定度 $u(P_R) = 0.0010/k = 5.8 \times 10^{-4}$。对照品质量的相对标准不确定度 $u_{rel}(m_{对}) = \sqrt{u_{rel}^2(m_R) + u_{rel}^2(P_R)} = \sqrt{\left(\dfrac{u(m_R)}{m_R}\right)^2 + \left(\dfrac{u(P_R)}{P_R}\right)^2} = \sqrt{\left(\dfrac{0.014}{30.02}\right)^2 + \left(\dfrac{5.8 \times 10^{-4}}{1}\right)^2} = 0.0744\%$。

（3）对照品溶液制备引入的不确度 $u(V_R)$　对照品溶液制备由对照品稀释而成，移液管和量瓶引入的不确定度应计算在内，根据国家检定法规规定，A 级 50ml 量瓶的允许偏差为 ±0.05ml，A 级 1.0ml 移液管允许偏差为 ±0.007ml，

A 级 25ml 量瓶的允许偏差为 ±0.03ml，假定服从三角形分布，取包含因子 $k = \sqrt{6}$，对照品溶液体积的相对不确定度 $u_{rel}(V_R) = \sqrt{u_{rel}^2(V_{R1}) + u_{rel}^2(V_{R2}) + u_{rel}^2(V_{R3})} = \sqrt{\left(\dfrac{0.05}{50 \times \sqrt{6}}\right)^2 + \left(\dfrac{0.07}{1.00 \times \sqrt{6}}\right)^2 + \left(\dfrac{0.03}{25 \times \sqrt{6}}\right)^2} = 3.03 \times 10^{-3}/\sqrt{6} = 0.124\%$。

（4）供试品质量的不确定度 $u(m_x)$　供试品质量的不确定度来源于称样引起的不确定度。样品称量引起的不确定度主要决定于分析天平校准不确定度，根据鉴定证书，分析天平的精度 = 0.00001g，取包含因子 $k = \sqrt{3}$，供试品也采用增量法称样 30.54mg(m_x)，两次称样的标准不确定度 $u(m_x) = \sqrt{u^2(m_{x1}) + u^2(m_{x2})} = \sqrt{2 \times u^2(m_{x1})} = \sqrt{2 \times (0.01)^2} = 0.014$mg。供试品质量的相对标准不确定度：$u_{rel}(m_x) = \sqrt{\left(\dfrac{u(m_x)}{m_x}\right)^2} = 0.0458\%$。

（5）供试品溶液制备引入的不确定度 $u(V_x)$　供试品溶液由供试品稀释而成，供试品溶液制备同对照品溶液，稀释倍数和所用移液管和量瓶相同。故

$$u(V_x) = u_{rel}(V_R), \quad u_{rel}(V_R) = u_{rel}(V_x) = 0.124\%。$$

（6）供试品液色谱峰面积的不确定度 $u(A_x)$　$u(A_x)$ 的不确定度也是由重复进样引起的，仍属于 A 类不确定度。含量测定时，要求供试品溶液平行进样两次，峰面积分别为 3028 和 3026，平均值为 3027，极差为 2。$n = 2$ 的极差系数 $C = 1.13$，用极差法计算其标准不确定度 $u(A_x) = \dfrac{R}{C} = \dfrac{2}{1.13} = 1.77$，相对标准不确定度 $u_{rel}(A_x) = 0.0585\%$。见表 20-4。

表 20-4　供试品溶液平行进样测定结果

供试品称样量（mg）	色谱峰面积	色谱峰面积平均值	平均含量（%）	极差
$m_{x1} = 47.186\,73, m_{x2} = 47.217\,27$	3028	3027	99.68	2
$m_{x2} - m_{x1} = 30.54$	3026			

2.1.3　合成不确定度

合成相对标准不确定度由各输入量的不确定度分量而合成。

$$u_{C(rel)}(X) = \sqrt{u_{rel}^2(A_R) + u_{rel}^2(m_{对}) + u_{rel}^2(V_R) + u_{rel}^2(m_x) + u_{rel}^2(V_x) + u_{rel}^2(A_x)}$$
$$= \sqrt{(0.834)^2 + (0.0744)^2 + (0.124)^2 + (0.0458)^2 + (0.124)^2 + (0.0585)^2} \times \%$$
$$= 0.22\%$$

合成标准不确定度 $u_c(X) = 0.22\% \times 99.68\% = 0.22\%$

2.1.4 扩展不确定度

实验结果用扩展不确定度表示。取包含因子 $k=2$（置信概率约 95%），则含量测定扩展不确定度为 $U(X)=2\times u_c(X)=2\times 0.22\%=0.44\%$。

含量测定结果可表示为：$99.68\%\pm 0.44\%$（$k=2$）。

2.2 MCM 法

2.2.1 建立测量模型

由 GUM 法中盐酸厄洛替尼原料药含量计算公式得 MCM 法的测量函数

$$X\%=\frac{(m_{R2}-m_{R1})\times P_R}{(m_{x2}-m_{x1})}\times\frac{V_{x1}}{V_{R1}}\times\frac{V_{R2}}{V_{x2}}\times\frac{V_{x3}}{V_{R3}}\times\frac{\overline{A_x}}{\overline{A_R}}100\%$$

式中各输入量参见 GUM 法中定义。

2.2.2 为输入量设定概率密度函数（PDF）

上述输入量每个都有一个适当的概率密度函数（PDF）表征，PDF 根据输入量的有关信息得到。表 20-5 列出了这些输入量以及相应的 PDF。

表 20-5 输入量的大小、不确定度和设定的分布

输入量	描述	单位	大小	标准不确定度或半宽	分布
m_{R1}	称量瓶	g	45.21264	0.00001	矩形
m_{R2}	称量瓶+对照品	g	45.24266	0.00001	矩形
P_R	对照品纯度	1	1.0000	0.0010	矩形
V_{R1}	对照品初溶用量瓶	ml	50.00	0.05	三角形
V_{R2}	量取对照品初溶液的移液管	ml	1.00	0.007	三角形
V_{R3}	对照品溶液定容用量瓶	ml	25.00	0.03	三角形
m_{x1}	称量瓶	g	47.18673	0.00001	矩形
m_{x2}	称量瓶+供试品	g	47.21727	0.00001	矩形
V_{x1}	供试品初溶用量瓶	ml	50.00	0.05	三角形
V_{x2}	量取供试品初溶液的移液管	ml	1.00	0.007	三角形
V_{x3}	供试品溶液定容用量瓶	ml	25.00	0.03	三角形
$\overline{A_R}$	对照品溶液的平均色谱峰面积	A	2985	0.000834	高斯
$\overline{A_x}$	供试品溶液的平均色谱峰面积	A	3027	0.000585	高斯

2.2.3 建立 Excel 实施表

将设定的 PDF 输入 Excel 表中（表 20-6）。

表 20-6　MCM 法的 Excel 实施表（HPLC 含量测定）

	A	B	C	D	E	F	G	H	I	J	K	L	M	N	O
1		m_{R2}	m_{R1}	P_R	m_{x2}	m_{x1}	V_{x1}	V_{R1}	V_{R2}	V_{x2}	V_{x3}	V_{R3}	A_R	A_x	
2	分布	矩形分布	矩形分布	矩形分布	矩形分布	矩形分布	三角分布	三角分布	三角分布	三角分布	三角分布	三角分布	高斯分布	高斯分布	
3	均值	45.2427	45.2126	1	47.2173	47.1867	50	50	1	1	25	25	2985	3027	
4	标准偏差	0.00001	0.00001	0.001	0.00001	0.00001	0.05	0.05	0.007	0.007	0.03	0.03	2.47	1.77	
5														最佳估计值	99.6819
6														标准不确定度	0.21871
7														95%包含区间	98.7432
8															100.628
9															
10		45.2427	45.2126	1.00092	47.2173	47.1867	49.9716	49.99345	1.0008	0.9987	25.011	24.9974	2986.0059	3027.091951	99.9503
11		45.2427	45.2126	0.9999	47.2173	47.1867	50.0689	50.04908	0.9967	0.9954	25.038	24.989	2985.5246	3028.807686	100.105
12		45.2427	45.2126	0.99929	47.2173	47.1867	49.9586	50.03219	1.0008	1.0025	25.009	25.0209	2985.576	3024.64561	99.1071
13		45.2427	45.2126	1.00034	47.2173	47.1867	50.0504	49.98666	1.0034	0.9944	25.001	25.0107	2982.0077	3028.140641	100.878
14		45.2427	45.2126	0.99928	47.2173	47.1867	49.9841	49.97418	0.998	1.0042	24.997	24.9875	2985.6568	3027.794475	99.1611
15		45.2427	45.2126	1.00038	47.2173	47.1867	49.9498	49.95068	1.003	1.0067	24.942	24.9875	2983.7787	3024.387951	99.1247
16		45.2427	45.2126	0.99959	47.2173	47.1867	49.9476	50.00618	1.0031	1.0067	25.0254		2980.7386	3026.24638	99.2243
17		45.2427	45.2126	1.0009	47.2173	47.1867	49.9805	50.01623	1.0001	1.0017	25.03	24.9956	2980.6792	3029.235119	99.9292
18		45.2427	45.2126	0.99987	47.2173	47.1867	49.9176	49.95575	1.0034	0.998	24.959	24.9843	2984.4296	3026.099925	99.9942
19		45.2427	45.2126	1.00051	47.2173	47.1867	49.9717	50.0467	1.0031	0.9958	25.0105	25.0104	2984.7143	3029.870961	100.362
20		45.2427	45.2126	1.00026	47.2173	47.1867	49.9513	50.03904	0.9985	0.9981	24.995	25.0055	2983.8267	3027.351913	99.6359
⋮															
100008		45.2427	45.2126	0.99903	47.2173	47.1867	50.0856	50.01095	1.0001	1.0023	24.933	25.0267	2987.0621	3027.193857	99.0843
100009		45.2427	45.2126	1.00007	47.2173	47.1867	50.0589	49.96031	1.0018	1.0001	24.983	24.9714	2980.6441	3025.518711	100.214
100010		45.2427	45.2126	1.00033	47.2173	47.1867	50.0338	50.01714	1.0034	0.9937	24.976	25.0199	2985.7816	3028.138876	100.554
100011															

$m_{R2}-m_{R1}$ 或 $m_{x2}-m_{x1}$ 分别为对照品称样量或供试品的称样量。在表 20-6 中的 B3、C3、E4 和 F4 单元格中分别输入 m_{R2}、m_{R1}、m_{x2} 和 m_{x1} 称量值（g）；已知天平的精度为 0.00001（g），除此没有其他信息，设定为 [-0.00001，0.00001] 的矩形分布，故在 B4、C4、E4 和 F4 单元格中分别输入 0.00001，作为 m_{R2}、m_{R1}、m_{x2} 和 m_{x1} 矩形分布的半宽度。

P_R 为对照品纯度，已知 P_R = 1.0000±0.0010，且为矩形分布。在表 20-6 中的 D3 单元格中输入 P_R 平均值，在 D4 单元格中输入 0.00010 作为 P_R 矩形分布的半宽度。

V_{R1}、V_{R2}、V_{R3} 和 V_{x1}、V_{x2}、V_{x3} 分别代表制备对照品溶液和供试品溶液使用的 50ml 量瓶、1ml 移液管和 25ml 量瓶的容积。在表 20-6 的 G3、H3、I3、J3、K3、L3 单元格中分别输入与它们所对应的容积；已知 A 级 50ml 量瓶的允许偏差为 ±0.05ml，A 级 1.0ml 移液管允许偏差为 ±0.007ml，A 级 25ml 量瓶的允许偏差为 ±0.03ml，假定均服从三角形分布，在表 20-6 的 G4、H4、I4、J4、K4、L4 单元格中分别输入与之对应的允差作为三角形分布的半宽度。

$\overline{A_R}$ 和 $\overline{A_x}$ 分别是对照品溶液和供试品溶液平行进样的平均色谱峰面积。已知 $\overline{A_R}$ 和 $\overline{A_x}$ 的标准不确定度值，设定它们分布均为高斯分布 $N(0,\sigma^2)$。在表 20-6 中的 M3 单元格中输入输入量的算术平均值 $\overline{A_R}$，在 M4 单元格中输入其标准不确定度 2.49。在表 20-6 中的 N3 单元格中输入输入量的算术平均值 $\overline{A_x}$，在 N4 单元格中输入其标准不确定度 1.77。

2.2.4　产生随机数

在表 20-6 中的 B10 的单元格中输入"＝B$3+2*B$4*(RAND( )－0.5)",按"回车键",产生了一个随机数。

在表 20-6 中的 C10 的单元格中输入"＝C$3+2*C$4*(RAND( )－0.5)",按"回车键",产生了一个随机数。

以此类推,分别在 D10 至 F10 的单元格中分别输入相应的内容,按"回车键",产生输入量的最佳估计值为 x,矩形分布的半宽度为 α,即矩形分布的上下限为 $x-\alpha,x+\alpha$ 的随机数。

在 G10 的单元格中输入"＝G$3+G$4*(RAND( )－RAND( ))",按"回车键",产生了一个随机数。

以此类推,分别在 H10 至 F10 的单元格中分别输入相应的内容,按"回车键",产生输入量的最佳估计值为 x,三角形分布的半宽度为 a,即三角形分布的上下限为 $x-a,x+a$ 的随机数。

在 M10 单元格中输入"NORMINY(RAND ( ),M$3,M$4)",按"回车键",产生了一个随机数。

在 N10 单元格中输入"NORMINY(RAND ( ),N$3,N$4)",按"回车键",产生了一个随机数。

然后采用复制的方法,产生 $M=10^5$ 个随机数,如表 20-6 所示。

2.2.5　模型计算

根据数学模型,输出量由数学模型给出。在表 20-6 的 O10 单元格中输入"＝100*(B10-C10)*D10*G10*I10*K10*N10/((E10-F10)*H10*J10*L10*M10)",按"回车键",得到 1 个模型值。同样采用复制的方法,得到 $M=10^5$ 个模型值。

2.2.6　结果报告

10^5 个模型值的算术平均值为输出量的最佳估计值,如表 20-6 所示,在 O5 单元格中输入"＝AVERAGE(O10：O100010)",得到输出量的最佳估计值为 99.68%。

10^5 个模型值的标准偏差为输出量的标准不确定度,如表 20-6 所示,在 O6 单元格中输"＝STDEV(O10：O100010)",得到输出量的标准不确定度为 0.22%。

利用 10^5 个模型值还可得到输出量的 95% 包含区间,如表 20-6 所示,在 O7 和 O8 单元格中分别输入"＝PERCENTILE(O10：O100010,0.025)"和"＝PERCENTILE(O10：O100010,0.975)",得到输出量的 95% 包含区间为 [98.74%,100.6%]。

3 总结

（1）GUM 法和 MCM 法给出的标准不确定度分别为 0.22% 和 0.22%，输出量 95% 包含区间分别 [99.28%，100.12($k=2$)] 和 [98.74%，100.6%]，用 MCM 得到的输出量最佳估计值和按公式计算所得的含量平均值也一致，表明 GUM 法在用于高效液相色谱法测定含量的结果不确定度评定时是可靠的。

（2）根据不确定度评定结果可知，本法分散程度能满足高效液相色谱法的准确度要求，说明测定结果是准确可靠的。

（3）通过以上分析可以看出，溶液制备中使用容量仪器，尤其是使用小体积容量仪器时，其不确定度分量贡献会较大；相对而言，重复进样对结果准确性影响较小。

（4）HPLC 含量测定法实际上是：平行制备对照品溶液 2 份，每份对照品溶液平行进样 2~3 次，以不少于 5 次平行进样结果，计算对照品溶液浓度与对应的色谱峰面积的平均校正因子(f)，供试品溶液峰面积乘以 f 值得到供试品的量。本例制备对照品溶液 1 份，取 5 次平行进样结果计算，仅是为了讨论之便。如按前述的方法测定，可在 MCM 法测量函数中乘以一个重复性因子(rep)对结果进行校正。

20.3 色谱法测定手性异构体的不确定度

药物异构体(isomers)是指在药物中存在的、与药物的化学式相同而结构不同的化合物。异构体可分为结构异构体(构造异构体)和立体异构体(构型异构体)。结构异构又分为(碳)链异构、位置异构和官能团异构。立体异构又分为构象和构型异构，构型异构还分为顺反异构和旋光异构。

药物的异构体通常也是药物的杂质。由于异构体的化学结构，即原子在空间排列的方式不同，使其与药物的物理、化学性质或活(毒)性有很大差异。因此，应规定其在药物中的限量，并进行检查和控制。

各种分子光谱法和色谱法已用于分析检测药物异构体。其中，手性异构体检查已成为药物杂质研究和质量控制的难点和重要内容之一。

例 20-3 HPLC 法测定左氧氟沙星中右氧氟沙星量的不确定度

左氧氟沙星(Levofloxacin)为氧氟沙星的左旋异构体，是广谱抗生素类氟喹诺酮药物,对多数肠杆菌科细菌,如大肠埃希菌、克雷伯菌属、变形杆菌属、沙门菌属、志贺菌属和流感嗜血杆菌、嗜肺军团菌、淋病奈瑟菌等革兰阴性菌有较强的抗菌活性。对金黄色葡萄球菌、肺炎链球菌、化脓性链球菌等革兰阳性菌和肺炎支原体、肺炎衣原体也有抗菌作用,但对厌氧菌和肠球菌的作用较差;主要用于敏感菌引起的如泌尿生殖系统感染、呼吸道感染、胃肠道感染、伤寒、骨和关节感染、皮肤软组织感染、败血症等全身感染和慢性支气管炎等。

研究表明,左氧氟沙星是抗菌活性是右氧氟沙星的 8 ~ 128 倍,约是混旋物的 2 倍。目前,市售药物或为混旋物,或仅为左旋物。因此,研究分离检测氧氟沙星混旋物及其在药物中的应用是非常重要的,用于手性分离检测氧氟沙星对映体的方法已有相应的文献报道。在这些方法中,最为常用的是 HPLC 技术,如《美国药典》(USP-36)和《中国药典》(2020 年版)各论中收载的方法。

本例旨在通过比较 GUM 法和 MCM 法评价所获得的 HPLC 法测定左氧氟沙星中右氧氟沙星含量的不确定度,以确认评定的不确定度结果的可靠性。HPLC 法的操作步骤按《中国药典》品种项下收载的方法。

1 实验部分

1.1 仪器与试剂

左氧氟沙星对照品和氧氟沙星对照品;试验用溶剂和试剂为 HPLC 纯,HPLC 纯试验用水由 Milli-Q 纯水仪制备,用于制备所有的溶液;左氧氟沙星原料药。

安捷伦 1200 HPLC 色谱仪,配有色谱控制系统 CBM-20A,泵单元 LC-20A,在线脱气单元 DGU-20A 和二极管陈列检测器 SPD-M20A;色谱峰由计算机及软件自动积分;由自动进样器进样 20μl。

1.2 测定法

(1)溶液制备 取供试品适量,称定,用流动相溶解制成每 1ml 约含左氧氟沙星 1mg 的溶液,作为供试品溶液。精密量取 1ml,置 100ml 量瓶中,用流动相稀释至刻度,制成每 1ml 约 10μg 的溶液,作为对照溶液。精密量取对照溶液 1ml,用流动相稀释制成每 1ml 约 0.5μg 的溶液,作为灵敏度试验溶液。

取左氧氟沙星对照品和氧氟沙星对照品各适量,称定,用流动相溶解,制成每 1ml 约含左氧氟沙星 1mg 和氧氟沙星 20μg 的溶液,作为系统适用性溶液。

取 D-苯丙胺酸 1.32g 和硫酸铜 1.00g,溶于 1000ml 水中,用氢氧化钠调节 pH 至 3.5,混匀,作为缓冲溶液。

(2) 液相色谱条件 用十八烷基硅烷键合硅胶为填充剂(Hedera ODS-C$_{18}$ 色谱柱,150mm×4.6mm×5μm),以缓冲溶液-甲醇(82∶18)为流动相,流速 1.0ml/min;柱温 40℃,检测波长为 294nm。

(3) 测定法 照《中国药典》通则高效液相色谱法(0512)和前述的色谱条件测定。取系统适用性溶液 20μl,注入液相色谱仪,记录色谱图,右氧氟沙星和左氧氟沙星依次流出,右氧氟沙星和左氧氟沙星相对保留时间分别为 0.91 和 1.0,分离度符合要求(NLT 2.0)。取灵敏度溶液 20μl,注入液相色谱仪,记录色谱图,主成分色谱峰峰高的信噪比应大于 10。再精密量取供试品溶液和对照溶液各 20μl,平行 5 次,分别注入液相色谱仪,记录色谱图,供试品溶液色谱图中右氧氟沙星峰面积不得大于对照溶液主峰面积(1.0%)。

2 不确定度评定

2.1 GUM 法

2.1.1 数学模型

左氧氟沙星中的右氧氟沙星量按下式计算

$$DOF\% = \frac{\overline{A_X}V_1}{\overline{A_R}V_2} \times 100\%$$

式中,$\overline{A_X}$ 是供试品溶液色谱图中右氧氟沙星的平均峰面积;$\overline{A_R}$ 是对照溶液色谱图中左氧氟沙星的平均峰面积;V_1 是制备对照溶液所量取的供试品溶液体积;V_2 是制备对照溶液定容体积。

上述公式也作为不确定度评定的数学模型。实验数据和计算结果见表 20-7。

2.1.2 输入量不确定度分量分析

(1) 对照溶液色谱峰面积的不确定度 $u(A_R)$ 不确定度 $u(A_R)$ 主要来自于对照溶液重复进样,以 HPLC 随机检测的峰面积标准差表示,采用 A 类不确定度评定法。对照溶液平行 5 次进样的峰面积和平均值结果见表 20-7,由贝塞尔公式计算出标准差 $s_i = \sqrt{\dfrac{\sum (A_{Ri} - \overline{A_R})^2}{n-1}} = 2.454$,$u(A_R)$ 应是平均峰面积的标准差,因此,$u(A_R) = s = \dfrac{s_i}{\sqrt{n}} = 1.097$,其相对不确定度 $u_{rel}(A_R) = \dfrac{s}{\overline{A_R}} = 0.195\%$。

表 20-7　供试品溶液和对照溶液色谱峰面积及计算结果

平行进样数	A_{Ri}	$\overline{A_R}$	标准差	A_{Xi}	$\overline{A_X}$	标准差	右氧氟沙星含量 DOF%
1	567.28	562.97	2.454	10.03	9.698	0.6231	0.0172
2	562.66			10.12			
3	561.48			10.29			
4	561.88			9.09			
5	561.55			9.87			

（2）对照溶液制备引入的不确定度 $u(V_R)$　在本例中,供试品溶液浓度准确与否不影响测定结果的准确性。然而,对照溶液由供试品溶液稀释而成,用于稀释的移液管和量瓶的示值误差引入的不确定应考虑。按照规定,1.0ml移液管和100ml量瓶的允差分别为±0.007ml和±0.10ml,假定均符合三角形分布（包含因子 $k=\sqrt{6}$）,则对照溶液的相对不确定度 $u_{rel}(V_R) = \sqrt{u_{rel}^2(V_1) + u_{rel}^2(V_2)} =$

$\sqrt{\left(\dfrac{0.007}{1 \times \sqrt{6}}\right)^2 + \left(\dfrac{0.10}{100 \times \sqrt{6}}\right)^2} = 7.071 \times 10^{-3}/\sqrt{6} = 0.289\%$。

（3）供试品溶液色谱峰面积的不确定度 $u(A_X)$　不确定度 $u(A_X)$ 也主要来自于供试品溶液重复进样,以 HPLC 随机检测的峰面积标准差表示,也采用 A 类不确定度评定法。供试品溶液平行 5 次进样的峰面积和平均值结果见表 20-7,

$\overline{A_X} = 9.698$,由贝塞尔公式计算出标准差 $s_i = \sqrt{\dfrac{\sum(A_{Xi} - \overline{A_X})^2}{n-1}} = 0.6231, u(A_X)$ 是

平均峰面积的标准差, $u(A_X) = s = \dfrac{s_i}{\sqrt{n}} = 0.2787$, 其相对不确定度 $u_{rel}(A_X) =$

$\dfrac{s}{\overline{A_x}} = 2.873\%$。

2.1.3　合成不确定度 $u_c(X)$

合成相对不确定度由各输入量的不确定度分量按下式计算。

$$u_{c(rel)}(X) = \sqrt{u_{rel}^2(A_R) + u_{rel}^2(V_R) + u_{rel}^2(A_X)}$$

$$= \sqrt{(0.195)^2 + (0.289)^2 + (2.873)^2} \times \% = 2.9\%$$

乘以测定所得的右氧氟沙星含量,合成不确定度为

$$u_c(X) = 2.9 \times 10^{-2} \times 0.0172\% = 0.0005\%$$

2.1.4 扩展不确定度 $U(X)$

左氧氟沙星中的右氧氟沙星测定结果表示应附有扩展不确定度,假定服从正态分布,取包含因子 $k=2$,则 $U(X)=2×u_c(X)=2×0.0005\%=0.001\%$。

因此,测定结果 DOF% $=0.017\%±0.001\%(k=2)$。

2.2 MCM 方法

2.2.1 数学模型

GUM 法中给出的数学模型用于 MCM 方法不确定度评价,所有输入量同前 GUM 法的定义。

2.2.2 为各输入量设定概率密度函数(PDF)

上述输入量每个都有一个适当的概率密度函数(PDF)表征,PDF 根据输入量的有关信息得到。表 20-8 列出了这些输入量,相应的 PDF 及其信息。

表 20-8　各输入量的 PDF 及其相应信息

输入量	描述	单位	数值	不确定度或半宽	分布
V_1	供试品溶液量取体积	ml	1.00	0.007	三角形
V_2	制成的对照溶液体积	ml	100.0	0.10	三角形
$\overline{A_R}$	对照溶液色谱图中左氧氟沙星峰面积平均值	A	562.97	1.097	高斯
$\overline{A_x}$	供试品溶液色谱图中右氧氟沙星峰面积平均值	A	9.698	0.2787	高斯

2.2.3 建立 Excel 实施表

(1) 将设定的 PDF 输入 Excel 表中(表 20-9) V_1、V_2 分别代表制备对照溶液所用 1.0ml 移液管和 100ml 量瓶的容积。在表 20-9 的 B3 和 C3 单元格中分别输入它们所对应的容积;已知 A 级 1.0ml 移液管允许偏差为 ±0.007ml,A 级 100ml 量瓶的允许偏差为 ±0.10ml,假定均服从矩形分布,在表 20-9 的 B7 和 C7 单元格中分别输入与之对应的允差作为三角形分布的半宽度。

$\overline{A_R}$ 和 $\overline{A_x}$ 分别是平行进样所得对照溶液色谱图中左氧氟沙星和供试品溶液色谱图中右氧氟沙星的平均色谱峰面积。已知 $\overline{A_R}$ 和 $\overline{A_x}$ 的标准不确定度值,设定它们分布均为高斯分布 $N(0,\sigma^2)$。在表 20-9 的 D3 单元格中输入输入量的算术平均值 $\overline{A_R}$,在 D4 单元格中输入其标准不确定度 1.097。在表 20-9 的 E3 单元格中输入输入量的算术平均值 $\overline{A_x}$,在 E4 单元格中输入其标准不确定度 0.2787。

表 20-9　MCM 法的 Excel 实施表（右氧氟沙星测定）

	A	B	C	D	E	F	G	H
1		V1	V2	AR	AX			
2	分布	三角	三角	高斯	高斯			
3	平均值	1	100	562.97	9.698		最佳估计值	0.017279565
4	标准差			1.097	0.2787		标准不确定度	0.000535449
5	自由度			4	4		95%包含区间	0.01629334
6								0.018258671
7	半宽	0.007	0.1					
8								
9								
10		1.0013829	100.01395	562.70632	9.5660385	0.0170212		
11		1.0042652	100.05816	564.02108	9.4500263	0.0168164		
12		1.0030634	100.08264	561.52685	9.4169843	0.0168078		
13		1.0068821	100.00007	562.71031	9.5444364	0.0170783		
14		1.003492	100.01081	563.36057	9.3705417	0.0166896		
15		1.0045281	100.04229	561.01938	10.485663	0.0187671		
16		1.0018255	100.05382	560.93224	9.9595485	0.0177782		
17		1.0028889	100.06244	563.15431	9.5251206	0.0169521		
18		1.0064036	100.0976	563.10815	9.6029373	0.0171459		
19		1.0009284	100.02782	561.55713	9.6890253	0.0172651		
20		1.0054822	100.08744	562.20473	10.116888	0.0180779		
		●	●	●	●	●		
100008		1.0031395	100.00278	564.22724	9.8138703	0.0174476		
100009		1.0051888	100.04677	562.57834	10.014	0.0178842		
100010		1.0010298	100.06529	561.57196	9.7823956	0.0174262		
100011								

（2）产生输入量随机数　在表 20-9 的 B10 单元格中，输入"=B\$3+B\$7*(RAND( )-RAND( ))"，按回车键，产生一个随机数，作为三角形分布半宽 α=0.007ml 输入量 V_1 最佳估计值。

在表 20-9 的 C10 单元格中，输入"=C\$3+C\$7*(RAND( )-RAN( ))"，按回车键，产生一个随机数，作为三角形分布半宽 α=0.10ml 输入量 V_2 最佳估计值。

在表 20-9 的 D10 单元格中，输入"NORMINY(RAND( ),D\$3,D\$4)"，按回车键，产生高斯分布 $N(0,\sigma^2)$、标准不确定度 $u(A_R)$=1.097 输入量 $\overline{A_R}$ 最佳估计值一个随机数。

在表 20-9 的 E10 单元格中，输入"NORMINY(RAND( ),E\$3,E\$4)"，按回车键，产生高斯分布 $N(0,\sigma^2)$、标准不确定度 $u(A_X)$=0.2787 输入量 $\overline{A_X}$ 最佳估计值一个随机数。

然后采用复制的方法，产生 M=10⁵ 个各输入量随机数，如表 20-9 所示。

（3）产生输出量随机数　输出量由数学模型公式给出。在表 20-9 的 F10 单元格中，输入"=100*B10*E10/(C10*D10)"，按回车键，产生输出量的一个随机数。

然后，采用复制的方法，产生 M=10⁵ 个输出量随机数，如表 20-9 所示。

（4）报告结果　输出量的 10^5 个输出量随机数平均值作为输出量的最佳估计值。在表 20-9 的 H3 单元格中，输入"= AVERAGE(F10 : F100010)"，得最佳估计值为 0.0173%。

由 10^5 随机数，得输出量的不确定度。在表 20-9 的 H4 单元格中，输入"= STDEV(F10 : F100010)"，得输出量的标准不确定度为 0.00053%。

由 10^5 随机数，还可得到输出量 95% 包含区间，在表 20-9 的 H5 单元格中，分别输入"= PERCENTILE (F10 : F100010, 0.025)"和"= PERCENTILE (F10 : F100010, 0.975)"，得输出量的 95% 包含区间为 [0.0163%, 0.0183%]。

3　结果与讨论

（1）GUM 法和 MCM 法给出的不确定度分别为 0.0005% 和 0.00053%。两种方法给出的 95% 包含区间落在同一区间 [0.016%, 0.018%]。由 MCM 给出的输出量最佳估计值也和用公式计算的值相近。由此表明，GUM 法和 MCM 法都适合于 HPLC 测定左氧氟沙星样品中微量右氧氟沙星异构体的测量不确定度评定。GUM 法的一个优点是能够发现输入量最大不确定度分量，以便通过实验设计和实际操作来进行控制。

（2）M. Sega 等人比较 GUM 法和 MCM 法评价微量成分测定结果的测量不确定度，发现在含量趋近于零时，两个方法给出不同的评价结果，GUM 不确定度框架给出的输出量估计值范围为一个不可能的负值，而 MCM 特别适用于接近于零但本质上是正数的测量结果的情况，给出的输出量估计值总是可靠的。然而，它们的结论与（1）的结论略有不同，有待更多的实例来解释这种差异。

（3）由给出的不确定度，可表明 HPLC 的精密度符合微量测定的需要，氧氟沙星中的左氧氟沙星的百分含量约为 0.017%，远低于限度值（1.0%）。

（4）在本例中，用 GUM 法评估了输入量的不确定度分量，结果表明，由溶液制备中的容量仪器最大允差引入的不确定度分量对合成不确定的贡献起着重要作用。

21

测量不确定度
评定方法评述和进展

测量不确定度是评定测量数据质量的重要指标。自从 1993 年国际计量局(BI-PM)、国际标准化组织(ISO)、国际电工委员会(IEC)等 7 个国际组织联合发布《测量不确定度表示指南》(GUM)以来,GUM 迅速在全球测量领域得到推广应用。使用 BIPM 等国际组织推荐的测量不确定度评定方法是加入全球计量确认体系的基础,是参与关键参量国际比对的必要条件,同时也是开展实验室国际互认、产品质量认证国际互认的基础,不仅具有重要的科学意义,而且具有现实的经济意义。

测量不确定度的研究从 20 世纪 60 年代就引起了学者们的关注。在 GUM 发布以前,许多国家和国际组织都有自己的不确定度评定模型,Ronald H. Dieck 对几种主要的评定模型,如美国空军标准模型、美国机械工程师协会标准模型、国际标准化组织的 GUM 和与 GUM 一致的美国机械工程师协会简化模型等进行比较,并研究出各种模型的优缺点。W. G. Steele 等还针对这些模型,利用蒙特卡洛技术,对给定置信概率下所给出的置信区间进行了计算机模拟,结果表明,GUM 所给出的不确定度区间与给定置信概率的一致性最好。

随着全球经济的迅猛发展,国际贸易日益频繁,测量范围在不断扩大,测量不确定度在世界各国的校准/检测领域已经得到了广泛的应用,测量数据要得到国际及其他行业的承认,必须带有测量不确定度。

目前,测量不确定度的评定方法主要有下列几种(表 21-1),其中,后一种方法仍处于研究阶段,下面对这些方法分别进行评述。

表 21-1　测量不确定度的评定方法

序号	国际导则	评定对象	建议方法
1	GUM	直接测量数据列测量不确定度评定	贝塞尔法等
2	GUM	线性化模型测量不确定度评定	主流方法
3	Supplement 1 to GUM	复杂模型测量不确定度评定	蒙特卡洛法
4	Supplement 2 to GUM	已知先验信息的复杂模型测量不确定度评定	拟用贝叶斯理论 (Bayesian theory)研究

21.1　直接测量数据列测量不确定度评定

直接测量就是用测量仪器直接获得被测量的量值的方法,是测量中最常用的方法。直接测量方法分为下列两种。

(1) 等精度(或等权)直接测量,又称之为重复性测量。

(2) 不等精度(或不等权)直接测量,又称之为复现性测量。

这两种方法的不确定度评定属于 A 类评定,主要用贝塞尔法评定。

21.1.1　等精度直接测量不确定度评定

设 X 为任意量,对其进行 n 次重复性测量的测量值为:$x_1,x_2,\cdots,x_n$。由于每次测量的测量仪器、测量环境、测量方法和测量人员都保持一致或不变,所以每次测量的标准不确定度都是相同的,也即 x_i 的标准差被认为是相等的,即

$$s(x_1)=s(x_2)=,\cdots,=s(x_n)=s(x)$$

在实际测量中,是否为等精度测量或重复性测量主要凭经验和遵守重复性测量所规定的条件来判断。

单次测量标准不确定度即为单次测量的标准差,由贝塞尔公式(式 3-11)计算。最佳估计值 $\bar{x}$ 的标准不确定度即为 $\bar{x}$ 的标准差,由 $s(\bar{x})=\dfrac{s(x)}{\sqrt{n}}$(式 5-4)计算。

21.1.2　不等精度直接测量不确定度评定

设 X 为任意量,对其进行 n 次复现性测量的测量值为:$x_1,x_2,\cdots,x_n$。根据复现性的条件,x_i 与 x_j 的标准差互不相等($i\neq j$),即:

$$s(x_i)\neq s(x_j),\quad i=1,2,\cdots,n,\quad i\neq j \qquad (21-1)$$

在实际测量中,若每次测量的条件不尽相同,如测量仪器、测量方法、测量环境以及测量人员中任何一项发生明显变化,都有充分理由认为 n 次测量值是不等精度或不等权的测量。

在不等精度直接测量中,被测量的最佳估计值为各测量值的加权算术平均值,公式为

$$\overline{x} = \frac{\sum\limits_{i=1}^{n} \omega_i x_i}{\sum\limits_{i=1}^{n} \omega_i} \qquad (21-2)$$

最佳估计值 $\overline{x}$ 的标准不确定度即为 $\overline{x}$ 的标准差,公式为

$$s(\overline{x}) = \frac{s}{\sqrt{\sum\limits_{i=1}^{n} \omega_i}} \qquad (21-3)$$

式中, ω_i 为 x_i 的权; s^2 为单位权方差。

其中,权的定义式为:

$$\omega_1 : \omega_2 : \cdots : \omega_n = \frac{s^2}{s_1^2} : \frac{s^2}{s_2^2} : \cdots : \frac{s^2}{s_n^2} \qquad (21-4)$$

式中, s_i 为 x_j 的标准差; $s>0$ 且可取任意值,但应以 $\omega_i = \dfrac{s^2}{s_i^2}$ 为整数和计算简便来选择更科学,满足这个要求时也可取 $=1$。

21.2　线性化模型测量不确定度评定

在实际测量中,许多被测量值不能进行直接测量,或者直接测量难以保证测量精度,需要采用间接测量的方法获得测量值,也即通过模型或公式计算来获得测量值。通过建立满足测量所要求准确度的数学模型,即被测量 Y 和所有各影响量 X_i 之间的具体函数关系,其一般形式可用 $Y = f(X_1, X_2, \cdots, X_N)$ (式4-1)表示。

影响量 X_i 也称为输入量,被测量 Y 也称为输出量。

21.2.1　不确定度传播律

当全部输入量 X_i 彼此独立或不相关时,输出量 Y 的估计值 y 的合成标准不确定度 $u_c(y)$ 由式(7-1)得出。式(7-1)是基于泰勒级数的一级近似,称为"不确定度传播律"。

当各输入量之间存在不可忽略的相关性时,合成标准不确定度可由式(7-13)表示为

$$u_c^2(y) = \sum_{i=1}^{N} \left(\frac{\partial f}{\partial x_i}\right)^2 u^2(x_i) + 2\sum_{i=1}^{N-1}\sum_{j=i+1}^{N} \frac{\partial f}{\partial x_i} \cdot \frac{\partial f}{\partial x_j} \cdot u(x_i) \cdot u(x_j) \cdot r(x_i, x_j)$$

当各输入量之间存在相关性时,从原则上说必须已知相关系数后才能计算合成标准不确定度。

若 $f(X_1, X_2, \cdots, X_n)$ 可线性化或为显函数并易于求导时,这种方法又称之为主流方法(main-stream method)。

21.2.2 不确定度传播律的两种特殊形式

如果当各输入量之间严格互不相关或相互独立,即 $r(x_i, x_j) = 0$,即可按式(7-1)计算。

在所有输入估计值都相关时,且 $r(x_i, x_j) = 1$ 的特殊情况下,则按(7-15)计算。这时,$u_c(y)$ 是由每个输入估计值 x_i 的标准不确定度 $u(x_i)$ 产生的输出估计值 y 的标准不确定度分量 $u_i(y) = c_i u(x_i)$ 的线性和。

直接测量不确定度评定和线性化模型测量不确定度评定是 GUM 法中介绍的主要方法,它们都可以通过最小二乘法推论。

21.3 复杂模型测量不确定度评定

复杂模型不确定度评定是近年来国际计量界研究的重点问题之一,该问题的数学描述如下:$f(X_1, X_2, \cdots, X_n)$ 不易线性化时,为了得到复杂模型测量不确定度评定的规范性方法,BIPM 成立了专门研究工作组(JCGM)进行研究,完成了 GUM 的第一个补充文件(Supplement 1 to GUM),即由英国国家物理实验室(NPL)M. G. Cox 为首的专家组研究和建议的蒙特卡洛模拟方法(Monte Carlo Simulation, MCS)方法。

贝塞尔法、主流方法和蒙特卡洛模拟方法都涉及 B 类不确定度问题,计算自由度要用到 $\delta(u(x))$,$\delta(u(x))$ 是不确定度的不确定度,实际运用中此值有时难以计算;在模型的测量不确定度评定中,无论是主流方法还是蒙特卡洛方法,计算输出量的扩展不确定度都要用到韦尔奇-萨特思韦特公式(Welth-Satterthwaite),该公式是基于模型 f 的联合分布是对称的,实际运用中没有论证或很难论证模型 f 的联合分布的具体形式和特性,所以计算出来的扩展不确定度缺乏充分的可靠性。美国 Shao Weigong 的研究表明:单纯的蒙特卡洛法在获得复杂模型高准确度的仿真数据时稳定性较差,则建议用加权的蒙特卡洛模拟数据拟合拉格朗日(Lagrange)插值多项式,分步迭代,逐步模拟,会得到较好的效果,这种逐步模拟类似于重复使用先验的数据,并根据模拟数据的先后来赋予不同的权值,该方法的问题在于权值是根据仿真次数确定的,缺乏理论依据。

无论是 GUM 法、MCM 法,都是基于统计方法,要求大量的测量数据且测量数据要服从同一概率分布。ISO 等 7 个国际组织提出的模型已得到了更多国家的承认和研究,测量不确定度已统一表示。但是大多也是对方法的研究和应用,对于非统计方法的研究较少。

在实际测量过程中,由于各种条件的限制,无法获得大量的实验数据及其概率分布,就必须进行非统计的测量不确定度评定方法。

21.4　已知先验信息的复杂模型测量不确定度评定

在测量条件受控的条件下,具有相同分布特征的历史测量数据积累量、校准、检测实验室常见现象,这种数据积累越多,则越能反映母体的特征,测量结果越可靠;但随着数据的增多,数据处理的工作量则不断增大,以至于无法计算,所以在实际测量不确定度评定中都用最新的测量数据,而不考虑以前积累的数据,造成数据的大量浪费。根据以前的测量结果和最新的测量数据列评定复杂模型的测量不确定度的问题称之为"已知先验信息的复杂模型测量不确定度评定",是国际计量界正在致力于研究的新课题,即用贝叶斯理论(Bayesian theory)研究不确定度评定。

根据贝叶斯理论,在考虑先验信息和样本信息的基础上,后验分布的概率密度函数可确定为

$$后验 f(x) \propto 先验 w(x) \times 似然 l(x)$$

式中,先验 $w(x)$ 由已有的测量数据和反映先验信息的约束条件确定,$l(x)$ 由测量数据样本确定。依据后验分布 $f(x)$ 可计算出被测量及其不确定度的合理估计。

(1)先验分布的确定　在测量不确定度的评定过程中,先验信息种类繁多,其中有很多无法用数学表达式来表示。贝叶斯方法的重点在于研究怎么合理地使用先验信息。如应用信息熵原理来得到含有最少主观偏见概率分布。

(2)似然函数的确定　似然函数反映的是样本的信息,在有测量数据样本的情况下,似然函数 $l(x)$ 的求法与求解数据先验分布类似。如果没有测量数据,

则似然函数为一常数。

（3）后验分布的确定　后验分布是将待估计的量 x 的先验信息和含于样本内的信息结合起来，得出对 x 最后信息的合成。在确定了先验分布和似然函数后，即可利用贝叶斯方法确定后验分布的概率密度函数 $f(x)$。

依据 $f(x)$，可以推断其被测量的最佳估计值、不确定度及置信区间。

（4）测量结果和测量不确定度的确定　用所求的后验分布 $f(x)$ 的期望值 $E(x)$ 作为被测量真值的估计；用该分布的协方差矩阵，作为不确定度矩阵，该矩阵的对角线和非对角线上的元素分别表示了各个被测量的自不确定度和它们之间的互不确定度。

基于贝叶斯理论的评定方法是重要的非统计方法。除此，非统计方法还主要包括灰色系统理论、模糊集合理论、信息熵理论以及神经网络理论为基础的等不确定度评定方法。虽然在非统计方法中，基于贝叶斯理论的评定方法研究较多，且很多时候是几种方法交叉使用，但多是基于仪器仪表方面的物理测试，在化学测量不确定度的评定中的应用的很少。各种评定方法多采用近似公式，且有其适用条件，但适用条件却需要使用者主观判断，这样就会使计算所得的不确定度偏离真实值，因此不确定度的验证工作还有待加强。

除以上不同 GUM 评定方法外，还有一些方法也得到一定的应用，其基本原理及特点见表 21-2。

表 21-2　测量不确定度非 GUM 评定方法

方法来源	方法名称	基本原理	优点和缺点
Analytical Method committee	Top-down	利用实验室间协作试验数据的精密度研究	可评定不同浓度的不确定度，易忽视一些不确定度来源
EURACHEM CITAC, CAEAL	Validation-based	基于实验室间或者实验室内的精密度、准确度、稳健性验证研究	简单省时，易忽视一些不确定度来源
E Hand. DL Masar. J Smeyers-Verbeke	Robustness-based	利用实验室稳健性试验替代实验室间的再现性试验	简单省时，易忽视一些不确定度来源，且方法首先要有稳健性
FAO-WHO	Fitness-four-purpose	建立适用性函数，主要基于精密度和偏倚研究	简单省时，易忽视一些不确定度来源

由表 21-2 可知，以上方法都简单省时，但都容易忽视一些不确定度来源；

GUM 方法虽然复杂、费时,但是可以发现一些重要的不确定度来源,从而提高分析质量。

目前不确定度评定都是从粉碎好的样品开始研究,采样和制样不确定度的评定将成为今后的研究重点之一。传统的方法需要大量的实验数据,处理起来非常的复杂,因此自动化、智能化必将成为不确定度评定的发展趋势。

随着药物分析和药品检测领域的发展,分析技术和检测方法的逐步完善,作为一种科学、合理的验证手段及质量控制方法,测量不确定度正越来越多地被引入药学领域,特别是药品检验工作中;已有越来越多的药物分析、药品检验工作者,在药品检测领域的不同子领域(化学药品、微生物、中药、生物活性物质、临床检测试剂盒),对不同类型检测项目(含量测定、杂质检查、效价测定、重金属、元素、非法添加、临床检测等)和不同检测方法(高效液相色谱法、气相色谱法、紫外-分光光度法、旋光度法、容量分析法、原子吸收分光光度法、微生物效价检查法、薄层扫描法、原子荧光光谱法、指纹图谱法、电感耦合等离子体质谱法、凯氏定氮法、酶联免疫吸附法等)的测量不确定度进行了评定,发表一系列的文章,为全面推广测量不确定度评定方法在科学评价和合理表述药品检验结果的应用方面奠定了基础。可以预见,测量不确定度将在药品检测实验室检测数据的统计处理、方法学验证、限度制订、质量标准起草等方面发挥更大的作用。

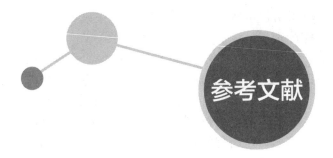

参考文献

［1］国家质量监督检验检疫总局.JJF 1059.1-2012 测量不确定度评定与表示［S］.2012.

［2］施昌彦.电力领域测量不确定度评定实例［M］.北京:中国计量出版社,2010.

［3］倪育才.实用测量不确定度评定［M］.北京:中国计量出版社,2009.

［4］LES KIRKUP,BOB FERENKEL.曾翔君等译.测定不确定度导论(An Introduction to Uncertainty in Measurement)［M］.西安:西安交通大学出版社,2011.

［5］谈庆明.量纲分析.北京:中国科学技术大学出版社,2005.

［6］陈成仁,刘智敏,王永泉.实验标准(偏)差和平均值实验标准(偏)差意义解析［J］.中国计量,2010,1:96-98

［7］International Organization of Legal Metrology,OIML R76 Non-automatic weighing instruments,2006.

［8］Roland Nater.实用称量技术辞典［M］.北京:科学出版社,2016.

［9］美国药典委员会.美国药典［S］.USP39 -NF34,M. <41> Balances,2016.

［10］美国药典委员会.美国药典［S］.USP39 -NF34,M. <1251> Weighing on analytical balance,2016.

［11］EURAMET cg-18 Version 3.0, Guidelines on the Calibration of Non-Automatic Weighing Instruments, European Association of National Metrology Institutes, 2011,3.

［12］中国药品生物制品检定所,中国药品检验总所.中国药品检验标准操作规范［M］. 北京:中国医药科技出版社,2010.

［13］国家技术监督局.中华人民共和国国家计量检定规程(容量仪器)［M］. 北京:中国标准出版社,2000,4-6.

［14］CNAS-GL05《测量不确定度要求的实施指南》,中国合格评定国家认可委员

会,2011.

[15] 王玉.药品检验[M].北京:中国医药科技出版社,2011.

[16] 王君,胡昌勤,胡育筑.费休氏水分测定法的不确定度评定[J].药物分析杂志,2006,26(5):674-677.

[17] 周建敏,陈汝红.滴定法测定氧氟沙星氯化钠注射液中氯化钠含量的不确定度评定[J].中国实用医药,2012,7(36):16-17.

[18] 吴玮.沉淀滴定法测定普罗碘铵注射液含量的不确定度分析[J].实用药物与临床,2015,18(02):177-180.

[19] 郭永辉,闫凯,姜建国,等.非水电位滴定法测定比沙可啶纯度及不确定度评定[J].中国药房,2014,25(37):3510-3512.

[20]《国家药典委员会.中华人民共和国药典》[M].北京:中国医药科技出版社,2015.

[21] 李睿,何庆园,王玉.更昔洛韦吸收系数测定的不确定度分析[J].中国生化药物杂志,2005,26(5):294-296.

[22] 王玉,姚克荣.HPLC 法测定非那雄胺片含量及含量均匀度的不确定度分析[J].药物分析,2005,25(10):1244.

[23] 朱凯.HPLC 法测定片剂中双氢青蒿素含量的不确定度评估[J].重庆工商大学学报(自然科学版),2013,30(1):81-85.

[24] 国家质量监督检验检疫总局.JJG 171-2004 液体相对密度天平[J].北京:中国计量出版社,2004.

[25] 国家质量监督检验检疫总局.JJG 130-2004 工作用玻璃液体温度计[M].北京:中国计量出版社,2004.

[26] 国家质量监督检验检疫总局,国家标准化管理委员会.GB/T 661-2006 化学试剂,密度测定通用方法[S].北京:中国标准出版社,2006.

[27] 易大为,刘漫江,潘强.旋光度法测定葡萄糖注射液含量测量不确定度的评定[J].药物分析杂志,2010;30(1):157.

[28] 吕海鸥.对中国药典 1995 年版二部旋光度测定法中一些问题的修正意见[J].药物分析杂志,1998,18(4):275.

[29] 周桃庚.用蒙特卡洛法评定测量不确定度[M].北京:中国质检出版社,2013.

[30] M. G. Cox, P. M. Harris. SSfM Best Practice Guide No. 6. Uncertainty evaluation. Technical Report DEM - ES - 011. National Physical Laboratory, Teddington, UK, 2010.

［31］国家质量监督检验检疫总局.JJF 1059.2-2012 用蒙特卡洛法评定测量不确定度［M］.北京:中国质检出版社,2013.

［32］中国药品生物制品检定所,中国药品检验总所.中国药品检验操作规范［M］.北京:中国医药科技出版社,2010:81.

［33］美国药典委员会.美国药典［S］.USP38-NF33, Levofloxacin,2015:4080.

［34］国家药典委员会.中华人民共和国药典二部［M］.北京:中国医药科技出版社,2015:154.

［35］M. Sega, F. Pennecchi, S. Rinaldi, et al. Uncertainty evaluation for the quantification of low masses of benzo［a］pyrene:Comparison between the Law of Propagation of Uncertainty and the Monte Carlo method［J］. Analytica Chimica Acta, 2016,920:10-17.

［36］Ronald H. Dieck. Measurement uncertainty models［J］. ISA Transactions, 1997, 36(1): 29-35.

［37］Steele W G, Ferguson R A, Taylor R P. Comparison of ANSI/ASME and ISO models for Calculation ofUncertainty［J］. ISA Transactions, 1994, 33: 339-352.

［38］Hall B D. Uncertainty Calculation using object-oriented computermodeling［J］. Meas. Sci. Technol, 1999, 10: 380-386.

［39］费业泰.误差理论与数据处理［M］.北京:机械工业出版社,2000.

［40］BIPM/JCGM. Draft for Discussion:Guide to the expression of uncertainty in measurement Supplement 1. Numerical Methods for the Propagation of Distribution［M］. 2001.

［41］刘智敏.不确定度及其实践［M］.北京:中国标准出版社,2000.

［42］Shao Weigong. Weighted Monte-Carlo experimental measurement and integrated data treatment［J］. Measurement,2004,36(2):143-153.

［43］茆诗松,汤银才.贝叶斯统计［M］.北京:中国统计出版社,2012.

［44］陆明,范国荣,汪杨,等.测量不确定度在药品检测领域的研究进展［J］.中国药事,2013,27(5): 485.